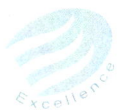

复旦卓越·医学职业教育教材

U0730814

护 理 专 业 系 列 创 新 教 材

总主编 沈小平

生命发展保健

主 编 陈淑英 许方蕾 叶 萌

副主编 胡 敏

编 委（以姓氏笔画为序）

叶 萌 上海思博职业技术学院

刘 芹 上海思博职业技术学院

李 丹 上海交通大学附属儿童医院

许方蕾 上海同济大学附属同济医院

陈 光 上海思博职业技术学院

陈淑英 上海思博职业技术学院

胡 敏 上海同济大学附属肺科医院

陶丽丽 上海交通大学附属国际和平妇幼保健院

穆传慧 上海思博职业技术学院

复旦大学出版社

高等职业技术教育创新系列教材
编委会

| 总 序 |

生 命 发 展 保 健

　　本人在医学教育领域内学习工作了 38 年,其中在长春白求恩医科大学 12 年,上海交通大学附属第六人民医院 3 年,美国俄亥俄州立大学医学院 15 年,直至回国创办上海思博职业技术学院卫生技术与护理学院已 8 年。从国内的南方到北方,从东方的中国又到西方的美国,多年来在医学院校的学习工作经历使我深深感到,相关医学类如护理专业的教材编写工作是如此重要,而真正适合国内医学护理高职高专院校学生的教材却并不多见,教学效果亦不尽人意。因此,组织编写一套实用性应用性较强的高等职业技术教育创新系列教材的想法逐渐浮出台面,并开始尝试付诸行动,由本人担任系列丛书的总主编。

　　2007 年以来,复旦大学出版社先后选用出版了我院临床护理教研室主任陈淑英教授等主编的《现代实用护理学》和《临床护理实践》,我院医学英语教研室主任罗世军教授和本人主编的《医护英语 ABC》,我院海归病理学博士张惠铭教授主编的《新编病理学实验教程》等,并列入复旦卓越医学职业教育教材系列,成为我院高等职业技术教育创新教材系列丛书的首批教材。随后,我们开始计划编写全套护理系列、基础医学系列、护理信息学系列和医护英语系列的高职高专创新教材。

　　《生命发展保健》是一本突出生命发展各期的特点与保健知识,强调护理专业的学生和护士学会各项必须的保健技能,并运用到实际护理工作中。这一新编护理系列丛书还包括内科护理学、外科护理学、妇产科护理学、儿科护理学、护理学基础、眼耳鼻喉科护理学、急救护理学、老年护理学、社区护理学、中医护理学、护理管理、循证护理、多元文化与护理、护理信息学以及健康评估等教材。其中本人主编的《多元文化与护理》和《护理信息学》作为高等职业技术教育创新教材,已由人民卫生出版社正式出版发行。本系列丛书具有紧跟国内外护理学科进展,突出护理专业技能的特色,使学生能在较短时间内了解掌握各门课程的原理和方法,为今后的专业发展打下坚实的基础。

　　本书的编写得到了上海思博职业技术学院和同济大学附属同济医院和肺科医院,以及交通大学附属儿童医院与国际和平妇幼保健院有关专家学者的大力支持和帮助,特别是复旦大学出版社的鼓励和帮助,在此一并表示衷心的感谢! 鉴于我院建院历史较短,教学经验水平有限,加之本人才疏学浅,本书一定存在许多不足之处,恳请读者批评指正。

沈小平

2011 年 8 月　于上海

前 言

生 命 发 展 保 健

　　我们组织编写《生命发展保健》教材的目的就是要求护理专业的学生能根据人的生命发展规律,使人们通过调养精神、合理饮食、适量运动等各种方法来保养身体、减少疾病、增进健康、延年益寿。全书共有8章,主要内容有绪论、计划生育、孕期保健、小儿生长发育、小儿保健、青春期保健、妇女保健和老年保健。各章节重点突出生命发展各期的特点与保健知识和技能,强调护理专业的学生必须学会各项保健技能,并运用到实践中。

　　在编写过程中,我们以高职高专护理专业的培养目标为依据,以一个观念、五项原则为主线,贯穿于整本教材的编写过程中。一个观念是突出职业能力培养的观念;五项原则是:①理论知识够用或适用的原则;②全面提升学生综合素质的原则;③保健任务为导向的教学模式原则;④兼顾护士执业考试相关内容的原则;⑤避免生命发展各期内容重复的原则。全书文字简炼,利于学生学习和掌握。

　　本教材的总主编为上海思博职业技术学院副校长、卫生技术与护理学院院长沈小平教授,编者大多来自上海部分医院和院校,均是护理学专业和临床医学专业的教授和中青年骨干,有着丰富的教学和临床经验。通过对本书的阅读,相信读者能够从他们丰富的经验中获得所需的知识和启迪。另外,在本书的编写过程中,参考了有关书籍和国内外文献,在此对被引用内容的相关书籍、教材的作者和主编谨表敬意。

　　对新教材的编写有一个探索和实践过程,疏漏在所难免,在此敬请各位专家、同行和广大师生提出宝贵意见和建议,以使本教材进一步修改和提高,不胜感激之至。

主 编

2012 年 1 月

目 录

生 命 发 展 保 健

第一章 绪 论

生命发展保健就是根据生命发展的规律,遵循自然及生命过程的变化,通过保养身体、减少疾病、增进健康、延年益寿的手段去实现强身益寿的保健活动。

一、生命发展的涵义

(一)生命的定义

生命是生物体的组成部分和组成元素,是生物具有的生存发展性质和能力,是生物的生长、繁殖、代谢、应激、进化、运动、行为表现出来的生存发展意识,是人类通过认识实践活动从生物中发现、界定、彰显、抽取出来的具体事物和抽象事物。具体事物即自身多种规定组成的独立整体,是有别于生物及其他事物、相对独立存在的事物;抽象事物是指包含两个对立组成部分的事物。

生命泛指有机物和水构成的一个或多个细胞组成的一类具有稳定的物质和能量代谢现象,能回应刺激、能进行自我复制的半开放物质系统。

(二)生命的本质

生命是生物体活力的体现,是人生最基本的条件和最先决的条件,人有了生命才会有人生。人生是生命活动的象征和时段,人生是生命活动的重要体现和标志。

生命的本质在于人生所创造的价值,大到为世界,小到为自己。在漫长的人生中,就是让有限的时间去创造无限的价值。一生中时时处处重视和用心做事,用生命维护,甚至用鲜血捍卫,当生命终结时,回忆整个人生就会感到微笑和不悔。

(三)生命的基本功能

1. **自我调节功能** 是生命所独有的一个本质属性。任何生命在其存在的每一瞬间,都在不断地调节自己内部的各种功能的状况,调整自身与外界环境的关系。机体的调节机制是自我完成的过程,而调节程序或指令是通过遗传和本身固有的,其调节系统具有正向与反向两方面的调节作用。

2. **自我复制功能** 是生命系统所固有的特点。它是贯串生命过程始终的。狭义地说,自我复制是指 DNA 分子的解旋、两链分开,各自合成互补链,从而形成两个新的然而又相同的分子。广义地说,包括细胞分裂、繁殖在内。

3. **选择性反应** 对体内外环境的选择性反应是生命系统的又一重要特征。反应是非生命物质与生命物质都具有的属性。不同的是,发生于非生命物质中的物理的、化学的反应,都不是自我完成的过程。只有生物有机体才独立地发生反应,而且这种独立的反应是有选择性的,它受着有机体自身的控制,并随体内外环境条件的不同而不同。事实上任何生物对环境都是有所反应、有所不反应的,或者同一动因有时以这种反应形式,有时又以另一反应形式出现。

(四) 生命发展的阶段

人类发展阶段的划分时期和主要特征(表1-1)。

表1-1　人类发展阶段的划分时期和主要特征

时　期	主要特征
(1) 胎儿期:从卵和精子结合到小儿出生	器官已形成
(2) 新生儿期:从娩出到诞生后28天	身体成长阶段
(3) 婴儿期:从出生到满1岁以前的一段时期	身体继续成长、基本动作和语言形成、初步建立社会依恋关系
(4) 婴幼儿期:从1岁开始至满3岁	自我独立、控制照顾能力和语言能力发展较快,能认同性别、进行团体游戏,心理发展关键
(5) 幼儿期:从3岁开始至满6岁	识字关键,发现许多新奇事物和事物的新颖性,控制自己行为的能力增长较快
(6) 儿童期:即6~12岁	身体发展缓慢、有伴关系为生活中心、认知形态发展逐渐与成人相似
(7) 青春期:即12~18岁	身体改变迅速、生殖系统成熟,具思考、推理能力
(8) 成年期:即18~45岁	身体健康处于顶峰,思想成熟、职业相对稳定、建立并发展家庭
(9) 中年期:即45~65岁	身体健康、活力和能力稍有衰退,子女独立
(10) 老年期:即65岁到死亡	享受家庭与成就,智力、能力、体力逐渐衰退

(五) 生命的意义

生命的起源是母亲,当离开母体开始自由呼吸的时候,当离开母亲的喂养和搀扶时,当踏进学校上学时,当走上工作岗位时,在风风雨雨的人生道路上,生命就在自己的手中。无论生命怎么发展,都应力求做到最好,无论是什么样的生活,都要学会知足,学会享受,学会注意安全,生命就是有意义的。虽然每个人的生命意义不同,但是相同意义是生存,就是让自己活得更好,少一些遗憾,少一些忧愁,少一些烦恼,少一些失落,多一些快乐,多一些追求,多一些平凡,多一些成功。

生命创造了人类世界,生命创造了人类历史,生命更创造和推动了人类各项事业的发展与进步。

二、影响人类寿命的因素

(一) 疾病因素

疾病是人体在一定条件下由致病因素引起的一种复杂而又有一定表现形式的病理过程。造成人体的正常生理活动受到不同程度的破坏,对外界环境变化的适应能力降低,劳动能力丧失或受到限制,并出现一系列的临床症状,严重地影响人类的健康。因此,疾病是影响寿命诸因素中最重要的因素。

随着时代的进步、科学技术的发展、疾病谱的变化,危害生命的主要疾病不断地变化着。过去,危害生命的主要疾病是传染病、肺炎、结核病等;目前,对人类生命威胁最大的是心脑血管病、恶性肿瘤、意外伤害等;而且某些疾病,如艾滋病、糖尿病、免疫缺陷性疾病、老年性痴呆等,对人类的健康和生命,也构成了很大的威胁。导致这些疾病的主要原因是不健康的生活方式。具体表现为:①饮食问题:摄入高脂肪、高盐、高糖等饮食;②饮烈性酒和大量吸烟;③长期过夜生活,缺乏规律休息;④较少运动;⑤赌博、纵欲、吸毒等。

(二) 心理因素

精神和心理是生命的舵手和前进的动力,控制着人体的健康和疾病。所以说人的心理、情绪因素对人的健康有着绝对的影响,与健康长寿有着密切的关系。

人们常说“病由心生”,其主要的依据是长期处于心理紧张状态下的人,容易罹患疾病。因为由心理因素产生的行为情绪变化能够使神经系统、呼吸系统、循环系统、消化系统、内分泌系统、生殖系统以及骨骼肌肉系统发生生理性变化,最终导致疾病的产生。消极的情绪可以损害健康,过于忧愁,导致短命。在《黄帝内经》中提到“怒伤肝,喜伤心,思伤脾,忧伤肺,恐伤肾”,认为由心理因素导致的情绪紊乱可引发多种疾病。相反,情绪乐观、性格豁达开朗、意志坚毅、无畏不惧的精神,则能增强人体的抗病能力。大量事实证明:积极的情绪可以增进健康。我国很多养生长寿的箴言中把“淡泊、宁静”放在保持健康的重要地位。有些疑难杂症只要患者能保持良好的心态,采取积极的应对方式,有时能起到药物难以达到的效果。

然而,人的一生大部分时间在家庭中度过,紧张的家庭成员关系、不良的心理状态,特别是夫妻感情的好坏,直接关系到人体的心理和生理健康,进而影响寿命。因此,保持和谐家庭对人们的身心健康和家庭的幸福美满十分重要。

(三) 社会因素

人类的平均寿命是现代文明的重要标志。在生产力低下的 4 000 年前的青铜器时期,人的平均寿命只有 18 岁,古罗马时代为 23 ~ 25 岁。以后,随着生产的发展和科技进步,平均寿命越来越高。不同国家人的寿命与其经济水平、文化素质、风俗习惯、医疗卫生条件、地理环境、气候等许多因素有密切关系。

在我国,原始社会时祖先的平均寿命只有 22 岁。从公元前 21 世纪的夏朝到公元 1911年辛亥革命前,历经 4 000 多年,平均寿命只有 42 岁。解放前,我国人口平均寿命只有 35 岁。解放后,随着人民物质生活水平的提高和医疗卫生保健条件的改善,人口平均寿命延长将近1 倍,预计 2050 年我国人口平均寿命将达到 85 岁,老年人总数将突破 4 亿。届时,每 4 个人中就有一个是老年人。

由于人类寿命的延长,对老年人的划分与过去也有所改变。现在按世界卫生组织的划分:44 岁以下为青年人,45 ~ 59 岁为中年人,60 ~ 74 岁为年青老年人,75 ~ 89 岁为老年人,90岁以上为长寿老人。

(四) 环境因素

安静舒适、空气清新、温度适宜、青山绿水、美观优雅的居住环境,是健康、快乐、幸福、长寿的摇篮。自然环境优美不仅有益于身体健康,而且可以美化人的生活和心灵。

人类寿命与外部环境有关。一般来说,农村无污染,空气新鲜,而城市特别是工业废水、废气和废渣,使自然环境污染、恶化,易导致疾病的发生。故农村老年人多于城市,山区高于平原地区。另外,与所从事的职业有关。如长期接触各种电离辐射职业的人,长期接触各种化学毒品职业的人,长期从事放射线研究工作人员,其寿命短,死亡率较高。

人类寿命还与人体内环境有密切的关系。内环境通过损伤、负荷、疾病等方式影响寿命。如细胞内氧负荷对细胞衰老有直接的影响,氧分子具有两重性,既为生存所必需,又具有潜在的毒性,对细胞的长期存活带来不利影响。氧自由基可引起 DNA 损伤,是影响衰老过程的重要因素之一。

(五) 饮食因素

饮食结构与长寿密切相关。凡长寿国家和地区的百岁老人,其饮食结构为低热量、低脂肪、低动物蛋白,多蔬菜、多粗粮、多饮水,以淀粉、鱼、豆制品、橄榄油和水果为主。所以,为达到个人健康长寿,除改善医疗条件,有效的防治疾病外,必须重视营养科学与技术,保证食品营养、食品安全、食品质量,以及平衡饮食。

近年来,有人研究用节食可减少氧负荷,即减少氧自由基的生成,降低葡萄糖水平,减少非酶糖基化的产生;提高细胞凋亡,清除癌前细胞,降低癌发生率等。除了适度限食外,还要养成健康的饮食方式,多食一些消除自由基的食物,即含维生素 E、维生素 C 高的食物,如菠菜、西红柿、大蒜、花生等。

(六) 遗传因素

遗传是生物的特性,没有遗传,就没有生物的繁衍。而生物的特性又是由遗传特性所决定的。所谓"种瓜得瓜,种豆得豆"、"龙生龙,凤生凤",是遗传特性的普遍现象。遗传又具有特异性,遗传的特异性决定了形形色色的生物种类。生物物种的不同是由遗传特异性所决定的。

对于人类来说,无论是男还是女,每个人外貌、性格都不一样,这是一种遗传特异性现象,在自然界不仅存在着种群的特异现象,也存在种群特异寿命。寿命是由遗传物质即所谓基因所固定的。每个种群间遗传基因的不同,决定了每个种群寿命的不同。有的人寿命长,有的人寿命短,其中一个原因就是由于父母基因遗传的结果。

寿命与性别有明显的关系。女性的寿命比男性长,已被世界各国所公认。这主要是由不同性别的生物学特性所决定的,也可能与女性的代谢率低于男性,以及与男女之间的内分泌差异有关。

1992 年,世界卫生组织宣布,影响每个人的健康与寿命的诸多因素中,15% 取决于遗传因素。

三、养生保健

所谓"养生"即是保养生命之意。就是根据生命规律,采用养护身心,保持或增进健康,减少疾病,以延年益寿为目标。古时称为养生,又称为摄生、道生。养生内容包括:精神心理、情趣爱好和道德品质调养;生活起居行为调养;医用健身气功调养;形体锻炼和体育健身活动;养生食品的选配调制与应用,饮食方法与饮食节制;养生药剂的选配调制;按摩、推拿、针灸、沐浴、熨烫等物理疗法等。

保健(health care)是为了维护人体健康,提高健康水平而对个人或群体采取的预防、医疗和康复措施。保健的实质就是寻求和消除破坏人体与环境之间平衡状态的各种因素,维护、修复或重建破坏的健康平衡,增加健康潜能。

保健与传统文化"养生"一词有相似之意。但西医保健的具体活动方式与中医养生还有些不同之处:"保健"多为群体活动,如展开群众卫生、除害灭病、接种疫苗、环境保护等群防工作;而"养生"多为个体行为活动,因人而异。较少进行群体养生活动,因为养生是建立在审因施养或辨证施养基础之上的。

尽管如此,保健与养生的对象根本是一致的,即是面向健康的人,特别是处于亚健康形态的人。

养生保健与每个人的一生相始终。人在未病之时、患病之际、病愈之后,都有养生的必要。不仅如此,对不同体质、不同性别、不同地区的人也都有相应的养生措施。养生保健必须整体协调,寓养生于日常生活之中,贯穿于衣、食、住、行、坐、卧之间,事事处处都有讲究。其中一个突出特点,就是和谐适度。晋代养生家葛洪提出"养生以不伤为本"的观点,不伤的关键即在于遵循自然及生命过程的变化规律,掌握适度,注意调节。

随着社会的发展,人们对健康的要求越来越高,要想保持身心的健康,在生活当中处处需要养生保健。并注意在不同的年龄段,养生保健的方法也有所不同,要根据不同年龄段的生理特征,有针对性地进行调养才能取得好的效果。一个人要想达到健康长寿的目的,必须进行科学的全面的养生保健。明确养生保健的根本是道德与涵养;养生保健的关键是良好的精神状态;养生保健的保证是科学的饮食及节欲;养生保健的有力措施是运动锻炼;强调思想意识对人体生命起主导作用。只有全面地科学地对身心进行自我保健,才能达到防病、祛病、健康长寿的目的。

同步练习题

A1 型单项选择题

1. 自然界中最珍贵的财富是(   )
   A. 水分 B. 黄金
   C. 生命 D. 空气
   E. 阳光

2. 身体改变迅速,生殖系统成熟,具有思考、推理能力,属于下列人类发展阶段的哪一期(   )
   A. 儿童期 B. 青少年期
   C. 成年期 D. 中年期
   E. 老年期

3. 影响人类寿命最重要的因素是(   )
   A. 疾病因素 B. 心理因素
   C. 遗传因素 D. 营养因素
   E. 职业因素

4. 目前对人类死亡威胁最大的疾病是(   )

A. 艾滋病   B. 糖尿病
C. 肺结核   D. 冠心病
E. 溃疡病

5. 养生保健的关键是(   )

A. 道德与涵养   B. 良好的精神状态
C. 适量运动   D. 科学的饮食
E. 戒烟限酒

参考答案：

1. C   2. B   3. A   4. D   5. B

（陈淑英）

第二章 计划生育

计划生育是有计划地生育子女的措施,在人口稠密的国家或地区,提倡计划生育。在人口稀少的国家或地区,则采取有利发展人口的措施;在现代社会,人口猛增,每35年人口就增加1倍的情况下,节制生育便成了计划生育中的主要问题。节制生育是按照夫妇的愿望,采用科学的、暂时避孕的或永久性绝育的方法,有计划地安排生育的次数与时间。

实行计划生育有两方面的途径:一是未婚青年实行晚婚;一是已婚夫妇采用科学的方法做到有计划地生育子女。

计划生育主要内容和目的是:①晚婚,按法定年龄推迟3年以上结婚;②晚育,按法定年龄推迟3年以上生育;③节育,国家提倡一对夫妇只生育一个孩子,育龄夫妻应以避孕为主,辅以绝育及避孕失败的补救措施,采用不同的节育方法达到短期避孕或长期不生育的目的;④优生优育,通过计划生育避免先天性缺陷代代相传,防止后天因素影响后天发育,以提高人口质量。

对实施计划生育妇女的护理,要宣教相关的医学常识及知识,提供相关的资料,方便服务对象的知情选择,争取服务对象的支持与配合,提供高质量的医疗、护理技术服务。加强心理护理,实施以人为本、以群众的需求为导向的优质化护理。

计划生育措施包括避孕法(包括工具避孕、药物避孕及其他避孕方法),绝育手术(包括输卵管结扎术、输卵管黏堵术等),以及避孕失败后的补救措施(包括人工流产术、中期妊娠引产术)。

第一节 避孕方法及护理

所谓避孕,就是在不妨碍正常性生活和身心健康的情况下,用科学的方法来阻止和破坏正常受孕过程中的某些环节,以避免怀孕,防止生育。常用的方法有工具避孕、药物避孕及其他避孕。

目前人们能够采用的避孕方法虽然很多,但是男用避孕方法比较少,常用的有避孕套、输精管结扎或堵塞,其他还有口服避孕药、体外排精和会阴部尿道压迫法避孕等。女用避孕方法较多,常用的有避孕药物、节育环、输卵管结扎或堵塞、阴道隔膜、阴道避孕药环,其他还有安全期和哺乳期避孕等。

一、工具避孕

利用工具防止精子和卵子结合或通过改变宫腔内环境达到避孕目的。

（一）阴茎套

阴茎套，也称避孕套、安全套，是目前应用最为普遍的一种男用避孕工具。性生活时套在阴茎上，使精液排在套内，不进入宫腔而达到避孕的目的。阴茎套是由橡胶或乳胶或聚氨酯所制成的，用以包裹阴茎的长条状薄膜，长度为19 cm，其一端封闭，通常含有突起形成一个3 cm小囊，叫做贮精囊，是性交时贮存精液的地方。近端开口部（套口）有一个略有松紧的橡皮圈，将其套在阴茎上，具有紧束阴茎的作用。避孕套按开口部直径大小可分为大、中、小和特小等4种型号，开口部直径35 mm为大号，33 mm为中号，31 mm为小号，29 mm为特小号。其主要目的除了避孕之外，也是一种避免在性接触中体液进入体内的用品。作为避孕工具，避孕套和其他避孕方法相比，使用方便、没有副作用，避孕成功率一般为85%，受过专门训练的使用者则可使避孕成功率达到98%。避孕套也有防止淋病、艾滋病（HIV）等性病传播的作用，因此也称保险套。

使用前选择合适阴茎套型号，吹气检查证实确无漏气后，排去储精囊内空气后使用。排精后阴茎尚未软缩时，即捏住套口连同阴茎一起取出，以免精液溢出流入阴道内。坚持每次性生活开始即用，并更换新套，最好能与避孕药膏同用。如发现阴茎套破损或滑脱，可采取以下措施：①女方站起使精液流出，蘸取温肥皂水深入阴道将精液洗出；②服探亲避孕药23号或53号。

（二）宫内节育器

宫内节育器（简称IUD）是放置在妇女子宫腔内的一类避孕器具，是最常用的节育用具之一。由于初期使用的装置多是环状的，通常叫节育环。节育环对全身干扰较少，作用于局部，取出后不影响生育，具有安全、有效、可逆、简便、经济等优点，采用宫内节育环避孕者在我国占40%以上，有效率约为90%。

1. 节育器种类

（1）惰性宫内节育器：是用惰性材料制成的，如不锈钢、塑料尼龙类和硅橡胶等。其理化性能稳定，本身不释放任何活性物质，如金属单环、麻花环、混合环、节育花、宫形环、太田环、蛇形节育器等。由于惰性节育器的避孕效果较差，国内外已渐趋淘汰，而以活性节育器取代之。

（2）活性宫内节育器：是指利用节育器为载体，带有铜或锌等金属、孕激素、止血药物及磁性材料，置入宫腔后，体内能缓慢释放活性物质，从而增加避孕效果，是降低副作用的新一代宫内节育器。

1）带铜宫内节育器：是目前使用最广泛的一类活性宫内节育器，利用铜对精子或受精卵的杀伤作用来增强避孕效果。

2）释放孕激素的宫内节育器：将载于宫内节育器的孕激素缓慢恒定地释放到子宫腔内，提高了避孕效果，并可明显减少出血（图2-1）。

3）释放止血药物的宫内节育器：可有效控制宫内节育器放置后月经量的增加。

宫内节育器的异物作用可引起子宫内膜的无菌性炎症，从而影响受精卵的着床。含铜宫内节育器除上述作用外,还可以释放铜离子,对精子和胚胎有杀伤作用。

含孕激素的宫内节育器可长期少量向宫腔内释放孕激素,使子宫内膜萎缩,不利于受精卵着床,这两方面的作用均使活性宫内节育器的避孕效果进一步加强。

(3)目前国内外常用的节育器为:带铜T型节育器,T型塑料支架(图 2-2),按带铜面积(mm²)不同,有 TCu-200、TCu-220、TCu-380A 等多种类型。以 TCu-200 在国内外应用较广。带铜节育器的优点为适应宫腔形态、不易脱落、放取较易;缺点是子宫出血发生率稍高,T形横臂可能刺入子宫壁。为此国内将两端做成圆珠型,其有效率高于不锈钢圆环,放置年限为 5 年左右。

2. 避孕原理 人类怀孕的机制是,女性的卵巢排出卵子,卵子在输卵管壶腹处受精,然后在输卵管里发育成胚胎(桑葚胚),然后胚胎被排到子宫里着床生长,而避孕就是阻断其中的任何一个步骤。

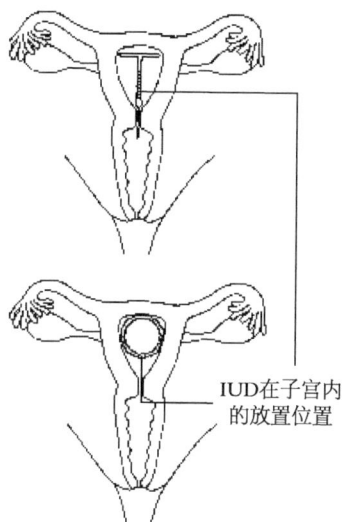

图 2-1 节育器放置

IUD在子宫内的放置位置

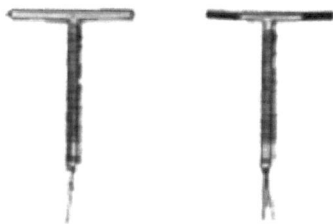

图 2-2 T形铜丝环

宫内节育器(节育环)的避孕原理是:当有胚胎欲在子宫内着床时,不断动作的节育环刮擦子宫壁,造成子宫的无菌性炎症,使胚胎无法在子宫内正常着床受孕,从而造成流产,以达到避孕的目的。宫内节育器(节育环)的本质是一种长期温和的刮宫流产术,是我国女性婚后避孕的首选。

3. 放置术

(1)适应证:凡育龄妇女要求放置 IUD 而无禁忌证者均可放置。

(2)禁忌证:①严重全身性疾患;②急、慢性生殖道炎症;③生殖器官肿瘤;④子宫畸形;⑤宫颈过松、重度陈旧性宫颈裂伤或子宫脱垂;⑥月经过多、过频或不规则出血。

(3)放置时间:常规放置时间为月经干净后 3~7 天。上海宫内节育器协作组推广 6 种时期上环是安全可行的。即:①产时;②剖腹产时;③产后 30~70 天;④中期妊娠引产后;⑤人工流产后;⑥月经第 3~5 天。

(4)手术操作

1)排空膀胱后取膀胱截石位,常规消毒外阴并冲洗阴道。

2)节育器选择(以 T 型带铜节育器为例):宫腔深度 >7 cm 以上者用 28 号,≤7 cm 者选 26 号。

3)铺无菌孔巾,排好器械。

4)盆腔检查确认子宫大小、方向和双附件有无炎症及包块。

5)放入窥阴器暴露宫颈,碘伏涂擦宫颈、穹隆。

6)宫颈钳夹宫颈前唇向外牵拉,如子宫过度屈曲则尽量向外牵拉使宫体呈水平位,用子宫探针测宫腔深度后,顺号扩张宫颈,一般扩张至 5~6 号。

7)将尾丝与实心棒均放在放置管内,实心棒放在"T"丝臂下端,尾丝在实心棒旁,折叠 T

形横臂使其两端插入放置管内,折叠后放置时间不超过5分钟以防变形,将调节器放在宫腔深度处,且调节器长轴方向与T形横臂方向一致。

8）经宫颈沿宫腔方向送入装有T的放置管,保持调节器平面放于子宫前后壁间,送入深度以与宫底相接触为止,此时可见调节器的位置约在子宫颈外口约1 cm处。固定实心棒,将放置器后撤1.2 cm,此时横臂向两侧伸展恢复水平位,再将放置器上移至T形横臂下端并将T送至宫底,此时调节器正好在子宫外口处,抽出实心棒,再从宫腔内慢慢撤出放置管,剪去外置的尾丝,保留约1.5 cm。

（5）术后注意事项

1）术后休息3天,1周内忌重体力劳动,2周内禁止性生活及盆浴。

2）保持外阴部清洁。

3）定期随访,3个月内每次月经期或排便时注意有无节育器脱落。

4）术后1个月、3个月、6个月、1年各复查一次,以后每年复查一次。

5）术后可能有少量阴道出血及下腹不适,如出现腹痛、发热、出血多时应随时就诊。

4.取出术

（1）适应证

1）放置期限已到,尚年轻,可考虑取出后更换新节育器。

2）节育器已部分脱落到宫颈处。

3）放节育器时发现子宫穿孔,而环尚未入腹腔者。

4）不规则出血或月经量过多,超过月经量两倍以上,经治疗无效者。

5）带环妊娠者。

6）并发急性盆腔炎治疗无效者。

7）已绝经半年者。

8）计划再生育者。

9）子宫颈或子宫体发生恶性肿瘤者。

如全身情况不良或处于疾病急性期者,可暂不取环,待好转后再取。并发生殖道炎症时须经抗感染治疗后再取。

（2）取出时间

1）以月经干净后3~7天为宜,因此时内膜薄,易取、出血不多。

2）月经失调或子宫出血不止,可随时取或经前取,并行诊断性刮宫,刮出物送病理检查。

3）带器妊娠需做人工流产,应同时取出节育器。可根据节育器所在部位,决定先取器后吸宫或先吸宫后取器。

4）因改用绝育术而取器者,必须先取器后行绝育术。

5）绝经半年后应取器,以免绝经过久、子宫萎缩而不好操作。绝经过久者,术前1周可服尼尔雌醇2 mg。

（3）注意事项:手术后休息1天,禁止性生活和盆浴2周。

节育器取出术虽为小手术,但因不是直视手术,全凭术者的手感,而且有的受术者因放节育器时间长,取时有一定困难,故术前应先了解节育器的种类,确认节育器存在于宫腔内,如宫颈口可见尾丝,或经X线、B超检查证实。带尾丝节育器可在门诊取,不带尾丝节育器则须在手术室内进行。可根据节育器的不同种类用环钩钩取或用长弯钳钳取。如节育器埋入内膜或部分嵌顿,则不宜硬取,必要时可在 B 超监视下钩取;如环已断裂可用长弯血管钳夹住环丝,慢慢抽出。切勿找不是医生者非法取环,否则会造成脏器损伤、感染等严重后果。

5. 放置节育器的副作用、并发症及防治

(1)疼痛:子宫排异性收缩常引起疼痛,特别是在选择的节育器过大或未放入宫底时,疼痛感明显,应取出或更换一枚较小型号 IUD。

(2)出血:常发生于放置后 1 年内,最初 3 个月内尤甚。表现为月经过多、经期延长或周期中点滴出血。放器后有少量不规则出血是 IUD 与子宫壁接触引起的子宫收缩、内膜局部破损所致,无需处理。若出血量多或月经量过多,出血时间长,应警惕伴发感染的存在。必要时将 IUD 取出,同时给予抗炎治疗。

(3)感染:术后 2～3 天感下腹隐痛逐渐加剧,且体温升高,阴道内有血性排液,明确诊断后,应取出 IUD 并予以抗感染治疗。感染多由于操作不当或放置后未注意卫生引起,所以操作过程中要严格遵守无菌原则。一旦合并感染,积极给予抗炎治疗。

(4)子宫壁损伤:IUD 造成子宫壁的损伤可为完全性穿透或部分嵌顿于子宫壁内,多出现在下列几种情况:①未查清子宫位置与屈度;②操作粗暴:好发于哺乳期的子宫,IUD 从宫底尤其两宫角部穿出。一经诊断 IUD 异位应及时取出,根据异位位置经腹或经阴道取出。

(5)节育器嵌顿:IUD 过大、断裂致 IUD 部分或全部嵌入肌壁,一旦发现应及时取出。

(6)脱环和带器妊娠:多与术者的技术熟练程度、选用 IUD 的大小及制作的材料有关。受试者宫口过松、体力劳动过强及放置 IUD 后月经过多也易造成 IUD 脱落。节育器脱落多发生于带器后 1 年内,约半数发生于最初 3 个月内,且常在经期脱落。因此,1 年内应定期随访。IUD 未放置到宫底或 IUD 过小,位于子宫腔的下方或一侧,IUD 异位及子宫畸形,哺乳期放置均可导致带器妊娠。带器妊娠者易发生自然流产。当确诊带器妊娠时,应行人工流产终止妊娠。若多次脱落或带器妊娠应劝其改用其他避孕方法。

二、药物避孕

应用避孕药物是开展计划生育的重要措施之一。目前常用的几乎全部是女用避孕药,大多由孕激素和雌激素配伍而成,也有一些非类固醇药物,它们能影响生殖过程中的不同环节,从而达到抗生育的目的。1956 年 Pincus 等首先临床应用人工合成的甾体激素避孕,1963 年国内也开始应用。药物避孕通常是指激素避孕,即利用女性甾体激素避孕,其特点为安全、有效、经济、简便,是一种目前应用最广的女用避孕药。

避孕药物制剂大致分三类:①睾酮衍生物如炔诺酮、18 甲基炔诺酮、双醋炔诺醇等;②孕酮衍生物如甲地孕酮、甲孕酮、氯地孕酮等;③雌激素衍生物如炔雌醇、炔雌醇环戊醚、戊酸炔雌醇等。

(一)原理

1. 抑制排卵 通过干扰下丘脑-垂体-卵巢轴的正常功能,发挥中枢性抑制作用:一方面抑制下丘脑释放促性腺激素释放激素(GnRH),使垂体分泌 FSH 和 LH 减少,影响卵泡发育;另一方面抑制垂体对促性腺激素释放激素的反应,不出现排卵前黄体生成激素(LH)高峰,故不发生排卵。

2. 改变宫颈黏液性状 复方口服避孕药中的孕激素可对抗雌激素对宫颈黏液的作用,在服药周期中,宫颈黏液量减少并高度黏稠,不利于精子穿透,影响受精。

3. 改变子宫内膜形态与功能　胚胎着床的关键在于胚胎发育与子宫内膜生理变化过程同步,避孕药中的孕激素对抗雌激素作用,抑制子宫内膜增殖,使腺体停留在发育不完全阶段,不利于受精卵着床。

4. 影响输卵管功能　复方避孕药中的雌、孕激素持续作用使输卵管正常的分泌和蠕动发生异常,受精卵在输卵管的运行速度出现异常,同步性变化受到影响,从而干扰受精卵着床。

(二) 适应证与禁忌证

1. 适应证　无服用激素避孕药物禁忌证、有避孕要求的健康育龄妇女。

2. 禁忌证

(1) 严重心血管疾病、血液病或血栓性疾病不宜使用。避孕药中孕激素影响血脂蛋白代谢,可加速冠状动脉硬化;雌激素有促凝功能,使心肌梗死及静脉血栓发病率增加。此外,雌激素有增加血浆肾素活性作用,使高血压患者容易发生脑出血。

(2) 急、慢性肝炎或急、慢性肾炎。

(3) 恶性肿瘤、癌前病变、子宫或乳房肿块。

(4) 内分泌疾病,如糖尿病及甲状腺功能亢进症。

(5) 哺乳期(单纯含孕激素的避孕药除外),因雌激素可抑制乳汁分泌,影响乳汁质量。

(6) 原因不明的阴道流血、月经稀少或年龄大于 45 岁。

(7) 需药物治疗的精神病。

(8) 反复发作的严重偏头痛。

(9) 吸烟成瘾者。年龄大于 35 岁的吸烟妇女也不宜长期服用避孕药,以免引起卵巢功能早衰。

(10) 可疑妊娠。

(三) 不良反应及处理

1. 类早孕反应

(1) 临床表现:约 10% 妇女服药初期出现轻度食欲不振、恶心、头晕、困倦,甚至呕吐等类似早孕反应。

(2) 处理方法:轻者不需处理,坚持服药,2～3 个月后症状自行减轻或消失;重者可口服维生素 B_6 10 mg,每天 3 次,连服 7 天。若治疗无效,可停药,更换制剂或改用其他避孕措施。

2. 阴道流血

(1) 临床表现:少数妇女服药期间出现不规则少量经间期阴道流血,称突破性出血。多因漏服、迟服(不定时服药)避孕药物所致。此外,可能与药片质量受损、服药方法错误及个体体质差异等因素有关。

(2) 处理方法:①点滴出血者,不需特殊处理;②出血量稍多者,需每日加服炔雌醇 1～2 片(0.005～0.01 mg),与避孕药同时服至 22 天停药;③若阴道流血量如同月经量或流血时间接近月经期者,应当作为一次月经处理,停止用药,在流血第 5 天再开始按规定重新服药。重者也可考虑更换避孕药。

3. 月经过少或闭经

(1) 临床表现:1%～2% 妇女服药后出现月经量明显减少,甚至闭经。

（2）处理方法:绝大多数经量过少或停经者,停药后月经能恢复正常。

可采取:①月经过少者可每晚加服炔雌醇 1~2 片(0.005~0.01 mg),与避孕药同时服至 22 天停药。②停药后仍无月经来潮且排除妊娠者,应在停药第 7 天开始服用下一周期避孕药,以免影响避孕效果。③连续发生两个月停经者,应考虑更换避孕药种类;若更换药物后仍无月经来潮或连续发生 3 个月停经时,应停药观察,等待月经复潮,及时就医,并查找原因。停用避孕药期间,需采取其他避孕措施。

4. **皮肤色素沉着**

（1）临床表现:少数妇女服药后颜面皮肤出现蝶形淡褐色色素沉着。

（2）处理方法:不需治疗,多数妇女停药后色素可自行消退或减轻。

5. **体重增加**

（1）临床表现:少数妇女较长时期服用含第一代或第二代孕激素的避孕药后体重增加,这与避孕药中孕激素成分有弱雄激素活性作用或雌激素引起水钠潴留有关。

（2）处理方法:虽然体重有所增加,但不致引起肥胖,也不影响健康。一般不需治疗,可更换含第三代孕激素的避孕药。

6. **其他症状**　偶出现头痛、乳房胀痛、复视、皮疹或性欲改变等症状,可对症处理,重者停药。

（四）避孕药种类及用法

避孕药分为短期口服避孕药、长效口服避孕药、速效口服避孕药、紧急避孕药等,针对不同的避孕需求,可有针对性地服用。

1. **短效口服避孕药**　一般从月经第 5 天开始服用,每天 1 片(丸),连服 22 天,不能间断,若偶然漏服,应于 24 小时内补服 1 片。停药后 2~4 天来月经,然后于月经第 5 天服下一个周期的药,若停药 7 天仍不来月经则应立即开始服下一个周期的药。避孕效果满意,成功率约 100%,是目前世界上应用最广的一类类固醇避孕药。

主要成分是孕激素和雌激素,原理是利用女性的正常生理激素周期。

主要有三相避孕片、复方炔诺酮片(口服避孕片 1 号)、复方醋酸甲地孕酮片(口服避孕片 2 号)、0 号避孕药片等,进口药有妈富隆、敏定偶等。三相避孕片在月经来潮后第 3 天开始服用,每晚 1 片连续 21 天;口服避孕片 1 号、2 号、0 号,从月经来潮后第 5 天起每晚服 1 片,连续 22 天;妈富隆、敏定偶,自月经来潮后第 1 天开始服用,一天 1 片,连续服 21 天。少数人服药后有恶心、呕吐等类早孕反应及阴道流血。

通常所说的长期避孕药,它在医学上的名字叫短效口服避孕药。长期短效口服避孕药(达英 35、敏定偶、妈富隆、特居乐、优思明)含有孕激素和少量的雌激素。其中的孕激素口服后通过负反馈减少人体下丘脑 GnRH 的分泌,减少了 FSH 和 LH 的分泌,使女性身体内的卵泡既难以生长发育也不能排卵,从而抑制排卵,而且还抑制了女性自身孕激素和雌激素的分泌。通过抑制排卵,其避孕有效率几乎为百分之百。通过减少女性自身孕激素和雌激素的分泌,长期短效口服避孕药所含有的孕激素和雌激素代替了女性自身分泌的孕激素和雌激素。

其实,单纯孕激素就能够达到避孕的目的。而长期短效口服避孕药之所以除了孕激素还含有少量雌激素,那是为了不让女性的雌激素水平下降太多。

由于长期短效口服避孕药的避孕机制是抑制排卵,而只要没有卵子就不会形成受精卵,所以长期短效口服避孕药在避孕的同时也能有效避免宫外孕,同时还能一定程度地预防卵巢癌。

2. 长效口服避孕药　是由人工合成的孕激素和长效雌激素配制而成,服药1次可以避孕1个月,成功率达98%以上。常见的长效避孕药有以下3种。

(1) 复方18甲基炔诺酮:又称复方长效18甲,内含炔雌醚3 mg、18甲基炔诺酮122mg。初次使用者,从月经来潮的当天算起的第5天和第25天各服1次,每次1片,以后每个月按第2次服药的同一日期服1片。如某妇女5月2日来月经,则5月7日服1片,5月27日再服1片,以后每月27日服1片。

(2) 复方炔雌醚:内含炔雌醚3.3 mg、氯地孕酮15 mg。服用方法与复方18甲基炔诺酮相同。

(3) 复方16次甲基氯地孕酮(简称复方16次甲):内含炔雌醚3 mg,16次甲基氯地孕酮10 mg。服用方法与复方18甲基炔诺酮相同。或从月经来潮的第5天服第1片,在服第1片后的第20天服第2片,再隔20天服第3片,以后每隔28天服1片。如某妇女5月2日来月经,则5月7日服第1片,5月27日服第2片,6月16日服第3片,以后每隔28天服1片。

服短效避孕药的妇女如要改服长效避孕药时,可在预定的那个月经周期服完22片短效避孕药的第2天服第1片长效避孕药,以后按长效避孕药的使用方法服用。如果打算停用长效避孕药时,先改服短效避孕药1号或2号(服用方法见短效避孕药),连服2~3个月经周期作为过渡,这样可以防止月经失调。每次服药时间最好放在中饭后半小时左右,上大夜班的妇女,可在夜餐后服药,这样万一有药物反应时,正好在睡眠期间,可以减轻不适。初次服长效避孕药后10~15天来一次月经,服药后的头两次月经周期有些缩短,这是正常现象,第3次后月经周期可转为正常。

(4) 三合一月服片(炔雌醚配伍氯地孕酮和18-甲基炔诺酮):于月经来潮第5天及第10天中午各服1片,以后每月服1片。

注意事项:长效避孕药停药时,应在月经周期第5天开始服用短效避孕药3个月,作为停用长效雌激素的过渡,防止因机体内雌激素蓄积而导致月经失调。

3. 长效避孕针剂　避孕针1号和复方甲地孕酮注射剂。第1次于月经周期第5天及第12天各深部肌肉注射1次,以后每月注射,每次1支。若用药后出现闭经,可隔28天再注射1支;若连续闭经两个月,应停止注射,停药期间采用其他避孕方法,待月经来潮后再重新开始注射。这类制剂用法简便、效果可靠。主要缺点在于用药量大,部分妇女可致月经紊乱。有些地区正在探索减量试用。

4. 紧急避孕药　紧急避孕药适用于同房时没有采取避孕措施或避孕套破损、滑脱以及体外排精失败、妇女受到意外伤害等情形。在同房后72小时之内服用紧急避孕药,能有效地阻止意外妊娠,使妇女免受流产之苦。1998年由国家计划生育委员会科研所、国家计划生育委员会药具服务中心与有关厂家联合开发推出国内第一个紧急避孕专用药——毓婷,学名左炔诺孕酮片,它只需在避孕失败和无保护同房后的72小时内服用一片,即可有效地防止非意愿妊娠的发生。

5. 速效避孕药　又称探亲避孕药,这是一种适合新婚、短期在一起,或夫妇分居两地探亲时女用的口服避孕药。它不受月经日期的限制,在探亲前一天或当天开始使用,即可起到速效的避孕作用。

目前常用的探亲药有:甲地孕酮片(又叫上海速效避孕片 1 号)、炔诺酮避孕药片(又叫天津探亲避孕药片)、18-甲速效避孕片、53 号探亲避孕片等。

18-甲速效避孕片内含 18 甲基炔诺酮,是一种孕激素,没有雌激素。其服法为:在探亲前一天晚上开始服第 1 片,以后每日 1 片。如在探亲当日服第 1 片,必须在第 2 天早晨加服 1 片,以后每日 1 片,连服 14 天。如果探亲不足 14 天。也必须服满 14 片。如果同居超过半个月者,从第 16 天起可接服口服避孕片 1 号或 2 号,一直到假期终了。停止服药后,过几天即来月经。

53 号探亲药服法是:在探亲当天同房后服 1 片,第 2 天早晨加服 1 片,以后每次同房后服 1 片。为了使避孕药在体内维持一定水平,使子宫内膜达到预定的变化,两次服药间隔时间不能超过 3 ~ 4 天,每次探亲期间至少服用 8 片。如果探亲期未服 8 片,必须补足 8 片。

6. 缓释避孕药　缓释避孕药是将避孕药(主要是孕激素)与具备缓慢释放性能的高分子化合物制成多种剂型,在体内持续恒定进行微量释放,起长效避孕作用。

皮下埋植剂是常用的一种缓释系统的避孕剂。可避孕 5 年,有效率为 99% 以上。此装置的第一代产品称 D-炔诺孕酮埋植剂 I 型,有 6 个硅胶囊管,每根硅胶囊管含 D-炔诺孕酮 36 mg。第二代称 D-炔诺孕酮 II 型,只需 2 根硅胶囊管,每个硅胶囊管含 D-炔诺孕酮 70 mg。用法:于月经周期第 7 天,在上臂或前臂内侧用 10 号套针将硅胶囊呈扇形埋入皮下。

皮下埋植剂不含雌激素,随时可取出,恢复生育功能快,不影响乳汁质量,使用方便。个别妇女有不规则少量阴道流血或点滴出血,少数闭经。一般 3 ~ 6 个月后可逐渐减轻及消失。可用止血剂或激素止血,常用炔雌醇,每天 1 ~ 2 片(0.05 ~ 0.1 mg),连续数天,不超过两周,止血后停药。

国内研制的缓释阴道避孕环,又叫甲硅环,直径为 4 cm,具有弹性的空芯软硅橡胶环,空芯内含甲地孕酮 200 mg 或 250 mg,可连续使用 1 年,月经期不需取出。

(五)健康指导

1)服用各种避孕药必须养成准确、按时、按量服用的良好习惯,不可随意改变或延长服药时间。不要漏服、迟服,发现漏服应于次日补服,否则易造成不规则出血或避孕失败。

2)避孕药应妥善保存,避免小儿误服。药片如果受潮、溶化或糖衣层磨损、压碎时,都不要服用,以免影响避孕效果或造成阴道出血。

3)长期避孕者,应在医生指导下服用。服药期限通常短效药 6 ~ 7 年,长效药 3 ~ 4 年为宜。探亲避孕药每年不超过 2 次,可与其他避孕措施交替使用。

4)凡患急、慢性肝炎,以及肾炎、肿瘤、糖尿病、血栓性疾病、心脏病、严重高血压患者,均不可服用。

5)产后半年内,哺乳期或年龄在 45 岁以上的妇女不宜服用。

6)服药期间受孕应终止妊娠。要求生育时应停药半年后再孕,以防生育畸形胎。

三、其他避孕

(一)外用避孕药

外用避孕药物是一种化学制剂,放在阴道深处、子宫颈口附近,使精子在此处失去活动能力而不能通过子宫到达输卵管与卵子结合,所以外用避孕药又叫杀精剂。

外用避孕药有外用避孕栓(爱侣避孕栓、妻之友),避孕药膜(乐乐醚外用药膜),避孕药片(乐安醚外用避孕片),以及乐乐醚胶冻。

外用避孕药物是在每次性生活前使用,较为灵活。药物不被身体吸收,因而对身体并无任何影响。使用外用避孕药物的妇女感染经性行为传播的疾病的比率较低。选用避孕套时加用这些药物能提高避孕效果。采用子宫环、口服避孕药和避孕针的妇女在开始使用的1个月内加用这些药物也能提高避孕效果。

使用外用避孕药物必须每次房事前正确使用,因不小心或错误使用等人为因素均可能导致避孕失败。使用栓、片、膜剂,一定要等药物溶解后才进行性生活。性生活时女方宜采用卧位(女上位或直立位时药物会自阴道流出而降低避孕效果)。女方性生活后应仰卧15～30分钟。6小时内不宜冲洗阴道。

(二) 安全期避孕

正常育龄女性每个月来1次月经,从本次月经来潮开始到下次月经来潮第1天,称为一个月经周期。女性每个月只排出一个卵子。排卵日期一般在下次月经来潮前的14天左右。卵子自卵巢排出后在输卵管内能生存1～2天,以等待受精;精子在女子的生殖道内可存活2～3天。在排卵日前5天和后4天,连同排卵日在内的10天容易受孕。其他时间就不容易怀孕,应该是安全的,所以就叫安全期了。

可是这样的计算也存在风险,因为女性的周期受环境和情绪的影响很大,一遇特殊事件就会变化。如果以不变应万变地划分安全期,会变得不太保险,安全期还得有其他几种方法配合使用,才会真的安全。比如,根据月经周期推算、测量基础体温以及观察宫颈黏液分泌等。

安全期的推算方法如下:

(1) 按月经周期来推算排卵日:安全期的推算方法是从下次月经来潮的第一天算起,倒数14天就是排卵日,排卵日及其前5天和后4天为不安全的日子,其余时间是安全期。例如:月经期为28天,本次月经来潮的第一天在6月2日,那么下次月经来潮就是在6月30日(6月2日加28天)。再减去14天就是6月16日排卵。排卵日及其前5天和后4天,也就是在6月11～20日为排卵期。其余时间均为安全期(行经期除外)。

(2) 利用基础体温测定排卵日:基础体温是指人体在较长时间的睡眠后醒来,尚未进行任何活动之前所测量的体温。这样测得的体温可以不受运动、吃饭等的影响,可以用来做每天的体温比较。

正常女性的基础体温与月经周期一样有周期性,而且与排卵有关。在正常情况下,女性在排卵前的基础体温较低,排卵后升高,并一直持续到下次月经来潮前才开始下降。下一个月经周期的基础体温又重复上述这种变化。

在每天早晨醒来尚未起床之前测量,然后将温度填在记录单上,并将每天的体温连成曲线。在月经前半期体温较低,月经后半期体温上升,排卵就发生在体温上升前或由低向高上升的过程中。根据基础曲线找出的排卵日用上面讲的方法就可以确定安全期了。

基础体温一般需要连续测量3个以上月经周期。如在测体温的过程中遇到感冒、发热、腹泻、失眠、饮酒、使用电热毯等情况,会影响基础体温,应在记录表的下面加以说明。

(3) 利用宫颈黏液测定排卵日:宫颈黏液是子宫颈管里的特殊细胞产生的,随着排卵和月经周期的变化,其分泌量和性质也跟着发生变化。在1个月经周期中,先后出现不易受孕型、易受孕型和极易受孕型 3 种宫颈黏液。

不易受孕型宫颈黏液:为月经周期中的早期黏液,在月经干净后出现,持续 3 天左右。这时的宫颈黏液少而黏稠,外阴部呈干燥状而无湿润感,内裤上不会沾到黏液。

易受孕型宫颈黏液:这种黏液出现在月经周期中的第 9~10 天以后,随着卵巢中卵泡发育,雌激素水平升高,宫颈黏液逐渐增多、稀薄,呈乳白色。这时外阴部有湿润感。

极易受孕型宫颈黏液:排卵前几天,宫颈黏液含水量更多,也更加清亮如蛋清状,黏稠度最小,滑润而富有弹性,用拇指和食指可把黏液拉成很长的丝状,这时外阴部感觉有明显的湿润感。

一般认为分泌物清澈透明呈蛋清状,拉丝度最长的一天可能是排卵日,在这一天及其前后各 3 天为排卵期。

应用宫颈黏液测定排卵日,需要经过专业医生的培训指导。观察宫颈黏液每天需要数次,一般可利用起床后、洗澡前或小便前的机会用手指从阴道口取黏液检查,观察手指上的黏液外观、黏稠程度以及用手指做拉丝反应等几方面检查,并应经过几个以上月经周期的观察以确定排卵期。

安全期避孕应用于性生活正常状态,如果不能严格掌握或者使用不当,容易导致失败。采用安全期避孕最关键的,是要准确地测定排卵期,但这都适用于月经正常的女性。当环境变化或者女方情绪不稳定时,排卵日会提前或推迟,原来的安全期就变得不够安全了。所以无论用哪种方法确定安全期,都应该在掌握后才能使用。如将这三种方法结合起来使用,就能扬长避短,收效更大。

目前使用的避孕方法很多,且各有特点,在选择避孕方法时,既要考虑到方便,更要考虑到效果,还要根据个人的情况,特别是女方的健康状况和所处不同时期的特点,正确地选择适合自己的切实可行而有效的避孕方法。有些避孕方法,如安全期避孕、哺乳期避孕以及体外排精避孕等,因避孕效果不可靠,尽量不要使用。

第二节　终止妊娠的方法与护理

终止妊娠分为早期妊娠终止、中期妊娠终止和晚期妊娠终止。目前,临床常用的人工终止妊娠的方法有药物流产、人工流产、药物引产、水囊引产及剖宫取胎等。

一、早期妊娠终止方法与护理

凡在妊娠 3 个月内采用人工或药物方法终止妊娠称为早期妊娠终止,亦称为人工流产。临床多见于避孕失败而目前又不愿生育者,或因某种医疗原因不宜继续妊娠者,为预防有遗传疾病或有先天缺陷的胎儿出生者,它是避孕失败的一种补救措施。人工流产可分为手术流产和药物流产两种方式。

(一)人工流产术

1. 适应证

(1)因避孕失败要求终止妊娠者。

(2)因各种疾病不宜妊娠者。

2．禁忌证

（1）各种疾病的急性期或严重的全身性疾病需经治疗好转后再行手术者。

（2）生殖器官急性炎症者，应先控制炎症。

（3）妊娠剧吐酸中毒尚未纠正者。

（4）术前相隔 4 小时测 2 次体温≥37.5℃者。

3．人工流产术术前准备　用物准备：无菌手术器械及敷料与放置宫内节育器相同，另加宫颈扩张器 1 套、不同号的吸管各 1 个，小头卵圆钳 1 把，有齿卵圆钳 1 把，刮匙 2 把，人流负压电吸引器。

（1）人工流产负压吸引术：适用于孕 10 周以内（图 2-3）。

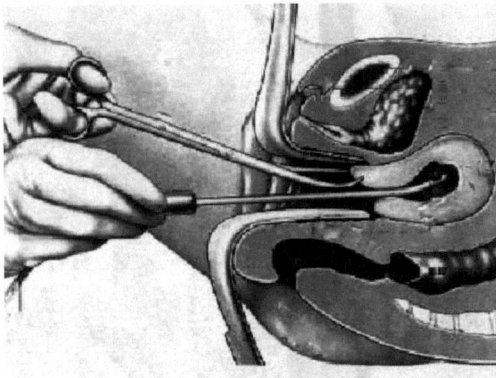

图 2-3　负压吸引术

1）术前准备：受术者排空膀胱后，取膀胱截石位。常规消毒外阴、阴道，铺消毒洞巾。行双合诊检查子宫位置、大小及附件情况。更换手套，将阴道窥阴器置于阴道内，暴露宫颈并消毒，用棉签蘸 1% 利多卡因溶液置于宫颈管内 3 ~ 5 分钟。

2）探测宫腔，扩张宫颈：宫颈钳夹持宫颈前唇或后唇，用子宫探针探测子宫屈向和深度，扩张宫颈，自 5 号起扩张至大于准备用的吸管半号或 1 号。扩张时注意用力适当，切忌强行伸入。

3）吸管吸引：此前先连接吸引管，进行负压吸引检测无误后，按孕周选择吸管号及负压大小。一般按顺时针方向吸引宫腔 1 ~ 2 周，当感觉子宫缩小、子宫壁粗糙，吸头紧贴宫壁、上下移动受阻时，可慢慢取出吸管，如仅见少量血性泡沫而无出血时，表示已吸干净。若术前曾行 B 超定位，则将吸管开口处对准胎盘附着处吸引，可迅速吸出胎囊及胎盘组织，使出血量减少。吸引结束后，用小号刮匙轻刮宫腔一周，特别是宫底和两宫角处。将全部吸出物用纱布过滤，仔细检查有无绒毛及胎儿组织，肉眼观察发现异常者，即送病理检查。

（2）人工流产钳刮术：适用于孕 11 ~ 14 周者。因胎儿较大，需采用钳刮及吸管方法终止妊娠，需住院手术。为保证钳刮术顺利进行，应先作扩张宫颈准备，方法如下，可选其一种（图 2-4）：

1）术前将艾司唑仑丁卡因栓置于宫颈管内口处。

2）于术前 3 ~ 4 小时将前列腺素制剂塞入阴道或行肌注。

3）于术前 12 小时将 16 号或 18 号尿管慢慢插入宫颈管，直至宫腔深度的 1/2 以上处，露在阴道内的一段导管用消毒纱布包裹，置于后穹窿，次日术前取出即可。

4．并发症及防治

（1）子宫穿孔：多见于哺乳期子宫、瘢痕子宫、过度

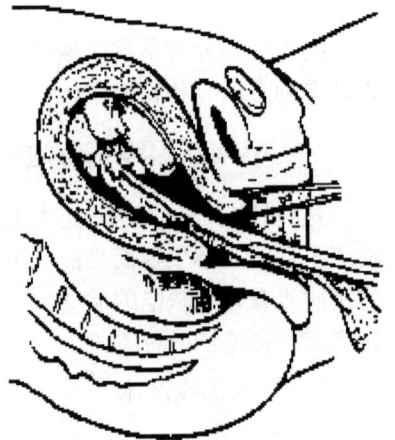

图 2-4　钳刮术

屈曲和畸形子宫。当器械进入宫腔突然产生"无底"感觉时或其深度明显超过检查时的子宫大小,即应诊断为子宫穿孔。此时需立即停止手术,立即给予缩宫素和抗生素,并严密观察受术者的生命体征,有无腹痛、阴道流血及腹腔内出血征象。子宫穿孔后,若情况稳定,胚胎组织尚未吸净者,可在 B 超或腹腔镜监护下清宫;尚未进行吸宫操作者,应立即入院准备剖腹探查。对于子宫软者,术前应使用缩宫素(催产素)。

(2)人工流产综合征:由于子宫体、宫颈受机械性刺激导致迷走神经兴奋使冠状动脉痉挛、心脏传导功能障碍所致。其发生与孕妇精神紧张、不能耐受子宫扩张牵拉和过高的负压有关,受术者在术时或术后出现心动过缓、心律不齐、血压下降、面色苍白、出汗、胸闷甚至发生昏厥和抽搐。预防措施主要有:术前做好病人的心理护理;扩张宫颈宜缓慢进行,适当降低子宫的压力,各种操作要轻柔;术前肌内注射阿托品 0.5 ～ 1 mg。

(3)吸宫不全:若部分胎儿或胎盘组织残留宫腔为吸宫不全,是人工流产后常见的并发症。多见于子宫体过度屈曲、术者技术不熟练。表现为术后阴道流血超过 10 天,出血量过多,或流血暂停后又有多量出血者。经 B 超确诊后需使用抗生素 3 天再行清宫术。刮出物送病理检查,术后继续抗感染治疗。

(4)漏吸:指已确诊为宫内妊娠,但术时未吸到胎盘或胎盘绒毛。常与孕周过小、子宫过度屈曲、子宫畸形(双子宫)及术者操作技术不熟练等有关。因此,术后检查吸出物未发现胎囊等妊娠物时,应复查子宫及位置,重新探测宫腔后行吸引术,如仍未见胚胎组织,应将吸出物送病理检查以排除异位妊娠的可能。

(5)术中出血:多见于钳刮术中,因妊娠月份较大,妊娠组织不能迅速排出而影响子宫收缩所致。术中扩张宫颈后,可在宫颈注射缩宫素促使子宫收缩,同时尽快取出妊娠物。

(6)术后感染:临床表现为体温升高、下腹疼痛、白带混浊或不规则阴道出血。妇科检查发现子宫或附件区有压痛。多数与吸宫不全或流产后过早恢复性生活有关。开始感染为子宫内膜炎,以后可以扩散至子宫肌层、附件、腹膜,严重时可导致败血症。患者需卧床休息,采用全身性支持疗法,积极抗感染。宫腔内有妊娠物残留者,应按感染性流产处理。

(7)栓塞:行人工流产钳刮术时,由扩宫引起宫颈裂伤,胎盘剥离,血窦开放,羊水进入母体,其有形成分在肺内形成栓子。临床表现为肺动脉高压致心衰,循环、呼吸衰竭及休克、出血。孕早、中期羊水中有形成分少,发生栓塞,患者的症状与严重性不及晚期妊娠者。此时应作给氧、解痉、抗过敏、抗休克等处理。

5. 护理要点
(1)协助医师严格掌握手术适应证及禁忌证。
(2)做好术前准备,物品、器械严格消毒。
(3)术中护理:遵医嘱给药物治疗,严密观察受术者一般情况,如面色、脉率、出汗,对精神紧张者要安慰患者,以建立信心。
(4)术后在观察室休息 1 ～ 2 小时,注意观察腹痛及阴道流血情况。
(5)嘱受术者保持外阴清洁,1 个月内禁止盆浴、性生活。
(6)吸宫术后休息 2 周;钳刮术后休息 2 ～ 4 周;有腹痛或出血多者,应随时就诊。
(7)指导夫妇双方采用安全可靠的避孕措施。

(二)药物流产

药物流产是另一类终止早孕的方法。药物流产是近几年开展的新技术,采用人工合成激素,经口服进入人体内,通过抗体内孕激素的作用,使胚胎停止发育,然后再服用前列腺素类药物,使子宫收缩,排出妊娠产物,达到终止妊娠的目的。适用于妊娠 7 周内者。因方法简便,无需宫内操作,药物流产越来越多应用于临床。

目前常用的药物米非司酮与前列腺素的配伍是最佳的方案。米非司酮,是一种合成类固醇,其结构类似炔诺酮,具有抗黄体酮、糖皮质醇和轻度抗雄激素的作用。其对子宫内膜孕激素受体的亲和力比黄体酮高 5 倍,因而能和黄体酮竞争受体取代黄体酮,与蜕膜的孕激素受体结合,从而阻断黄体酮活性并终止妊娠。同时由于蜕膜坏死,内源性前列腺素释放而使宫颈软化,子宫收缩促使妊娠物排出。

药物流产方法简单,不需宫腔操作,无创伤流产,完全流产率达 90% ~ 95%。其不良反应较轻,空腹或进食 2 小时后服药效果好。

1. 适应证

(1) 年龄 40 岁以下,妊娠 7 周内无禁忌证要求药物流产者,且 B 超检查确诊排除宫外孕。

(2) 剖宫产术后 6 个月内、哺乳期。

2. 禁忌证　心、肝、肾疾病者,以及肾上腺疾病、糖尿病、青光眼、过敏体质、带器妊娠者。

3. 具体用法　米非司酮 25 mg,每天 2 次口服,或遵医嘱服用,共 3 天,于第 4 天上午米索前列醇 0.6 mg,一次顿服,并留院观察胎囊组织排出情况。

4. 不良反应与并发症

(1) 消化道症状:轻度的腹痛、胃痛,乏力,恶心、呕吐,头痛,腹泻等。

(2) 子宫收缩痛:排出妊娠产物所致。

(3) 出血:流产后阴道出血时间一般持续 10 天至 2 周,甚至可达 1~2 个月。

(4) 感染:术后应抗感染处理。

(三) 无痛人流

对手术疼痛的恐惧及对舒适性的追求,使无痛人流手术的呼声日渐迫切。无痛人流是通过静脉注射全身麻醉药让孕妇在 30 秒内进入睡眠状态,医生可在 10 分钟内完成手术,术后意识完全恢复,30 分钟后可自行离院。

1. 适应证

(1) 因避孕失败受孕者。

(2) 因患各种疾病不宜继续妊娠者。

(3) 因各种特殊情况不能继续妊娠者。

2. 禁忌证

(1) 急、慢性传染病急性发作期。

(2) 有心脏疾病或心功能不全者。

(3) 急性生殖道炎症。

3. 注意事项

(1) 术前详细询问病史,严格掌握禁忌证。

(2) 术前确诊宫内受孕者。

(3) 术前禁食 4 小时,避免食物反流造成窒息。

(4) 术中避免漏吸孕囊。

4. 可能发生的并发症

（1）流产不全：有组织残留或阴道出血持续不净，或有多量出血。

（2）流产后感染：阴道出血、发热、阴道分泌液有臭味，子宫体、附件有压痛。

（3）宫颈或宫腔粘连：术后闭经或月经稀少。

（4）月经失调：术后不排卵或排卵后黄体形成不良，出现月经紊乱。

（5）术中大出血：术中出血超过 200 ml。

（6）宫颈撕裂、子宫穿孔。

（7）人流综合征：手术时的刺激引起迷走神经亢进，出现心动过缓、面色苍白、胸闷、大汗淋漓、头晕、血压下降等。

无痛人流的最大特点是可以避免疼痛刺激而引起的人流综合征。由于受术者能在安静入睡的状态下进行手术，因此可很好地配合，并避免一些并发症的发生，如子宫穿孔、人流综合征。

二、中期妊娠终止方法与护理

妊娠 13 周至不足 28 周之间用人工方法终止妊娠为中期妊娠终止。在妊娠 13～14 周期间常用钳刮术，中期妊娠引产术常用于 15～24 周妊娠者，需住院引产。

（一）利凡诺引产

利凡诺（依沙吖啶）是一种强力杀菌剂，当将其注入羊膜腔内、羊膜外引产时，可使胎盘组织变性、坏死而增加前列腺素合成，引起宫颈软化、成熟、扩张及刺激子宫平滑肌收缩；同时药物经胎儿吸收后，损害胎儿主要器官，使胎儿中毒死亡。引产途径有经腹壁羊膜腔内注射法及经阴道羊膜腔外注射法。利凡诺引产用量的范围大（不超过 100 mg），安全性高，成功率为 90%～100%，但易发生胎盘胎膜残留，故在胎盘及胎体排除后需清理宫腔（图 2-5）。

1. 适应证

（1）中期妊娠要求终止而无禁忌证者。

（2）因患各种疾病，不宜继续妊娠者。

（3）孕期接触导致胎儿致畸因素者。

（4）因各种原因不愿继续妊娠者。

2. 禁忌证

（1）各种急性感染性疾病、慢性疾病急性发作期及生殖器官感染尚未治愈者。

（2）急、慢性肝、肾疾病，以及心脏病、高血压、血液病。

（3）术前当日体温两次超过 37.5℃ 者；局部皮肤感染者。

（4）对依沙吖啶过敏者。

（5）前置胎盘。

（6）剖宫产术后或肌瘤挖除术 2 年内者，或子宫体上有瘢痕、子宫颈有陈旧裂伤、宫颈坚硬及子宫发育不良者。

3. 术前准备

（1）物品准备：窥阴器，宫颈钳，卵圆钳，16 号或 18 号专用导尿管 1 根，100 ml 注射器或

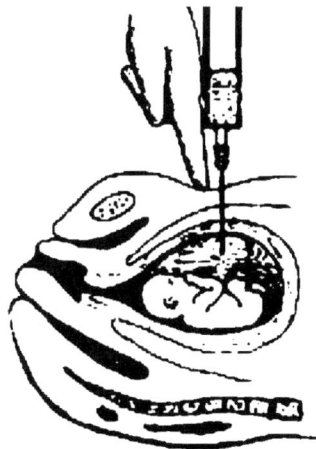

图 2-5 利凡诺引产

输液瓶,7 号丝线,无菌碗,注射用水 100 ml。

（2）孕妇准备:①身心评估:严格掌握适应证与禁忌证;②B 超行胎盘定位及穿刺点定位;③术前 3 天禁止性生活,每天冲洗阴道 1 次或上药。

4. 操作步骤

（1）羊膜腔内注入法:①排空膀胱后取平卧位,常规消毒、铺巾;②用穿刺针从 B 超选定的穿刺点或宫底下 2～3 横指、中线旁空虚部位垂直进针,经过两次落空感后即进入宫腔,拔出针芯,见羊水溢出,用注射器抽出羊水后,将利凡诺 50～100 mg 药液注入羊膜腔内;③拔出穿刺针,局部用消毒纱布 2～3 块压迫数分钟后胶布固定。

（2）宫腔内羊膜腔外注射法:①孕妇排空膀胱,取截石位,消毒、铺巾;②暴露宫颈后,宫颈钳夹住宫颈前唇,用敷料镊将导尿管送入子宫壁与胎囊间,将小于 0.4% 的利凡诺液经导尿管注入宫腔,折叠尿管,结扎外露的导尿管放入阴道穹隆部,填塞纱布,24 小时后取出纱布及导尿管。

5. 利凡诺引产术中注意事项

（1）给药量:一般为 50～100 mg,不要超过 100 mg。

（2）宫腔内羊膜腔外注药,必须稀释,浓度不能超过 0.4%。

（3）如从穿刺针向外溢血或针管抽出血液时,应向深部进针或向后退针,如仍有血,则应更换穿刺部位。

（4）所有操作应严格遵守无菌原则。

6. 并发症及防治

（1）全身反应:偶尔有在 24～48 小时内体温升高者,可在短时间内自行恢复。

（2）产后出血:大约 80% 的患者有出血,但不超过 100 ml,应常规清宫。

（3）胎盘胎膜残留:可考虑行清宫术。

（4）感染:发生率较低,一旦发现感染征象,立即处理。

7. 利凡诺引产护理要点

（1）给予心理护理,减轻病人焦虑情绪,使病人能积极配合,获得最佳治疗效果。

（2）术中注药过程中,注意孕妇有无呼吸困难、发绀等症状。

（3）用药后定时测量生命体征,严密观察并记录宫缩,如宫缩开始时间、宫缩持续时间、间隔时间,阴道流血等情况。引产期间,孕妇应卧床休息,羊膜外给药者绝对卧床休息。

（4）产后仔细检查软产道及胎盘的完整性,通常待组织排出后常规作清宫术。注意观察产后宫缩、感染体征、阴道流血及排尿功能的恢复情况。

（5）产后即刻采取回奶措施。

（6）术后 6 周内禁止性交及盆浴,为产妇提供避孕措施的指导。

（7）给药 5 天后仍未临产者即为引产失败,可再次给药或改用其他方法。

（二）水囊引产

水囊引产是将水囊置于子宫壁和胎膜之间,囊内注入适量的生理盐水,借膨胀的水囊增加宫腔内压力,激发宫缩,使胎儿及附属物娩出,成功率为 90%。

1. 适应证　①中期妊娠终止者;②因患各种疾病不宜妊娠者。

2. 禁忌证　同利凡诺引产,还包括子宫瘢痕、宫颈或子宫发育不良者。

3. 术前准备　受术者的准备、器械、敷料准备同利凡诺宫腔内注入引产。用阴茎套制备水囊,将两个阴茎套套在一起成双层,再将14号橡皮导尿管送入阴茎套内1/3,用丝线将囊口缚扎于导尿管上。排空囊内空气后将导尿管末端扎紧,高压消毒后备用。

4. 注意事项

(1) 放置时不得触碰阴道壁,放置后尽量卧床休息。

(2) 水囊引产失败后,取出水囊,如无异常情况,休息72小时,改用其他方法终止妊娠。

(3) 如有发热、寒战,及时取出水囊。

5. 护理要点 基本内容同利凡诺引产。在水囊内注入无菌的生理盐水,并加入数滴亚甲蓝以利识别羊水或注入液。

第三节 女性绝育方法与护理

女性绝育是用手术或药物的方法,使妇女达到永久避孕的目的。

一、经腹输卵管结扎术

腹式输卵管结扎术是指通过腹部切口结扎输卵管的一种女性绝育术。它是临床上使用最早、术式变革最多、现今术式最完善的绝育方法(图2-6)。1919年Madlener介绍了输卵管双折压挫结扎法,即"麦氏法";1933年Pomeroy提出输卵管双折结扎切断法,即"潘氏法"。这两种术式在当时以其术式简单、手术安全性好、节育失败率较低的优点,使输卵管结扎术得以大规模推广使用。此后,新术式不断涌现。经过多年的临床实践,大多数被淘汰。目前剩下的不过10种左右,其中最常用、公认为效果最好的术式是"抽芯近端包埋法"(改良的Uchida法),其节育失败率为0.2% ~0.5%;其次为"输卵管双扎结扎切除法"(改良的Pomeroy法),失败率为0.3% ~1.5%。

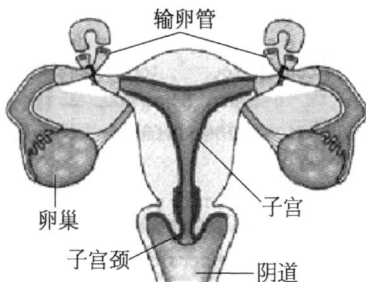

图2-6 输卵管结扎

1. 适应证

(1) 自愿接受绝育手术且无禁忌证者。

(2) 患有严重全身疾病不宜生育而行治疗性绝育术。

(3) 患有遗传性疾病而不能生育者。

2. 禁忌证

(1) 各种疾病急性期。

(2) 全身健康状况不良而不能胜任手术者,如心力衰竭、血液病、产后出血等。

(3) 腹部皮肤有感染灶或患急、慢性内外生殖器炎症者。

(4) 患严重的神经官能症者。

(5) 24小时内两次体温在37.5℃或以上者。

3. 手术时间选择

(1) 非孕妇女绝育时间最好选择在月经干净后3~7天。

(2) 人工流产或取环术后。

（3）自然流产月经复潮后，分娩后48小时内，剖宫产、剖宫取胎术同时。

（4）哺乳期或闭经妇女则应排除早孕后再行绝育术。

4．术前准备

（1）详细询问病史，做全身及妇科检查，做血、尿常规检查，查出、凝血时间，必要时做胸透。

（2）同腹部手术常规准备。

（3）术前晚肥皂水灌肠1次。

（4）术前禁食1餐。

（5）术前晚给予镇静剂，如苯巴比妥0.1 g或地西泮（安定）10 mg。

（6）一般用局麻，腹壁肥胖或精神过度紧张者可加用静脉麻醉或作硬膜外麻醉。

5．手术步骤

（1）排空膀胱，取仰卧臀高位，手术野按常规消毒、铺巾。

（2）切口：下腹正中耻骨联合上4 cm处作2 cm长纵切口，孕妇则在宫底下2 cm作纵切口。

（3）提取输卵管：术者左手示指伸入腹腔，沿宫底后方滑向一侧，到达卵巢或输卵管后，右手持卵圆钳将输卵管夹住，轻轻提至切口外。亦可用指板法或吊钩法提取输卵管。

（4）辨认输卵管：用鼠齿钳夹持输卵管，再以两把无齿镊交替使用，依次夹取输卵管直至暴露出伞端，证实为输卵管无误，并检查卵巢。

（5）结扎输卵管：我国目前多采用抽芯包埋法。在输卵管峡部背侧浆膜下注入0.5%利多卡因1 ml使浆膜膨胀，用尖刀切开膨胀的浆膜层，再用弯蚊钳轻轻游离出该段输卵管，相距1 cm处以4号丝线各作一道结扎，剪除其间的输卵管，最后用1号丝线连续缝合浆膜层，将近端包埋于输卵管系膜内，远端留于系膜外。同法处理对侧输卵管。

6．术后并发症　一般不易发生。若发生，多系操作粗暴、未按常规进行所致。

（1）出血、血肿：过度牵拉、钳夹而损伤输卵管或其系膜造成，或因创面血管结扎不紧引起腹腔内积血或血肿。

（2）感染：体内原有感染灶未行处理，如牙龈、鼻咽、盆腔器官等，致术后创面发生内源性感染；手术器械、敷料消毒不严或手术操作无菌观念不强。

（3）脏器损伤：膀胱、肠管损伤，多因解剖关系辨认不清或操作粗暴。

（4）绝育失败：绝育措施本身缺陷，施术时技术误差引起。其结果多发生于宫内妊娠，尚需警惕可能形成输卵管妊娠。

7．护理要点

（1）鼓励早期活动，防止术后腹腔粘连。

（2）手术创伤小，一般不需用抗生素，如果术中操作困难，手术时间长或有感染可能者，应使用抗生素预防感染。

（3）注意局部创口，若有渗血或感染，应及时处理。

（4）术后3天拆线。

（5）术后休息3～4周，1个月内禁止性生活。

二、经腹腔镜输卵管绝育术

1. 适应证　同经腹输卵管结扎术。

2. 禁忌证　主要为腹腔粘连、心肺功能不全、膈疝等,余同经腹输卵管结扎术。

3. 术前准备　同经腹输卵管结扎术,受术者应取头低仰卧位。

4. 手术步骤　局麻、硬膜外麻醉或静脉全身麻醉。脐孔下缘作 $1 \sim 1.5\,cm$ 横弧形切口,将 Veress 气腹针插入腹腔,充气(二氧化碳)$2 \sim 3\,L$,然后换置腹腔镜。在腹腔镜直视下将弹簧夹(Hulka clip)钳夹或硅胶环(Falope ring)环套于输卵管峡部,以阻断输卵管通道。也可采用双极电凝烧灼输卵管峡部 $1 \sim 2\,cm$ 长。有学者统计比较各种方法的绝育失败率,以电凝术最低为 1.9‰,硅胶环为 3.3‰,弹簧夹高达 27.1‰,但机械性绝育术与电凝术相比,因毁损组织少,可能提供更高的复孕概率。

5. 术后护理

(1)术后静卧数小时后可下床活动。

(2)术后观察有无体温升高、腹痛、腹腔内出血或脏器损伤征象。

同步练习题

一、A1 型单项选择题

1. 放置宫内节育器常规为月经干净后(　　)

A. 1~5 天　　　　　　　　　　　B. 2~6 天

C. 3~7 天　　　　　　　　　　　D. 4~8 天

E. 5~9 天

2. T 型节育器放置大小的选择,正确的是(　　)

A. 宫腔深度 >7 cm 者用 28 号　　B. <7 cm 者用 28 号

C. >7 cm 者用 26 号　　　　　　D. >7 cm 者用 30 号

E. <7 cm 者用 30 号

3. 以下哪项不是宫内节育器取器的适应证(　　)

A. 计划再生育者　　　　　　　　B. 放置期限已满而需更换者

C. 围绝经期妇女　　　　　　　　D. 绝经两年以上者

E. 改用其他避孕措施或绝育者

4. 放置宫内节育器后禁止性生活的时间为(　　)

A.1 周　　　　　　　　　　　　B. 2 周

C. 1 个月　　　　　　　　　　　D. 3 个月

E. 6 个月

5. 关于安全期避孕的描述,正确的是(　　)

A. 精子进入女性生殖道可存活 5~6 天

B. 卵子自卵巢排出后可存活 3~4 天

C. 从生理的角度看在排卵后 5 天内为易受孕期,其余的时间不易受孕,故称为安全期

    D. 安全期避孕法十分可靠

    E. 周期为 28~30 天,多在下次月经前 14 天排卵

6. 经腹输卵管结扎术的禁忌证,错误的是(　　)

    A. 24 小时内两次体温达 37.5℃或以上者

    B. 全身状况不佳,如心力衰竭、血液病等,不能胜任手术者

    C. 患严重的神经官能症者

    D. 患子宫肌瘤、子宫腺肌症者

    E. 各种疾病急性期,腹部皮肤有感染灶或患急、慢性盆腔炎者

7. 药物流产中米非司酮 150 mg 口服,次日加用米索前列醇(　　)

    A. 400 μg 口服　　　　　　　　　　　B. 600 μg 口服

    C. 300 μg 口服　　　　　　　　　　　D. 500 μg 口服

    E. 250 μg 口服

8. 在下列避孕方法中,失败率较高的是(　　)

    A. 使用避孕套　　　　　　　　　　　B. 使用阴道隔膜

    C. 利用安全期避孕　　　　　　　　　D. 放置宫内节育器

    E. 按期口服避孕药

9. 关于避孕套,正确的说法是(　　)

    A. 使用避孕套可预防阴道炎

    B. 避孕套在使用前,应高压消毒

    C. 每次使用前吹气检查证实不漏气

    D. 使用后洗净晾干可再用,以免浪费

    E. 采用双层避孕套可增加保险度

10. 关于带器妊娠,下列哪项是错误的(　　)

    A. 与宫内节育器型号偏大有关

    B. 与节育器型号偏小有关

    C. 与节育器未放至宫底有关

    D. 与节育器部分嵌顿于肌层有关

    E. 带药节育器的带器妊娠发生率高于不带药节育器

11. 关于女用短效口服避孕药的不良反应,正确的说法是(　　)

    A. 类早孕反应系孕激素刺激胃黏膜所致

    B. 服药期间的阴道流血,多因漏服药引起

    C. 不适用于经量多的妇女

    D. 体重增加是孕激素引起水、钠潴留所致

    E. 服药后妇女颜面部皮肤出现的色素沉着,是因药物变质所致

12. 下列避孕方法中效果最好的是(　　)

    A. 安全期避孕　　　　　　　　　　　B. 阴道隔膜避孕

    C. 短效口服避孕药　　　　　　　　　D. 避孕套避孕

    E. 避孕针

13. 实施输卵管结扎术的最佳时间是(　　)

A. 月经来潮之前 3 ~7 天　　　　　　　B. 月经来潮后 3 ~7 天

C. 月经干净后 3 ~7 天　　　　　　　　D. 人工流产术后 3 ~7 天

E. 正常分娩后 3 ~7 天

14. 关于人工流产术,正确的做法是(　　　)

　　A. 妊娠 10 周以内行钳刮术

　　B. 妊娠 14 周以内行吸宫术

　　C. 子宫过软者,术前应肌注麦角新碱

　　D. 术后应检查吸出物中有无妊娠物,并注意数量是否与妊娠周相符

　　E. 吸宫过程出血多时,应及时增大负压迅速吸刮

15. 关于人工流产的并发症,下列哪项做法是错误的(　　　)

　　A. 术后阴道流血延续 10 天以上,经用抗生素及宫缩剂治疗无效,应考虑吸宫不全

　　B. 子宫穿孔多发生于哺乳期妇女

　　C. 术中出血应停止操作

　　D. 术中出现人工流产综合征时,可用阿托品治疗

　　E. 流产后感染多为子宫内膜炎

16. 服用口服避孕药的妇女,应该停药的情况是(　　　)

　　A. 阴道出现点滴样流血　　　　　　　B. 体重增加

　　C. 出现闭经　　　　　　　　　　　　D. 经量减少

　　E. 恶心呕吐

17. 输卵管结扎术的结果是(　　　)

　　A. 抑制排卵　　　　　　　　　　　　B. 改变成熟卵子的正常通道

　　C. 抑制性激素分泌　　　　　　　　　D. 改变女性特征

　　E. 改变女性内分泌系统的正常功能

18. 口服第一片短效口服避孕药片的时间是(　　　)

　　A. 月经来潮的第 5 天　　　　　　　　B. 月经干净后第 5 天

　　C. 月经来潮前第 5 天　　　　　　　　D. 月经来潮第 3 ~5 天

　　E. 月经来潮第 5 ~7 天

19. 宫内节育器的主要避孕原理是(　　　)

　　A. 抑制排卵过程　　　　　　　　　　B. 杀死精子

　　C. 抑制受精卵着床　　　　　　　　　D. 改变卵子的运行方向

　　E. 抑制性激素的分泌

20. 放置宫内节育器的禁忌证是(　　　)

　　A. 经产妇　　　　　　　　　　　　　B. 经量过多

　　C. 糖尿病使用胰岛素治疗者　　　　　D. 习惯性流产者

　　E. 心脏病病人

21. 下列哪项不是造成不孕的原因(　　　)

　　A. 子宫发育不良　　　　　　　　　　B. 子宫肌瘤

　　C. 子宫内膜异位症　　　　　　　　　D. 子宫内膜结核

　　E. 子宫颈内口松弛

22. 下列哪项不是测定卵巢功能的手段（　　）
    A. 基础体温测定　　　　　　　　　　B. 宫颈黏液涂片检查
    C. 阴道细胞学检查　　　　　　　　　D. 子宫内膜活检
    E. 宫颈黏液精液结合试验

23. 宫内节育器避孕原理,下述哪项是错误的（　　）
    A. 通过异物的局部效应发挥作用
    B. 异物刺激子宫内膜产生非细菌性炎症反应,不利于胚胎发育
    C. 机械作用,阻止孕卵着床
    D. 宫内节育器通过抑制下丘脑-垂体-卵巢轴起作用
    E. 节育器刺激内膜产生前列腺素,影响孕卵着床

24. 下列哪些情况可行人工流产吸宫术（　　）
    A. 妊娠 14 周
    B. 急性生殖道炎症
    C. 各种慢性疾病的急性期
    D. 手术当天体温超过 37.5℃,1 小时后再测仍高者
    E. 妊娠剧吐

25. 输卵管绝育术最常用的方法是（　　）
    A. 钳夹　　　　　　　　　　　　　　B. 结扎
    C. 电凝　　　　　　　　　　　　　　D. 环套
    E. 药物黏堵

26. 关于输卵管绝育术的禁忌证正确的是（　　）
    A. 先天性心脏病　　　　　　　　　　B. 慢性肾炎
    C. 严重遗传病　　　　　　　　　　　D. 要求绝育
    E. 盆腔炎症

27. 输卵管绝育术的适应证正确的是（　　）
    A. 皮肤感染　　　　　　　　　　　　B. 盆腔炎
    C. 休克　　　　　　　　　　　　　　D. 精神分裂症
    E. 发热体温高于 38.5℃

28. 我国目前最多采用的结扎输卵管的方法是（　　）
    A. 抽芯近端包埋法　　　　　　　　　B. 双折结扎切除法
    C. 双折压挫结扎法　　　　　　　　　D. 双扎结扎法
    E. 银夹法

29. 正常产后行输卵管结扎术正确的时间是（　　）
    A. 产后 2 天内　　　　　　　　　　　B. 产后 3 天内
    C. 产后 5 天内　　　　　　　　　　　D. 产后 7 天内
    E. 产后 30 天内

30. 关于输卵管结扎术的切口恰当的是（　　）
    A. 腹中线切口 1～2 cm　　　　　　　B. 腹中线切口 2～3 cm
    C. 腹中线切口 3～4 cm　　　　　　　D. 腹中线切口 4～5 cm

E. 腹中线切口 5~6 cm

31. 关于输卵管结扎术不恰当的是(　　)
    A. 术前咨询　　　　　　　　　　B. 病史查体
    C. 局麻都不做试敏　　　　　　　D. 术前排空膀胱
    E. 术前必要时可给镇静剂

32. 关于输卵管结扎术的术前检查,必须做的是(　　)
    A. 血常规　　　　　　　　　　　B. 胸部 X 线片
    C. 肾功能　　　　　　　　　　　D. CT 检查
    E. 核磁共振

33. 受术者发生人工流产综合反应的症状时,首选的护理措施为(　　)
    A. 帮助病人改变体位
    B. 肌内注射 0.5 mg 阿托品
    C. 安慰受术者
    D. 注意保温
    E. 配合医生尽快结束手术

34. 下列哪一项不是放置宫内节育器的并发症(　　)
    A. 节育器脱落　　　　　　　　　B. 感染
    C. 带环妊娠　　　　　　　　　　D. 子宫穿孔
    E. 血肿

35. 口服避孕药后月经第 9 天不规则出血,正确的处理方法是(　　)
    A. 加服少量雌激素　　　　　　　B. 需立即停药
    C. 加服少量孕激素　　　　　　　D. 加服少量雄性激素
    E. 加倍服药

36. 关于人工流产吸宫术的并发症,正确的是(　　)
    A. 空气栓塞为常见的并发症
    B. 子宫穿孔是子宫位置与大小检查不清所致
    C. 人工流产综合征是由于心脏病引起的
    D. 术后闭经都是由于宫颈粘连所致
    E. 术后持续阴道出血主要由于感染所致

37. 短效口服避孕药含(　　)
    A. 雌激素　　　　　　　　　　　B. 孕激素
    C. 雌激素 + 雄性激素　　　　　　D. 孕激素 + 雄性激素
    E. 雌激素 + 孕激素

38. 药物流产适用于(　　)
    A. 妊娠 7 周内　　　　　　　　　B. 妊娠 6~10 周
    C. 妊娠 11~14 周　　　　　　　　D. 妊娠 15~24 周
    E. 妊娠 15~28 周

39. 下列关于输卵管结扎术时间的选择,错误的是(　　)
    A. 非孕妇女应选择在月经前期,最好是月经结束后 3~7 天

B. 人工流产或取环术后

C. 分娩后 48 小时内

D. 自然流产妇女月经复潮后

E. 闭经妇女可立即手术

40. 非孕妇女输卵管结扎的最佳时间是(　　)

A. 月经期

B. 月经来潮前 5～7 天

C. 月经来潮前 3～5 天

D. 月经结束后 3～7 天

E. 月经结束后 5～7 天

41. 行人工流产钳刮术时出血量多,哪项处理不正确(　　)

A. 立即停止手术操作

B. 缩宫素宫颈注射或静脉滴注

C. 静脉滴注 10% 葡萄糖,并立即配血输血

D. 尽快排出宫腔内胚胎组织

E. 检查刮出内容物是否完整

42. 输卵管绝育术的作用是(　　)

A. 抑制排卵

B. 杀灭精子

C. 阻止精子与卵子相遇

D. 降低宫颈黏液的黏稠度

E. 降低精子存活率

43. 为确保输卵管结扎术安全有效,下列哪项是错误的(　　)

A. 有腰腹痛、白带增多、附件肿大者暂缓手术

B. 神经官能症或对手术有较大顾虑者暂缓手术

C. 非孕结扎应选在月经后 16～22 天进行

D. 结扎前需确认输卵管

E. 人工流产后可立刻行结扎术

44. 判断输卵管绝育是否成功,可靠的方法是(　　)

A. 输卵管通液术

B. 宫腔镜

C. 子宫输卵管碘油造影

D. 腹腔镜

E. 阴道镜

45. 可以服用避孕药的情况是(　　)

A. 哺乳期

B. 慢性活动性肝炎

C. 流产后月经已复潮

D. 子宫内膜萎缩

E. 高血压

二、A2 型单项选择题

46. 产后 2 个月的哺乳期妇女,首选的避孕方法是(　　)

A. 宫内节育器

B. 安全期避孕

C. 口服避孕药

D. 哺乳期可不避孕

E. 避孕套

47. 患者林某,行人工流产术,关于术后护理措施以下选项中错误的是(　　)

A. 术后 1 个月内禁止盆浴

    B. 保持外阴清洁

    C. 术后 6 个月内禁止性生活

    D. 术后休息 1~2 小时,无异常即可离院

    E. 若有明显腹痛持续 10 天以上,应随时到医院就诊

48. 李女士有习惯性痛经,护士建议她采用的最佳避孕方法是(　　)

    A. 安全期避孕法 　　　　　　　　　　B. 口服避孕药

    C. 输卵管结扎术 　　　　　　　　　　D. 避孕套

    E. 阴道隔膜

49. 女性,31 岁,孕 2 个月,行人工流产,在扩张宫颈过程中,病人突感左下腹剧痛,有头晕、胸闷、大汗淋漓,脉搏 110 次/分,血压 70/50mmHg,立即停止手术,观察半小时,发现左下腹部出现包块,半年前有剖宫产史,该患者恰当的处理是(　　)

    A. 肌注镇静剂 　　　　　　　　　　　B. 立即肌注维生素 K

    C. 头低脚高位 　　　　　　　　　　　D. 立即静脉滴注阿托品

    E. 剖腹探查

50. 女性,26 岁,因妊娠 8 周行负压吸宫人工流产术。术中出现血压下降、心率过慢、面色苍白、出汗、胸闷,应考虑为(　　)

    A. 子宫穿孔 　　　　　　　　　　　　B. 腹腔内出血

    C. 吸宫不全 　　　　　　　　　　　　D. 羊水栓塞

    E. 人工流产综合征

51. 34 岁经产妇。妇科检查:宫颈中度糜烂,宫颈口松弛,子宫后倾屈,双附件未扪及。宜选择的避孕方法是(　　)

    A. 口服短期避孕药 　　　　　　　　　B. 阴茎套

    C. 安全期避孕 　　　　　　　　　　　D. 宫内节育器

    E. 体外排精

52. 女性,28 岁,已婚。生育 1 子两地分居,丈夫最近将回家探亲,拟服用探亲片(甲地孕酮),正确的服药方法是(　　)

    A. 月经来潮第 5 天服 1 片,12 天后再服 1 片

    B. 月经周期第 5 天开始,每晚 1 片,连服 22 天

    C. 性交前 8 小时服 1 片,当晚再服 1 片,以后每晚 1 片,至探亲结束次晨加服 1 片

    D. 性交后即服 1 片,次晨加服 1 片

    E. 探亲当日中午含服 1 片,以后每次性交后服 1 片

53. 女性,42 岁,患慢性肾炎 3 年,半年前因早孕行药物流产,现要求避孕指导,本例最恰当的避孕措施应是(　　)

    A. 安全期避孕 　　　　　　　　　　　B. 口服短效避孕药

    C. 皮下埋植避孕 　　　　　　　　　　D. 阴茎套避孕

    E. 行输卵管结扎术

54. 温某,34 岁。行经腹输卵管结扎术,术后护理错误的是(　　)

    A. 术后卧床 24 小时以上 　　　　　　B. 术后 6 小时督促排尿

    C. 观察伤口有无渗血 　　　　　　　　D. 术后 3 天拆线,做好记录

E. 出院时嘱咐 1 个月后来院复查

55. 文某,妊娠 6 周。行吸宫术终止妊娠,为预防感染,病人何时才能恢复性生活(　　)
    A. 7 天后　　　　　　　　　　B. 2 周后
    C. 3 周后　　　　　　　　　　D. 1 个月后
    E. 2 个月后

56. 林某,行人工流产术。关于术后护理措施以下选项中错误的是(　　)
    A. 术后 1 个月内禁止盆浴
    B. 保持外阴清洁
    C. 术后 6 个月内禁止性交
    D. 术后休息 1 ~ 2 小时,无异常即可离院
    E. 若有明显腹痛持续 10 天以上,应随时到医院就诊

57. 产后 3 个月,哺乳,未转经,要求避孕。妇检:宫颈光滑,子宫正常大小,无压痛,两侧附件阴性,不宜选用的方法是(　　)
    A. 宫内节育器　　　　　　　　B. 口服避孕药
    C. 阴茎套　　　　　　　　　　D. 安全期避孕
    E. 避孕药膏

58. 何某,46 岁。近来月经紊乱,咨询避孕措施,应指导其选用(　　)
    A. 口服避孕药　　　　　　　　B. 注射避孕针
    C. 安全期避孕　　　　　　　　D. 阴茎套
    E. 宫内节育器

59. 李某有习惯性痛经,护士建议她采用的最佳避孕方法是(　　)
    A. 安全期避孕法　　　　　　　B. 口服避孕药
    C. 输卵管结扎术　　　　　　　D. 避孕套
    E. 阴道隔膜

60. 女,28 岁,孕 2 产 1。妊娠 60 天需中断妊娠,应选择(　　)
    A. 负压吸引　　　　　　　　　B. 钳刮术
    C. 药物流产　　　　　　　　　D. 依沙吖啶引产
    E. 水囊引产

61. 患者,女性,23 岁。妊娠 40 天,现要求药物流产,最佳的方案是(　　)
    A. 大剂量孕激素疗法　　　　　B. 雌孕激素联合治疗
    C. 米索前列腺顿服　　　　　　D. 米非司酮与前列腺素配伍
    E. 米非司酮分次口服

62. 患者,女性,35 岁,生有一男孩,现要求放置宫内节育器,放置术后的健康指导,错误的是(　　)
    A. 术后休息 3 天
    B. 2 周内禁性生活及盆浴
    C. 3 个月内月经或大便时注意有无节育器脱落
    D. 术后 3 个月、6 个月、1 年各复查一次,以后每年复查一次
    E. 术后如出现腹痛、发热、出血大于月经量,持续时间超过 7 天应随时就诊

三、A3 型单项选择题

(63～64 题共用题干)

女性,28 岁。停经 55 天,伴恶心呕吐。妇科检查:子宫增大约妊娠 50 天,双侧附件(-)。

63. 该病例首选辅助检查是(　　　)
    A. B 超　　　　　　　　　　　　　B. 基础体温测定
    C. 宫颈黏液检查　　　　　　　　　D. 血 HCG 检测
    E. 黄体酮试验

64. 若确定为妊娠,应选择最佳的终止妊娠方法是(　　　)
    A. 药物流产　　　　　　　　　　　B. 人工流产吸宫术
    C. 人工流产钳刮术　　　　　　　　D. 乳酸依沙吖啶引产
    E. 缩宫素静脉滴注

(65～67 题共用题干)

王某,26 岁,育有一子,1 岁,欲放置宫内节育器避孕。

65. 放置时间是(　　　)
    A. 月经干净后 3～7 天　　　　　　B. 月经期
    C. 月经干净后 3 天内　　　　　　　D. 月经干净后 7 天以上
    E. 月经干净后 14 天以上

66. 其放置禁忌证错误的是(　　　)
    A. 生殖器急性炎症　　　　　　　　B. 生殖器官肿瘤
    C. 心力衰竭　　　　　　　　　　　D. 月经过多,过频
    E. 育龄妇女,育有一子

67. 术后护理措施错误的是(　　　)
    A. 术后休息 3 天　　　　　　　　　B. 2 周内禁止性交
    C. 1 周内避免重体力劳动　　　　　D. 保持外阴清洁
    E. 术后 1 年以后来院复查

四、X 型多项选择题

68. 服用口服避孕药的适应证有(　　　)
    A. 已婚生育年龄妇女　　　　　　　B. 身体健康的妇女
    C. 流产后的妇女　　　　　　　　　D. 哺乳期的妇女
    E. 子宫肌瘤患者

69. 口服避孕药的禁忌证包括(　　　)
    A. 甲状腺功能亢进患者　　　　　　B. 服药后恶心、呕吐者
    C. 慢性肝炎患者　　　　　　　　　D. 哺乳期妇女
    E. 血液病患者

70. 宫内节育器的放置时间正确的有(　　　)
    A. 月经期前 3～7 天　　　　　　　B. 阴道分娩后 3 个月
    C. 剖宫产后 6 个月　　　　　　　　D. 哺乳期随时可以放置
    E. 人工流产后立即放置

71. 放置宫内节育器的禁忌证有( )
    A. 子宫脱垂   B. 经量过多
    C. 重度宫颈糜烂   D. 习惯性流产
    E. 糖尿病使用胰岛素治疗者

72. 进行输卵管结扎术的最佳时间为( )
    A. 非孕妇女月经干净后 3～4 天
    B. 正常分娩后 48 小时内
    C. 非孕妇女月经来潮前 3～4 天
    D. 人工流产妇女月经复潮后
    E. 剖宫产后 3 个月

参考答案：

1. C   2. A   3. C   4. B   5. E   6. D   7. B   8. C   9. C   10. E
11. B 12. C 13. C 14. D 15. C 16. C 17. B 18. A 19. C 20. B
21. E 22. E 23. D 24. E 25. B 26. E 27. C 28. A 29. A 30. B
31. C 32. A 33. B 34. D 35. A 36. B 37. E 38. A 39. E 40. D
41. A 42. C 43. C 44. C 45. E 46. E 47. C 48. B 49. E 50. E
51. A 52. C 53. E 54. A 55. D 56. C 57. B 58. A 59. B 60. A
61. D 62. D 63. A 64. B 65. A 66. E 67. E 68. ABC
69. ACDE   70. BCE   71. ABCE   72. ABD

（穆传慧）

第三章 孕期保健

妊娠对绝大部分妇女来讲,是一个正常的生理过程,可以安然度过妊娠期,生下一个可爱的小宝宝。但怀孕加重了母体的生理、心理负担,对部分孕前存有生理缺陷的、或有内科疾患的孕妇,会因为妊娠而引发机体的不适应,使孕妇和胎儿均出现不同程度的病理变化甚至成为高危妊娠。有的高危妊娠一旦延误诊治,甚至可危及孕妇与胎儿的生命。统计资料显示,这个人群约占孕妇总数的20%。积极做好孕期保健这项工作,不仅是贯彻预防为主、防治结合方针的重要方面,也是确保母儿健康的一项有力措施。孕期保健主要包括对孕妇的定期产前检查和对胎儿健康评估及孕妇管理等,早期发现高危妊娠并及时处理。此外,应对孕妇在妊娠期间出现的一些症状予以处理,并进行健康指导,使孕妇正确认识妊娠和分娩,消除不必要的顾虑,积极预防妊娠合并症的发生。

第一节 产前检查

产前检查是从确定妊娠时开始至临产前对孕妇进行的一系列产科检查,是对孕妇的全面体检。孕妇和胎儿是妊娠过程中应受到充分监护的一个统一体中的两个部分,她们的健康与成长就是孕期中产前检查的全部内容。通过系统的产前检查,可以及时发现高危因素,并根据对高危妊娠分级管理的原则,及时按级转诊,使其得到应有的监护与治疗。因此,产前检查是保障母婴健康及安全分娩的必要措施,每个孕妇都必须进行。

一、孕期管理

孕产妇系统管理是指从怀孕开始,直至产后42天为止,以母体为中心的系统医学检查、观察和保健指导,围生期保健是其中的重点内容。国际上依据各国的社会发展水平不同设定了4个围生期标准,围生Ⅰ:从28孕周至出生后7天;围生Ⅱ:从20孕周至出生后28天;围生Ⅲ:从28孕周至出生后28天;围生Ⅳ:从受精卵着床和胚胎形成至产后7天,我国目前采用的是围生期Ⅰ的标准。

在我国,目前已全面实行孕产妇系统保健3级管理制度,推广使用孕产妇联系卡,强化对高危妊娠的筛查、监护和管理。通过3级分工,由基层负责对孕产妇定期检查,发现孕产异常立即将具有高危因素的孕妇或胎儿转送上级医院监护处理。在城市,由市、区、街道妇幼保健院（站）；在农村，由县医院和妇幼保健站、乡卫生院、村妇幼保健员构成3级保健系统，这个系统的工作内容是基本一致的。

（一）孕妇登记、建立孕产妇健康手册

孕妇应从怀孕3个月开始登记建立孕产妇健康手册，由建册单位的医护人员详细询问孕产、病史，进行全面体检，并记录在孕产妇健康手册上。孕产妇健康手册上系统记录了全部的孕产过程、主要病史、症状、体征及处理情况，包括3级保健体系中各级医疗机构的检查、处理过程和结果。孕妇被要求在赴任何医疗机构检查时随身携带其孕产妇健康手册，方便医护人员记录。孕产期健康手册是孕妇在整个孕产期的指导和记录手册，医护人员要全面记录每项检查结果和孕产经过。分娩后，医院应将分娩经过、新生儿情况完整记录在手册上。产妇出院后，该手册应集中到妇保机构，便于基层妇保机构组织产后三访。结束三访后，即可纳入统计，并按期上报省、市妇幼处，作为人口统计的信息数据。

（二）孕妇按期产前检查及产后随访

产前检查及产后随访的目的是及时发现孕产妇的生理异常改变，及时将高危孕产妇置于可靠的医学监护之下。其要点是：

（1）孕产妇的严格按期就诊；

（2）医护人员的认真、全面、规范的检查；

（3）不同的病人应在适宜、可靠的医疗机构得到与其高危程度相应的医学监护。

产前检查及产后随访绝不能流于形式，要从制度上、落实上、监管上保证孕产妇和医护人员的有效执行。孕期检查的时间从确定妊娠之日开始，可进行孕期检查，整个孕期需检查10~12次。通常，孕早期（前3个月）检查一次，确定妊娠。情况正常者，妊娠20周时检查一次；妊娠28周以前，每4周检查一次，共4次，妊娠28周以后，每2周一次，妊娠36周以后每周检查一次，如妊娠过程正常且往来不便者，次数可酌减。如有异常发现，应随时进行检查。出院后产妇所在医疗保健组织接卡后要进行产后访视，共4次，第1次于产妇出院3天内，第2次于产后7天，第3次于产后14天，第4次于产后28天。

（三）对高危妊娠的筛查、监护和管理

通过确诊早孕的初筛和每次产前检查，及时筛查出高危孕妇。基层医疗保健机构要专册登记，做好标记。对高危因素复杂或病情严重者，应及早转送上一级医疗机构诊治。此外，对高危妊娠应考虑适时计划分娩。妊娠晚期，除妊娠并发症外，妊娠合并心、肝、肾等主要脏器疾病亦会加重，这些都属高危妊娠，应选择适当时机，并对高危妊娠进行适时计划分娩，适时终止妊娠。减少母婴的围生病率及死亡率，高危妊娠适时计划分娩非常重要（表3-1）。

表 3-1　妊娠分险预警评估标准

分类标识	相关疾病	保健指导
绿色预警	未发现疾病	按期产前检查,做好自我保健
红色预警	(1) 心脏病变严重,心功能Ⅲ~Ⅳ级,肺动脉高压,右向左分流型先天性心脏病,严重心律失常,风湿热活动期等 (2) 肝硬化失代偿 (3) 慢性肾脏疾病伴严重高血压、蛋白尿、肾功能不全 (4) 糖尿病并发严重肾病、心脏病、增生性视网膜病变或玻璃体出血等 (5) 重度再障病情未缓解,Evans 综合征 (6) 精神病急性期 (7) 危及生命的恶性肿瘤 (8) 其他严重内科疾病	属不宜继续妊娠的严重疾病。孕妇需遵医嘱至相应的危重孕产妇会诊抢救中心明确诊断与处理。
橙色预警	A 级 (1) 心脏病变较严重,心功能Ⅰ~Ⅱ级,心肌炎后遗症,较严重的心律失常 (2) 胸廓畸形伴轻度肺功能不全、哮喘伴肺功能不全 (3) 肾炎伴肾功能损害 (4) 需要用胰岛素治疗的糖尿病,病情未稳定的甲状腺疾病 (5) 血小板减少(PLT $<50\times10^9/L$),重度贫血 (6) 癫痫 (7) 自身免疫性疾病 (8) 其他疾病 B 级 妊娠期并发症:三胎妊娠,Rh 血型不合可能,前置胎盘,子痫前期,羊水过多	属重点监护疾病,孕妇应遵照医嘱增加产检次数和内容,如有不适,立即去医院诊治
黄色预警	(1) 哮喘 (2) 慢性肝炎,肝炎病毒携带者 (3) 病情稳定的甲状腺疾病 (4) 血小板减少(PLT $<100\times10^9/L$),中度贫血 (5) 精神病缓解期 (6) 基本情况:年龄≥35 岁,BMI >24,产道畸形或骨盆狭小,不良孕产史,瘢痕子宫,子宫肌瘤或卵巢囊肿≥6 cm (7) 妊娠期并发症:双胎妊娠,先兆流产/早产,胎儿宫内生长受限,ABO 血型不合可能,妊娠期高血压疾病,妊娠期糖尿病,肝内胆汁淤积症(ICP),胎膜早破,羊水过多,≥36 周胎位不正	属需一般监护疾病。孕妇应加以重视,按期进行产前检查,如有不适,立即去医院诊治
紫色预警	所有妊娠合并传染性疾病——如 HIV、梅毒等性传播疾病,开放性或粟粒型肺结核、肺结核稳定型、急性肝炎等	属传染性疾病。孕妇需转上海市公共卫生临床中心诊治。妊娠梅毒者应转至各区县定点医疗机构

（四）卫生宣教

卫生宣教是孕期管理的重要环节,孕期的生理、病理变化对于普通孕妇及其家属是难以充分认识和掌握的。尤其是现在的普遍一胎化使得没有孕产经验的初产妇占据了产妇的大多数。医护人员通过卫生宣教应把健康安全的妊娠期知识、产前检查的内容、过程和意义传授给孕妇及其家属,使得孕妇和家属能够在充分认知的基础上主动地配合医护人员,共同做好孕期保健。

二、产科检查评估内容

整个妊娠过程可分为孕早期、中期和晚期三个阶段。受孕至妊娠 12 周为孕早期,此期易发生流产,怀孕妇女应注意避免接触致畸物质;第 13~27 周末称中期妊娠,是胎儿发育的重要阶段,孕妇应注意加强营养;第 28 周及其后称晚期妊娠,是妊娠时期合并症、夹杂证的显现期。在产前检查中应根据不同时期的特点有重点的全面检查,并以此为依据对孕妇和胎儿进行科学、有效的医学监护、指导。

（一）初次产前检查（产科初诊）

孕早期检查的主要目的是了解孕妇有无不适合妊娠的异常,以便及早处理,预防胎儿发育异常。孕早期是胚胎从受孕后发育成初具人形及四肢、五官、脏器基本具备的胎儿的重要阶段。孕早期发生异常,如孕妇生病发热等,胚胎发育容易出现障碍,即先天畸形,故称孕早期是致畸敏感期。做好孕早期保健可以预防胎儿发育异常。妊娠初诊在早孕第 6~13 周$^{+6}$进行,应对孕妇进行详细病史询问,全身检查、产科检查(包括腹部检查、骨盆测量、阴道检查、肛门检查和绘制妊娠图),以及必要的辅助检查,填写产前检查记录卡（表3-2）。

表3-2 中国福利会国际和平妇幼保健院产前检查记录

建卡登记_____年_____月_____日
复诊预约时间 上午 8:00□9:00□10:00□ 下午□
孕妇姓名_____年龄_____籍贯_____身份证号码_____
职业_____学历_____
丈夫姓名_____年龄_____籍贯_____身份证号码_____
职业_____学历_____
孕妇单位_____手机_____孕妇户口_____
家庭电话_____
丈夫单位_____手机_____现在住址_____
邮政编码_____
结婚年龄_____初孕年龄_____月经初潮_____月经周期_____末次月经_____
转诊医疗机构_____
预产期_____纠正产期_____初诊孕周_____初次胎动_____
基础血压_____ mmHg

孕次	孕产史	孕次	孕产史
1		4	
2		5	
3		6	

续表

盆骨外测量		妇科检查		体格检查					
髂棘径		外阴		身高 cm		孕前体重 kg		目前体重 kg	
髂嵴径		阴道		血压 mmHg		宫底高度 cm		胎方位	
骶耻外径		宫颈		胎心 次/分	精神	皮肤	淋巴	水肿	
坐骨结节间径		宫体		颈部	乳房	心脏	肺脏	肝脏	脾脏
后矢状径		附件		其他					

过去史:	实验室检查				
	血红蛋白 g/L	血型 Rh	丈夫血型		尿蛋白
	空腹血糖 GCT	肝功能	肾功能	HIV	RPR
家族史:	滴虫 霉菌	BV	淋球菌	宫颈刮片	TORCH 筛查
	DOWN's 分险	三对半			
过敏史"	EKG	其他			

妊娠分险预警评估:　　　　诊断:　　　　处理:
中孕评估:绿色□黄色□橙色□
　　　　　红色□紫色□
晚孕评估:绿色□黄色□橙色□
　　　　　红色□紫色□

医师签名:

1. 病史

(1) 年龄:年龄<18岁者容易发生难产;年龄过大,特别是35岁以上的初孕妇,易发生妊娠高血压疾病、产力异常、产道异常等,新生儿遗传缺陷病的发生率也明显升高。

(2) 职业:接触有毒物质的孕妇,应做进一步必要检查。从事对胎儿健康有影响工作的孕妇应调换工作。

(3) 推算预产期:仔细询问月经情况和末次月经(LMP)日期,确定孕周,推算预产期(EDC)。推算方法:末次月经第一天的月份 +9(或 −3),日期 +7。例如:末次月经是 1999 年 2 月 14 日,预产期计算:2 月 +9 月 =11 月,14 日 +7 日 =21 日,预产期为 1999 年 11 月 21 日。孕周确定只需以 7 天为一个周期计数即可。所以,问清末次月经是关键。推算的预产期与实际分娩日期,有可能相差 1 ~2 周。如孕妇末次月经日期记不清或在哺乳期月经未来潮而受孕的,应根据早孕反应时间、胎动开始时间、手测子宫高度、尺测耻上子宫长度及胎儿大小等情况来推算。B 超可以作为辅助手段帮助孕周的确定,如能确认末次月经,还应以末次月经为准。

(4) 月经史及孕产史:询问月经初潮年龄。了解平时月经周期有助于预产期推算,如月经周期延长,预产期需相应推迟。若为经产妇,应了解既往有无难产史、死胎、死产,以及分娩方式和有无产后出血史,并询问末次分娩、流产日期与处理情况,以了解新生儿出生时情况。

(5) 既往史及手术史:了解与本次妊娠有关疾病,如心脏病、高血压病、结核病、糖尿病、肝肾疾病、血液病等,并注意其发病时间和治疗情况。了解既往手术史。

(6)本次妊娠过程:了解停经后有无恶心、呕吐、择食等早孕反应,妊娠早期有无病毒感染和用药史,有无胎动,胎动开始时间;妊娠晚期有无阴道流血、头晕、心悸、气短、下肢水肿等症状,并询问发生时间、轻重程度、有无治疗及治疗情况。

(7)家族史:了解家族有无结核病、高血压、糖尿病、双胎妊娠及其他遗传性疾病。若有遗传病家族史,应及时进行遗传咨询和筛查。

(8)丈夫健康状况:着重了解有无遗传性疾病等。

2. 全身检查 应注意观察孕妇发育、营养状况;注意步态、身高,若身高 < 145 cm 者,常伴有骨盆狭窄;检查重要脏器心、肺、肝等有无病变;检查脊柱及下肢有无畸形;检查乳房发育情况(乳头大小及乳头有无凹陷);测量血压,正常不应超过 140/90mmHg;注意有无水肿,妊娠晚期仅膝下或踝部有水肿,休息后则消退,属于生理性水肿;测量体重,妊娠晚期每周体重增加不应超过 0.5 kg,超过者多有水肿或隐性水肿。

3. 产科检查

(1)腹部检查:孕妇排尿后仰卧于检查床上,头部稍抬高,暴露腹部,双腿弯曲,使腹肌放松。检查者站在孕妇右侧检查。

1)视诊:观察腹部形态、大小,腹壁有否水肿、妊娠纹及色素沉着,以及以往腹部手术瘢痕等。若腹部过大、宫底过高者,应想到可能是双胎妊娠、羊水过多、巨大胎儿;若腹部过小、宫底过低者,应想到可能是胎儿生长受限或孕周推算错误等;若腹部两侧向外膨出、宫底空虚者(位置较低),肩先露的可能性大;若见尖腹(腹部向前突出)或悬垂腹(腹部向下悬垂),应想到骨盆可能有狭窄。

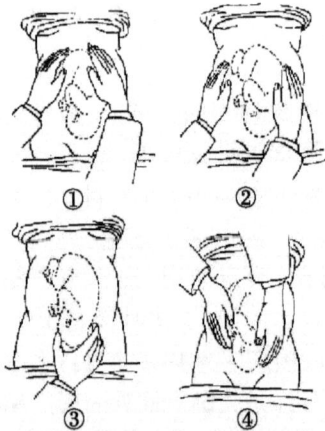

图3-1 四步触诊检查

2)触诊:注意腹壁紧张度,有无腹直肌分离,注意羊水多少及子宫敏感程度。用手测宫底高度及腹围。产妇取平卧位,下肢伸直,以软尺自耻骨联合上缘测量至宫底最高处之间的距离为宫高,测量腹部最大腹围为腹围值。然后用产科检查四步诊法检查子宫大小、胎产式、胎方位、胎先露及胎先露是否衔接。前三步手法检查时,检查者应面向孕妇的头端,第四步手法检查时,检查者应面向孕妇的足端(图3-1)。

第一步手法:将双手置于子宫底部,摸子宫外形、宫底高度,估计胎儿的大小是否与孕周相符。然后双手指相对轻推宫底部的胎体。若为胎头,则硬而圆,有浮球感;若为胎臀,则较软而宽,形状略不规则,并易变形。

第二步手法:两手分别置于腹部两侧,一手固定,另一手轻轻深按检查,两手交替,可分辨出平坦饱满者为胎背,高低不平为胎肢体。根据胎背在孕妇左侧或右侧,是向前方或后方,可判定胎儿在宫内的位置。

第三步手法:将右手置于耻骨联合上方,拇指与其余四指分开,握住先露部,再次辨明为胎头或胎臀,将先露左右推动,以判断先露是否衔接(指是否进入孕妇骨盆入口),推不动,则表示已衔接。

第四步手法:检查者面对孕妇足端,将两手分别置于先露部两侧,在骨盆入口方向向下深按,再次核对先露部并确定其入盆程度。用四步触诊法可判明胎儿位置,而后用听诊器在孕妇腹部听胎心音,靠胎背上方的孕母腹壁上胎心音听诊清楚。先露部是胎头则胎心音在孕妇脐下方,臀先露时,胎心音在脐上方。

经四步触诊检查,多可查清胎头、胎臀、胎背及胎儿四肢的位置。若胎先露辨别不清时,可通过肛诊、B超协助诊断。

3)听诊:测量胎心音在妊娠 10~12 周时经由多普勒超声听到胎心音。到妊娠 18~20 周时一般听诊器也可听到。胎心音在靠近胎背处的孕妇腹壁上听得最清楚(图3-2)。如为枕先露,胎心音则在孕妇脐左(或右)下方;如为臀先露,胎心音则靠近孕妇脐左(或右)上方;如为肩先露,胎心音则在靠近孕妇脐部下方听得最清楚。在听胎心音时应注意胎心最响亮的部分、是否规律及有无杂音。要测数一分钟的胎心数,胎心音正常范围为 120~160 次/分,平均为 140 次/分。

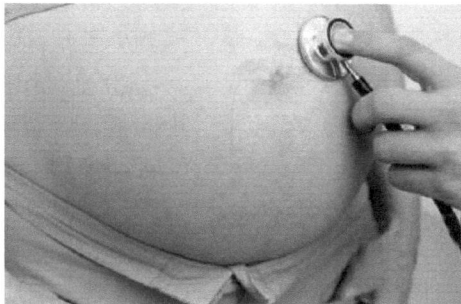

图3-2 听胎心音

(2)骨盆测量:骨盆大小及形态对分娩有直接影响,是决定胎儿能否经阴道分娩的重要因素之一,因此骨盆测量是产前检查时必需的项目。骨盆测量的方法有两种:骨盆外测量和骨盆内测量。

1)骨盆外测量:用骨盆测量器测量下列径线,可间接判断骨盆之大小。测量时,备好骨盆测量器。检查者立于孕妇右侧,让孕妇仰卧于检查床上,两腿伸直,测量髂棘间径、髂峰间径及大转子间径;膝髋关节屈曲,两腿分开,测量出口横径;孕妇侧卧背向检查者,将左腿稍屈曲,右腿伸直,测量骶耻外径。

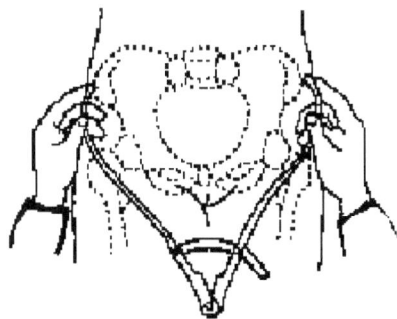

图3-3 测量髂棘间径

① 髂棘间径(IS):为两髂前上棘外缘间的距离,正常值 23~26 cm(图3-3)。

② 髂峰间径(IC):为两髂骨外缘间最宽的距离,正常值 25~28 cm。

③ 大转子间径(IT):为两股骨大转子间的距离,正常值 28~31 cm。

④ 骶耻外径(EC):为耻骨联合上缘中点至第5腰椎棘突下的距离,正常值 18~20 cm。第5腰椎棘突下,相当于腰骶部菱形窝的上角,或相当于两侧髂峰最高点水平连线与脊柱交叉点下 1~1.5 cm 处。

⑤ 坐骨结节间径(TO):即出口横径,为两侧坐骨结节前端内缘间的距离,正常值为 8.5~9.5 cm。如无骨盆测量器,可用拳头测量,期间能平放成人一拳者属于正常。若短于 8.0 cm,应加测后矢状径(坐骨结节间接线中点至骶骨关节)、出口横径和后矢状径相加,应 >15 cm,(图3-4)。

⑥ 耻骨弓角:正常为 90°,<80°者为异常。

2)骨盆内测量:当外测量发现骨盆异常时,应行内测量。测量时,孕妇取妇科检查位,严格消毒外阴。检查者戴无菌手套,示指、中指醮以滑润剂,轻轻放入阴道,动作要轻柔,依次进行检查。

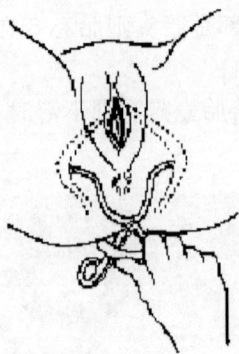

图3-4　测坐骨结节间径

① 骶耻内径(DC)：即对角径。耻骨联合下缘至骶骨岬上缘中点间距离，正常值为 12.5～13 cm ，此数减去 1.5～2 cm ，即为骨盆入口前后径。

② 坐骨棘间径：代表中骨盆宽敞情况，为两侧坐骨棘之间的距离。正常值 10 cm。测量方法为检查者用示指伸入阴道内，分别触及两侧坐骨棘，估计其间距离。

③ 坐骨切迹宽度：为坐骨棘于骶骨下部间的距离，即骶棘韧带宽度。检查者将阴道内的示指置于韧带上，若能容纳 3 横指(5.5～6 cm)为正常。

（3）阴道检查：妊娠早期孕妇初次产前检查时，应进行阴道检查。若在妊娠 24 周以后进行初次检查，应同时测量对角径、坐骨棘间径及坐骨切迹宽度。妊娠最后 1 个月内及临产后，应尽量避免不必要的阴道检查。如有特殊情况，必须进行阴道检查时，应严格消毒后方可进行检查。

（4）肛门检查：可了解胎先露部、骶骨前面的弯曲度、两侧坐骨棘间径、骶岬韧带宽度、骶尾关节活动度及先露部下降程度、宫口开大情况等。

（5）绘制妊娠图：所谓妊娠图就是定期测量子宫底高度和腹围大小，并将每次测得的数值绘在相应孕周的宫高、腹围线上，然后连成曲线，并与标准曲线上相对应的孕周宫高、腹围进行比较，得出胎儿生长发育是否正常的结论，这种曲线就称"妊娠图"。为了简单明了，目前常用的妊娠图只测量子宫底高度，所以又称宫高图(图3-5)。

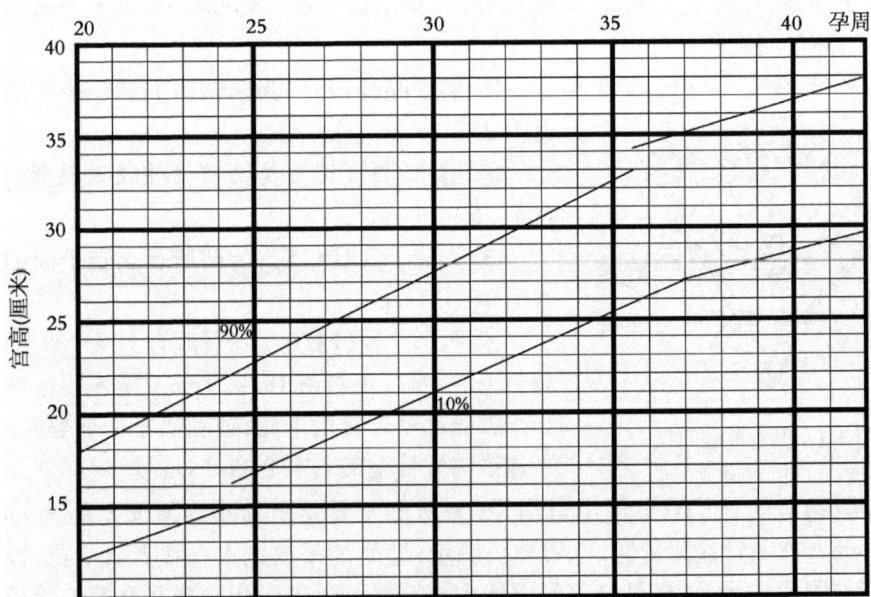

图3-5　妊娠图(宫高图)

妊娠图有纵坐标和横坐标构成，纵坐标上的刻度代表子宫底高度的厘米数，横坐标上的刻度代表孕周。图中有两条自左下走向右上的伴行曲线，最下面的一条曲线是胎儿低体重曲线，上面的曲线是胎儿高体重曲线。通过每周测得的坐标点连线，就可动态地观察胎儿在

子宫内的生长发育情况。根据曲线的走势,大致有以下3种情况:

1)宫高曲线走势接近,甚至低于图表上的低体重曲线,提示宫内胎儿生长发育不良、体重较轻;

2)胎儿的宫高曲线位于两条伴行曲线之间,提示胎儿发育正常;

3)胎儿的宫高曲线的走势接近甚至超过高体重曲线。出现高体重曲线走势多见于巨大儿和多胎妊娠,有时也可见于头盆不称及前置胎盘等。羊水过多和胎儿脑积水等畸形也是引起高体重曲线的重要原因。

4.辅助检查

(1)必查项目

1)血常规:是一项基本的产前例行检查,内容包括血红蛋白、白细胞计数、血小板计数等。

血红蛋白检查主要用于判断孕妇是否有贫血,正常值是 110~150 g/L。低于 110 g/L 为轻度贫血,低于 90 g/L 为中度贫血,低于 60 g/L 为重度贫血。轻度贫血对孕妇及分娩的影响不大,重度贫血可引起早产、低体重儿等不良后果。

白细胞在机体内起着消灭病原体、保卫健康的作用,正常值是 $(4~10) \times 10^9/L$,超过这个范围说明有感染的可能,但孕期可以轻度升高。

血小板在止血过程中起着重要作用,正常值为 $(100~300) \times 10^{12}/L$,如果血小板低于 $100 \times 10^{12}/L$,则会影响准妈妈的凝血功能。

2)尿常规:孕妇尿常规检查是一项基本的产前例行检查,在整个孕期几乎都要进行尿常规检查,主要目的是检测是否有蛋白尿现象,以及时发现先兆子痫。

3)血型(ABO 和 Rh):从医疗角度考虑,孕期检查血型是非常必要的。首先可以为输血做好准备,在一些病理情况下,如妊娠早期的流产、宫外孕等;妊娠中晚期的前置胎盘、胎盘早剥等;分娩过程中的阴道大出血等,都有可能使孕产妇因失血过多而危及生命。尤其是 Rh 阴性血源比较短缺,而提前做好血型鉴定,有助于准备血源。其次便于及时发现新生儿溶血症,这是一种由于母婴血型不合引起的血型抗原免疫所致的溶血性疾病。在我国,最多见的原因是母婴 ABO 血型不合,其次是母婴 Rh 血型不合。90% 以上的新生儿 ABO 溶血症,发生在母亲为 O 型血、父亲是 A 型或 B 型血者。这可能与母亲在受到 A 型或 B 型抗原物质刺激后,产生的免疫性抗体效价较高有关。这种免疫性抗体能通过胎盘进入胎儿体内,导致新生儿溶血。Rh 血型引起的新生儿溶血症,母亲为 Rh(-)、父亲 Rh(+)。因此,及早做血型检查,可以对 O 型或 Rh 阴性的孕妇,做好孕期中的母婴监测,并采取相应措施预防新生儿溶血症的发生。另外,可以为亲子鉴定提供参考依据。当然,血型检查只能作为亲缘鉴定的一种辅助根据,最准确的还是要靠 DNA 检查。

4)肝功能:孕妇肝功能检查项目指标有:血清丙氨酸氨基转移酶(ALT),又称谷丙转氨酶(GPT),天冬氨酸转氨酶(AST),又称谷草转氨酶(GOT),以及碱性磷酸酶(ALP)、γ-谷氨酰转肽酶(γ-GT)、总蛋白(TP)、总胆红素和总胆固醇(Gh)等。肝功能正常值:谷丙转氨酶 0~55 U/L,谷草转氨酶 0~55U/L。

引起肝功能异常的原因有很多,当孕妇怀孕的时候,很多孕妇都会出现肝功能异常,疾病、剧烈的运动、药品等都会引起肝功能异常。当怀孕的时候,常伴肝功能异常,其中部分并非肝炎,也无需特殊治疗,也有不少确为肝炎活动,应及时诊治。

女性妊娠早期,可因妊娠反应的轻重不等,加上过度紧张,伴不同程度单项转氨酶增高,随着反应的缓解,肝功能好转,胎龄渐大。由于新陈代谢增加,营养相对不良、内分泌改变等可引起肝功能多项指标异常,如白蛋白下降,胆固醇、血脂升高,至妊娠晚期肝血流相对不足,营养进一步不良,或并发妊娠高血压、妊娠毒血症等,均可致肝功能异常。以上肝功能异常为妊娠过程中的"正常"反应,而非肝细胞炎症,无传染性,亦无需当作"肝炎"治疗。

如果孕妇是肝病患者,当出现肝功能异常的时候,就应到医院检查,不是很严重,就不需要吃药,因为任何药品对宝宝的健康都有影响。饮食上多吃一些有营养、容易消化的食品,要有规律的休息,避免过度的劳累,还要做定期的检查。

如果肝病孕妇肝功能异常较为明显,症状较重,尤其是凝血机制影响明显,需要首先考虑孕妇的生命安全,考虑是否终止妊娠。若肝病孕妇肝功能异常时怀孕已有 6 个月,可视肝功能情况在专业医生的指导下适当给予降酶治疗。

5)肾功能:妊娠合并肾病是妊娠的合并症之一,可以对母婴的健康造成严重影响。对胎儿而言,可发生早产、胎儿体格和神经发育迟缓、死胎等;对母体而言,妊娠可诱发肾脏疾病或加重其原有肾脏疾病的病情,严重者可导致肾衰竭。因此,孕前肾功能检查对肾脏原本有疾病的妇女是很重要的。有些慢性肾脏疾病的早期其临床表现隐匿,孕前及时发现可以有效避免不适宜的妊娠。

6)空腹血糖:孕妇血糖测定可以发现孕妇有无糖尿病,以对症治疗、控制血糖水平,防止糖尿病酮症酸中毒的产生。正常人空腹血糖水平在 3.9 ~ 6.2 mmol/L。怀孕作为一种诱发因素可以诱发糖尿病,但只有极少数人可引起血糖增高,适当调整饮食后血糖水平都能降为正常水平。孕妇空腹血糖水平普遍偏低,血糖低的原因一是有些孕妇本身空腹血糖水平就低,随着体内胎儿的不断增大,所需要的营养物质也在不断增多,除三餐外有些孕妇夜间还需加餐,以满足母子营养需要。空腹血糖指标可以帮助指导孕妇调整饮食结构,以满足孕妇及胎儿的需要。

7)HBsAg 检查:携带乙肝病毒的孕妇中,有 40% 可将病毒传染给胎儿。由于胎儿及新生儿的免疫系统尚未完全成熟,这时期如果感染乙肝病毒,虽不会影响胎儿的正常生长发育,但可使多数孩子将会成为乙肝病毒携带者。阻断乙肝病毒的母婴传播最有效的措施是让新生儿接受免疫预防,阻断率可达到 90% 左右。如果孕妇在分娩前 3 个月,每隔 3 ~ 4 周一次肌肉注射乙肝高效免疫球蛋白 200 国际单位,减少胎儿在宫内感染机会,则效果更明显。婴儿出生后 24 小时、1 个月、6 个月都要接种乙肝疫苗,每次肌内注射 10 ~ 20 μg。如果出生后先加用乙肝免疫球蛋白可加强阻断效果。乙肝疫苗和乙肝免疫球蛋白联合使用,对婴儿的保护率可提高至 95% 以上。

8)梅毒螺旋体:育龄妇女在计划怀孕前应进行梅毒血清学检查。如果发现自己感染了梅毒,应暂缓怀孕,先进行系统治疗。同时,应对配偶进行检查,并在医生指导下决定怀孕时间。

在妊娠 3 个月内进行筛查和驱梅治疗。如孕妇被确诊感染了梅毒,最好是选择流产;也可在医生指导下,进行充分的驱梅治疗。因为在妊娠 16 周前,胎儿的营养是由绒毛膜供给的,绒毛膜由两层细胞组成,梅毒螺旋体不易穿过。到怀孕 16 周后,由于胎盘中的滋养层细胞逐渐萎缩,胎儿的营养供给已由胎盘代替,此时梅毒螺旋体可以顺利通过胎盘并进入胎儿体内。无论妊娠前是否进行过治疗,为了确保孕妇体内的梅毒螺旋体已无致病性,患者妊娠后均应再次进行充分的治疗。

孕妇在妊娠中后期被发现梅毒时,应在及时治疗的同时,判断胎儿是否受到感染。①B超检查。如果发现胎儿出现特征性头皮水肿,应怀疑胎儿感染了梅毒。②应立即收集胎儿羊水进行暗视野检查,发现梅毒螺旋体即可作为胎儿感染的诊断依据。③在分娩时,若检查脐带及胎盘异常,可刮取脐带静脉壁及胎盘的胎儿面进行暗视野检查。可在婴儿出生后采集静脉血进行化验,如非梅毒螺旋体抗体(RPR)滴度持续上升或高于母亲的水平即可确诊。

检查结果可疑阳性时,应定期随诊复查和进行治疗。如果呈阳性反应,但滴度较低,则需排除假阳性情况(如自身免疫病、结缔组织病、病毒感染、非梅毒螺旋体感染)。在妊娠晚期,也有梅毒螺旋体血清试验假阳性反应的情况出现。在找不到出现假阳性反应的原因时,孕妇应进行驱梅治疗。

9)HIV筛查(注意孕前6个月已查的项目,可以不重复检查):孕妇感染艾滋病病毒(HIV)的高危因素有:本人吸毒;性伴侣已证实感染HIV;多性伴侣,如妓女、卖淫者;有其他性传播疾病,尤其有溃疡性病灶。HIV抗体检查已作为一项产前常规检查项目,目的在于尽早筛查出HIV感染的孕妇,以便对其严密监测和治疗,以减少母婴之间的传播。

HIV感染是否增加妊娠的不良结局,一直存在争议。有认为HIV感染者,其早产、低出生体重儿、尖锐湿疣、产后子宫内膜炎发生率均增加。这可能主要与孕妇免疫状态低下有关。另外,妊娠期因免疫受抑制可能加速HIV感染者从无症状期发展成艾滋病。HIV感染者发生母婴传播的可能性极大,故应慎重选择妊娠。

10)宫颈细胞学检查(孕前12个月未检查者):子宫颈癌合并妊娠,是最常见的妊娠合并恶性肿瘤。准备怀孕时仍要按照规范进行定期的细胞学检查。早孕期的孕妇如果两年内没做过相关检查,也建议补做。如孕前有高危因素,建议孕期及产后定期做宫颈细胞学检查。怀孕过程中若出现异常症状应即上医院就诊,由医生根据情况决定是否检查。

11)宫颈分泌物检测淋球菌和沙眼衣原体(高危孕妇或有症状者):宫颈分泌物检测淋球菌、沙眼衣原体DNA。其敏感性高、特异性较强,但可因极微量的污染得出假阳性的结果,可在高危孕妇或有症状者中选择运用。

12)细菌性阴道病(BV)的检测(早产史者):患BV孕妇的直接危险是胎盘、胎膜早破、早产、宫内感染等,对于妇女和胎儿的健康都带来很大的危害,必要时选择有效检测方法进行检查。

13)胎儿染色体非整倍体异常的早孕期母体血清学筛查:产前诊断中最常见的胎儿非整倍体异常有21-三体、13-三体、18-三体以及性染色体综合征等。染色体整倍体改变多导致流产,而非整倍体改变可以生出能存活的出生缺陷儿。因此,检测胎儿非整倍体异常是许多孕妇接受产前诊断的主要原因。

14)超声检查:在早孕期行超声检查:主要确定宫内妊娠及孕周、胎儿是否存活、胎儿数目或双胎绒毛膜性质、子宫附件情况。在妊娠11~13周超声检查胎儿颈后透明层厚度(NT),核定孕周。NT测量按照英国胎儿医学基金会标准进行。

15)心电图检查:妊娠合并心脏病在我国孕产妇死因中高居第二位,占非直接产科死因的第一位,故早期发现、及时处理,对保证母婴安全具有重要意义。

孕妇作为一个特殊的群体,即使是正常孕妇,在常规心电图检查中,其心电图的异常率也明显高于正常人。尤其是妊娠晚期的孕妇,异常率明显高于妊娠早期和中期。孕妇在怀孕后心脏的负荷要比怀孕前加重,特别在 24～32 周及分娩时容易诱发妊娠期心脏病。做心电图则可以及时发现一些孕妇心脏方面的问题,在一定程度上保证孕妇妊娠期安全。

(2) 备查项目

1) 丙型肝炎病毒(HCV)筛查:丙型肝炎病毒是丙肝的病原体,75% 患者并无症状,仅 25% 患者有发热、呕吐、腹泻等。丙型肝炎病毒也可通过胎盘传给胎儿。

2) 抗 D 滴度检查(Rh 阴性者):母儿血型不合主要是孕妇和胎儿之间血型不合而发生的疾病,可使胎儿红细胞凝集破坏,引起胎儿或新生儿溶血症。患儿常因严重贫血、心力衰竭而死亡,或发生严重黄疸,病死率高,即使幸存,患儿智力发育也受影响。在我国 Rh(－)者明显少于国外,其中约 5% Rh(－)母亲的胎儿有溶血病。虽然发生率不高,但病情严重,往往引起胎婴儿死亡及严重后遗症,故应予重视。

3) 口服葡萄糖耐量试验(OGTT)(高危孕妇或有症状者):在妊娠期,胎盘分泌一种能降解胰岛素的物质,使孕妇体内胰岛素水平降低。胰岛素降低后,血糖就会升高,所以孕妇更容易合并糖尿病。但这种情况只在孕期存在,生产后,由于胎盘也跟着排出,降解胰岛素的东西不存在了,糖尿病也就自然消失了。但如有孕妇家族糖尿病史、过去分娩有巨大儿、羊水过多或不明原因的死胎、死产、新生儿死亡或胎儿畸形,此次妊娠有胎儿过大、羊水过多、外阴瘙痒,或有反复念珠菌感染,孕妇过度肥胖,尿糖检查阳性者,均应怀疑糖尿病而进一步做餐后 1 小时葡萄糖筛选实验或糖耐量实验。过去曾确诊为糖尿病或临床有三多一少症状者应行空腹血糖检查或糖耐量实验。如尿糖阳性或具有妊娠期糖尿病高危因素,于孕 24～28 周行 50 g 葡萄糖筛查试验,结果 ≥7.8mmol/L(140 mg/dl)应进一步做糖耐量试验。

4) 珠蛋白生成障碍性贫血(地中海贫血)筛查(广东、广西、海南、湖南、湖北、四川、重庆等地):孕妇珠蛋白生成障碍性贫血的筛查是通过一般产前血常规检查来进行的。如果孕妇平均红细胞体积 <80,可能为珠蛋白生成障碍性贫血基因的携带者,此时配偶也需要接受平均红细胞体积检查,如果配偶的平均红细胞体积 >80,则无产下重型珠蛋白生成障碍性贫血胎儿之虞;若配偶的平均红细胞体积 <80,则夫妻必须同时接受确认诊断,确定是否为同型珠蛋白生成障碍性贫血基因携带者。假若夫妻为同型基因携带者,必须进一步做绒毛采样术或羊膜穿刺术,以作为胎儿的基因诊断。如果夫妻经诊断为同型珠蛋白生成障碍性贫血基因携带者,每次怀孕都有 25% 的概率产下重症贫血胎儿,所以,每次怀孕都需要做产前遗传诊断。

5) 甲状腺功能检测:孕妇如患有不同类型的甲减,会使孕妇流产和妊娠期并发症显著增加。妊娠甲减最大的危害是易导致下一代智力水平下降。胎儿大脑发育所需的甲状腺激素完全依赖母体供应。如果在妊娠早期孕妇患有甲减,将会影响胎儿脑发育,甚至造成不可逆的损害,导致后代智商下降 6～8 分。

6) 血清铁蛋白:孕妇血清铁蛋白及血红蛋白检查是最敏感的指标。当血清铁蛋白低于 12 μg/L 或血红蛋白低于 110 g/L 时,即可诊断为孕妇贫血。

7) 结核菌素(PPD)试验(高危孕妇):孕妇作为肺结核特殊人群,在妊娠妇女中发病率为 2%～7%,因其易被误诊、漏诊及延误治疗而引起孕妇致残、致死率较高,且易发生早产、流产和分娩并发症,故对此病的及时诊治及预防有十分重要的意义。

8) 绒毛活检(妊娠 10～12 周,主要针对高危孕妇):绒毛活检是妊娠早期采取胚胎绒毛作产前诊断的方法,绒毛来源于胚胎组织的一部分,是胎儿的附属物,能反映胎儿的遗传特征(图3-6)。可以诊断胎儿是否有染色体异常;也可以测定胎儿性别,以早期发现伴性遗传病。取绒毛活检,技术熟练的成功率可达97%,但有时会有母体细胞沾染,约有5%流产率。羊膜绒毛膜炎的发病率约为0.3%,个别病例报道有胎儿肢体发育的缺陷。因此,妊娠早期的绒毛活检要严格掌握适应证。

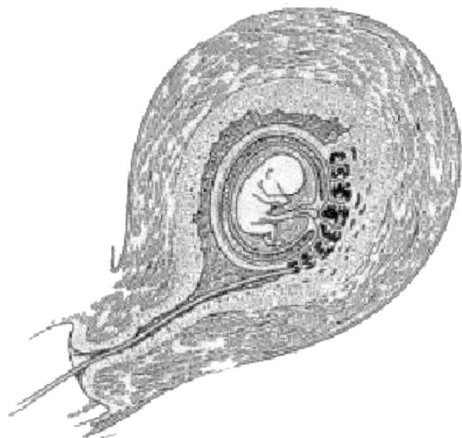

图3-6　绒毛活检

5. 妊娠初期健康教育及指导

(1)早产的认识与预防是重点。

(2)营养的指导:孕早期孕妇多有早孕反应,且胎儿生长缓慢,因此孕妇基本上不需要特殊营养,膳食要灵活掌握,以高蛋白、高营养、少油易消化的食物为好。孕妇饮食要注意忌偏食挑食;忌无节制的进食;忌食品过精、过细;忌摄入过多植物脂肪;孕妇忌吃刺激性食物;忌随意进补。

(3)孕妇生活方式的指导

1)忌吸烟、酗酒。

2)防止饮食不当。

3)慎用药物,避免使用可能影响胎儿正常发育的药物。

4)忌食浓茶、咖啡。

5)预防病毒感染。

6)保持心理健康,解除精神压力,预防孕期及产后心理问题的发生。

7)避免接触有毒化学物质。

8)避免剧烈运动、远地旅行、高强度工作、高噪声环境和家庭暴力。

9)指导孕妇安全的性生活。

6. 妊娠小结(表3-3)

表3-3　妊娠38周小结

日期	血压	胎位	胎心	妊娠主要合并症及并发症	妊娠风险预警评估	胎儿大小	估计分娩方式	小结

(二)产科复诊

复诊产前检查是为了解上次产前检查后有无出现其他不适,以便及早发现高危妊娠,并及时处理,所以孕妇应按时进行产前检查。检查内容应包括:询问健康状况、胎动出现时间及有无异常,自上次检查后有无不适症状,如头晕、头痛、眼花、水肿及阴道出血。测体重及血压、检查有无水肿及其他异常,若有水肿应复查尿蛋白,警惕出现妊娠高血压疾病。检查宫高、腹围、胎方位、胎心、先露入盆情况,并注意判断胎儿大小是否与妊娠周数相符,必要时可进行 B 超检查。详细填写复查记录卡(表 3-4),绘制妊娠图。发现异常及时处理,如为高危妊娠,进行登记,按高危妊娠管理。

妊娠中期第一次产前检查在妊娠 14 ~ 19 周$^{+6}$进行;妊娠中期第二次产前检查在妊娠 20 ~ 24 周进行;妊娠中期第三次产前检查在妊娠 24 ~ 28 周进行;妊娠晚期第一次产前检查在妊娠 33 ~ 36 周进行;妊娠晚期第二次产前检查在妊娠 37 ~ 41 周进行。

表 3-4　复诊记录

门诊号 _____

住院号 _____

预约日期	检查日期	孕周	头晕	眼花	胸闷	体重(kg)	血压(mmHg)	宫底高度(cm)	腹围(cm)	胎位	胎心/分	胎动次数/h	胎头入盆	水肿	蛋白尿	其他	签名

1. **病史** 询问阴道出血、胎动、宫缩、皮肤瘙痒、饮食、运动情况,晚期注意询问见红情况。

2. **全身检查** 包括血压、体重,评估孕妇体重增长是否合理,评估胎儿体重增长是否合理。

3. **产科检查**

(1)宫底高度和腹围的测量:妊娠子宫的增大有一定规律性。表现为宫底升高、腹围增加。因此,从宫高的增长情况也可以推断妊娠期限和胎儿发育情况。按孕月来说,第一个月末,子宫比孕前略增大一些,约为鸭蛋大小;第二个月末如成人拳头大小;第三个月末,子宫底约在耻骨联合上缘2～3横指;第四个月末,宫底达脐和耻骨联合上缘之间;第五个月末,在脐下2横指;第六个月末,平脐;第七个月末,在脐上3横指;第八个月末,在脐和剑突之间;第九个月末,宫底最高,在剑突下2横指;第十个月时,胎头下降入骨盆,宫底下降回复到八个月末水平。测量宫高的方法(图3-7):让孕妇排尿后,平卧于床上,用软尺测量耻骨联合上缘中点至宫底的距离。一般从怀孕20周开始,每4周测量1次;怀孕28～35周,每2周测量一次;怀孕36周后,每周测量一次。测量结果画在妊娠图上,以观察胎儿发育与孕周是否相符。

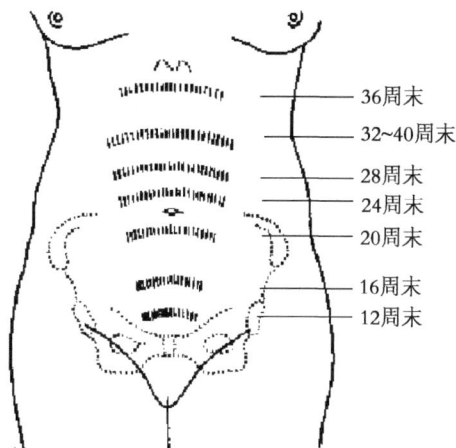

图3-7 妊娠周数与宫底高度

孕期宫高和腹围标准孕期宫高标准范围:

孕期宫高(单位:cm)

孕20周:16～20.5; 　　　　孕28周:23～28.5;

孕21周:17～21.5; 　　　　孕29周:23.5～29.5;

孕22周:18～22.5; 　　　　孕30周:24～30.5;

孕23周:19～23.5; 　　　　孕31周:25～31.5;

孕24周:20～24.5; 　　　　孕32周:26～32.5;

孕25周:21～25.5; 　　　　孕33周:27～33.5;

孕26周:21.5～26.5; 　　　孕34周:27.5～33;

孕27周:22.5～27.5;

怀孕中后期腹围正常值(单位:cm)

孕月	腹围下限	腹围上限	标准
5	76	89	82
6	80	91	85
7	82	94	87
8	84	95	89
9	86	98	92
10	89	100	94

(2)胎心率测定:一般于17～20周可以在腹部用一般的听诊器听到胎心。若用多普勒

的高灵敏度仪器则可提前在 10 ~ 12 周听到胎心。

胎心率:胎心率即胎心跳动的频率。正常的胎心率在 120 ~ 160 次/分,有时还要快些,早期不太规律,到怀孕末期趋于稳定。有时会有短暂的停跳,或速度达到 180 次/分,属正常现象。但是若频繁、长期出现这种现象需及时就医。

正常范围:胎心率是预测胎儿情况的手段,每个孕妇都应作好胎儿胎心率记录。下面提供胎心率正常值仅供参考(表3-5)。

表3-5 孕周与胎心率

孕　周	胎心率
正常值	120 ~ 160 次/分
孕 20 周前	平均为 140 次/分
孕 21 ~ 30 周	平均为 147 次/分
孕 31 ~ 40 周	平均为 139 次/分

4．辅助检查

(1) 必查项目

1) 复查血常规:注意贫血的发生,血红蛋白 < 105 g/L,血清铁蛋白 < 12 μg/L,要及时补充元素铁 60 ~ 100 mg/d。

2) 复查尿常规:及时筛查妊娠高血压综合征。

3) 胎儿染色体非整倍体异常的中孕期母体血清学筛查:重点是唐氏综合征和神经管缺陷的血清学筛查(妊娠 15 ~ 20 周,最佳检测孕周为 16 ~ 18 周)。

4) B 超:常规测量生长参数、确定胎龄,评估胎儿发育、胎位、羊水、胎盘,确定妊娠数,并筛查胎儿体表畸形(建议孕 20 ~ 24 周进行)。妊娠 18 ~ 24 周的胎儿各个器官发育已基本成熟,羊水量适中,是超声系统筛查胎儿畸形的最佳时机。

5) 妊娠合并糖尿病筛查(50 g 葡萄糖筛查试验)。建议孕 24 ~ 28 周进行,妊娠期糖尿病(GDM)筛查是本阶段筛查重点。如 50 g 葡萄糖筛查试验血糖 ≥7.2 mmol/L、≤11.1 mmol/L,则行 75 gOGTT;若 ≥11.1 mmol/L,则测定空腹血糖。国际最近推荐的方法是可不必先行 50 gGCT,有条件者可直接行 75 gOGTT,其正常上限为空腹血糖 5.1 mmol/L,1 小时血糖 10.0 mmol/L,2 小时血糖 8.5 mmol/L,或者通过检测空腹血糖作为筛查标准。

6) 妊娠 34 周开始电子胎心监护(无负荷试验,NST)检查(高危孕妇):提示胎儿有无宫内窘迫。

7) 心电图复查(高危孕妇):检查孕妇的心脏功能状况,保证母婴安全。

(2) 备查项目

1) 羊膜腔穿刺检查:检查胎儿染色体核,妊娠 16 ~ 21 周进行,针对预产期时孕妇年龄 35 岁及以上或高危人群。

2) 抗 D 滴度检查:Rh 阴性的孕妇若效价 1:32 以上,提示胎儿 Rh 溶血症病情严重。可考虑行羊水检查,查胆红素吸光分析(OD450),以决定是否需要宫内输血或终止妊娠。妊娠 30 周以后监测胎心监护,NST 每周一次或隔周一次。每 4 周行超声检查,注意观察胎儿有无腹水、水肿、肝脾肿大及心力衰竭表现。注意测量头皮厚度及胎盘水肿,以便及早识别严重胎儿宫内窘迫。

3）宫颈阴道分泌物检测胎儿纤维连接蛋白水平：宫颈阴道分泌物检测胎儿纤维连接蛋白水平＞50 μg/L 为阳性，是预测先兆早产的敏感、可靠指标。

4）妊娠 35～37 周 B 族链球菌（GBS）筛查：具有高危因素的孕妇（如合并糖尿病、前次妊娠出生的新生儿有 GBS 感染等），取肛周与阴道下 1/3 的分泌物培养。国外资料显示，B 族链球菌（GBS）感染是胎膜早破、羊膜腔感染、晚期流产、早产、产褥感染、菌尿等的重要发病因素。因此，该筛查对临床防止上述病症的发生，预防性使用抗生素具有指导意义。

5）妊娠 32～34 周肝功能、血清胆汁酸检测（ICP 高发病率地区的孕妇）：妊娠期肝内胆汁淤积症（ICP）是一种重要的妊娠期并发症，是导致围产儿病死率升高的主要原因之一，平均发病孕周 30 周。空腹检测血甘胆酸升高≥500 nmol/L，或总胆汁酸升高≥10 umol/L，可诊断为妊娠期肝内胆汁淤积症。

5. 复诊阶段健康教育及指导要点

（1）早产的认识与预防要贯穿于孕期保健的全过程。

（2）营养和生活方式的指导是每次产前检查的必需内容。中晚期孕妇要特别注意保证胎儿的生长需求，孕妇的饮食是胎儿营养的唯一来源，指导孕妇合理饮食是健康教育的重点。防止孕妇发生贫血，必要时指导孕妇补充铁、叶酸、维生素 B_{12}、钙等。

（3）中孕期胎儿染色体非整倍体异常筛查是防止畸形儿的有效手段，应鼓励孕妇认真接受检查。

（4）妊娠中晚期是妊娠高血压、糖尿病等妊娠合并症的发病期，应有针对性的进行宣教，帮助孕妇及家属认识相关病症，能够主动配合治疗监护。

（5）妊娠晚期重点进行分娩指导

1）分娩前生活方式的指导。

2）分娩相关知识（临产的症状、分娩方式指导、分娩镇痛）。

3）产褥期指导。

4）胎儿宫内情况的监护。

5）新生儿免疫接种指导。

6）新生儿疾病筛查。

7）抑郁症的预防。

8）妊娠≥41 周，住院并引产。

三、母体和胎儿状况的评估

母体的状况对胎儿的影响是很明确的，在孕期保健工作中要高度关注母体的健康，包括孕妇的自身条件、生活环境、个人行为特点等，尽可能在早期发现并排除有害因素，保证孕产安全。

（一）母体状况评估

1. 孕妇的生活环境和习惯　嗜好烟酒、滥用麻醉品的孕妇其胎儿先天性异常、生长发育迟缓、戒断症候群及新生儿猝死的可能性增加。贫穷家庭的孕妇易发生早产、胎内生长迟缓，感染的发生率也较高。

2. 孕妇的既往病史　孕妇的急、慢性疾病都有可能对胎儿产生影响。孕妇怀孕早期患有糖尿病，容易发生胎儿的先天畸形（包括先天性心脏病、四肢畸形、中枢神经系统异常等）。

如果在怀孕的第三期高血糖控制不佳,则可能导致巨婴、新生儿低血糖、低血钙、呼吸窘迫、甚至胎死腹中的情形。此外,母体有甲状腺疾病、高血压、心脏病或肾脏病,也会对胎儿形成程度不同的影响,其中以早产和胎内生长迟缓最常见。怀孕期用药是医生和孕妇应特别注意的,许多药物会对胎儿产生影响。

3. **孕妇的孕产史** 包括孕妇曾经生过几个孩子,之前有没有流产、胎死腹中、早产等情形;之前生下来的孩子是否健全,有没有先天畸形、代谢异常、新生儿死亡、新生儿败血症或严重黄疸等病史。对于有异常孕产史的孕妇的妊娠过程应予医护关注,争取更全面的监护。对异常孕产史夫妇建议进行染色体分析和血清中巨细胞病毒和风疹病毒抗体的检测。

4. **本次妊娠的情况** 先兆子痫的孕妇发生胎儿围生期窒息、子宫内生长迟滞、羊水量减少、胎盘早剥及早产的机会的概率会增加。多胞胎则早产、子宫内生长迟缓、胎位不正、新生儿窒息、双胞胎间输血症候群等概率上升。胎儿太大则可能发生生产外伤、低血糖等问题,胎儿在子宫内发育不良则有先天性异常、新生儿窒息的可能。孕妇若有梅毒、水痘、生殖性疱疹、德国麻疹、弓浆虫病、艾滋病等感染,可能会造成胎儿先天性感染。羊水过多部分由胎儿畸形引起,约占25%,其中中枢神经管畸形和上消化道畸形最常见;多胎妊娠者,羊水过多较单胎妊娠多10倍;母儿血型不合可致羊水过多、绒毛水肿,影响母胎液体交换也可引起羊水过多;糖尿病孕妇,胎儿血糖过多引起多尿也是羊水过多的原因;羊水过少,则胎儿可能有肾脏及肺部发育不全的问题。另外,前置胎盘、胎盘早期剥离可导致胎儿贫血,甚至休克、窒息。

(二)胎儿状况评估

1. **胎心监护** 正常妊娠从怀孕第37周开始每周做一次胎心监护,如有合并症或并发症,可以从怀孕第28~30周开始做。应注意胎心音的节律性是否忽快忽慢等,正常胎心音120~160次/分,如果胎心音160次/分以上或持续120次/分都表示胎儿宫内缺氧,应及时治疗。但并非所有的胎心异常都是缺氧引起,除上述情况之外,孕妇本身的情况也影响胎心的变化,如孕妇发烧,胎心常常会超过160次/分,孕妇有甲状腺功能亢进,她本身的心率很快,胎儿的心率也常常超过160次/分,如果孕妇服用某些药物,如早产保胎时服用的舒喘宁,或用阿托品,都可引起母儿心率加快。胎心率慢可能由于胎儿缺氧引起,但有时孕妇服用某些药物,如盐酸普萘洛尔片(心得安),药物通过胎盘作用于胎儿,引起胎儿心率减慢。在有胎心率持续偏慢时,要注意检查了解胎儿有无先天性心脏病的可能。此外,妊娠超过40周后,如果胎儿的神经系统的发育问题,胎心有时也可低于120次/分,因此在有胎心异常时,需仔细地分析情况,做出正确的判断及处理,如确实有胎儿缺氧存在,应及早分娩。胎儿电子监护包括无应激试验(NST)、宫缩应激试验(CST)、缩宫素激惹试验(OCT)。

(1)无应激试验(NST):指在没有宫缩及其他外界负荷刺激情况下,观察胎动后胎心率的变化。通常情况,孕妇选取一个自己最舒服的姿势,比如半卧位或是坐位,胎心监护进行20分钟。如果20分钟内胎动次数超过3次,每次胎动时胎心加速超过15次/分,并且没有太过频繁的宫缩出现,为胎儿正常的结果,称NST阴性;如果基线或变异正常,但试验中20分钟内胎动次数少于2次,或胎动后心加速<15次/分、持续<15秒,延长试验到40分钟仍无变化,称NST阳性,医护人员应对胎儿的情况作进一步的评估。

(2)缩宫素激惹试验(OCT):又称宫缩应激试验,其原理为用缩宫素诱导宫缩,并用胎儿照护仪记录胎心率的变化。若多次宫缩后连续重复出现晚期减速,胎心率基线变异减少,胎动后无胎心增快,为OCT阳性。若胎心率基线有变异或胎动后胎心加快,无晚期减速,为

OCT 阴性。本试验通常在妊娠 28 ~ 30 周开始进行。若为阴性,提示胎盘功能良好,1 周内无胎儿死亡的危险,可在 1 周后重复本试验;若为阳性,提示胎盘功能减退,因假阳性多,意义不如阴性大,可加测尿 E3 值或其他检查,以进一步了解胎盘功能的情况。

2. 胎心率曲线类型

(1)胎心基线:正常胎心率基线波动于 120 ~ 160 次/分(bpm)。

(2)胎心基线变异:即胎心率基线的摆动包含胎心率的波动幅度和波动频率。波动振幅是指胎心率上下波动的高度,正常波动的幅度为 10 ~ 25 次/分。波动率是指 1 分钟内胎心波动的次数,正常 ≥ 6 次/分。如基线波动的幅度 <5 次/分,基线变异频率 <5 次/分,则提示胎儿宫内窘迫。

(3)胎儿心动过速:胎心率 >160 次/分,持续超过 10 分钟, >180 次/分为重度胎儿心动过速。

(4)胎儿心动过缓:胎心率 <110 次/分, < 100 次/分为严重胎儿心动过缓。

(5)胎心率周期性变化

1)加速:胎动或宫缩后胎心率加速,一般以波动幅度 >15 次/分,持续时间≥15 秒为加速,它是胎儿良好的表现。

2)减速:早期减速(图 3-8)与宫缩几乎是同时发生,基线变化幅度一般不超过 40 次/分,可能是胎儿头部受压;变异减速(图 3-9)与宫缩关系不恒定,胎心率下降和恢复速度快,下降幅度大,下降幅度 60 ~ 80 次/分,持续时间长短不一,但恢复快,多数为脐带受压;晚期减速指胎心率减速出现在子宫收缩高峰过后的一段时间,宫缩结束后才逐渐恢复正常。如持续时间较长、恢复较慢者,提示子宫胎盘功能不全引起胎儿缺氧、酸中毒。

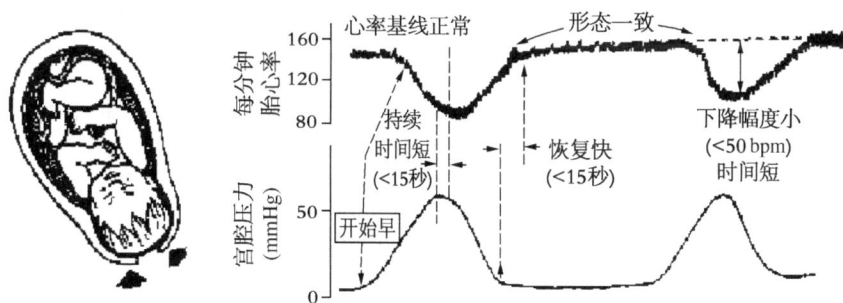

图 3-8 胎心率早期减速

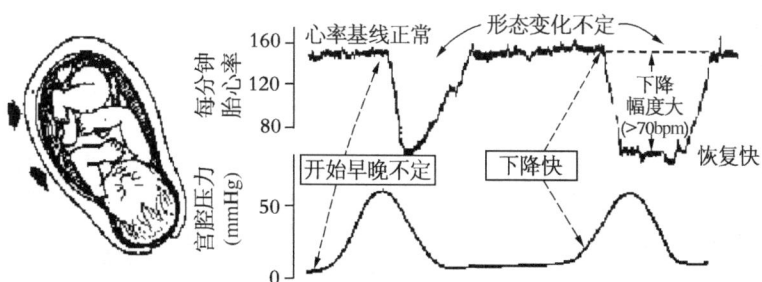

图 3-9 胎心率变异减速

注:1 mmHg = 0.133 kPa

3. 胎儿成熟度检查

（1）正确推算妊娠周数。

（2）尺测耻骨上子宫长度及腹围，以估算胎儿大小。

（3）B超检查测得胎头双顶径值＞8.5 cm，提示胎儿已成熟；观察胎盘成熟度，根据绒毛膜板、基底板、胎盘光点加以判定。

（4）检测羊水中卵磷脂/鞘磷脂比值，若该值＞2，提示胎儿肺已成熟。

（5）检测羊水中肌酐值，若该值≥176.8 μmol/L（2 mg/dl），提示胎儿肾已成熟。

（6）检测羊水中胆红素类物质值，若用 OD450 测，该值＜0.02，提示胎儿肝已经成熟。

（7）检测羊水中淀粉酶值，若以碘显色法测，该值≥450U/L，提示胎儿唾液腺已成熟。

（8）检测羊水中含脂肪细胞出现率，若该值达 20%，提示胎儿皮肤已成熟。

4. 胎盘功能检查　包括胎盘功能和胎儿胎盘单位功能的检查。

（1）测定孕妇尿中雌三醇值：正常值为 15 mg/24h 尿，胎盘功能检查包括胎盘功能和胎儿胎盘单位功能的检查。10～15 mg/24h 尿为警戒值，＜10 mg/24h 尿为危险值。如果在妊娠晚期连续多次测得雌三醇值＜10 mg/24h 尿，表示胎盘功能低下。也可用孕妇随意尿测雌激素肌酐（E/C）比值，以估计胎儿胎盘单位功能。

（2）测定孕妇血清游离雌三醇值：采用放射免疫法。妊娠足月，该值的下限为40nmol/L，若低于此值，表示胎儿胎盘单位功能低下。

（3）测定孕妇血清胎盘生乳素（HPL）值：采用放射免疫法。若该值于妊娠足月＜4 μg/L，提示胎盘功能低下。

（4）测定孕妇血清催产素酶值：血清缩宫素（催产素）酶＜5 mg/（dl·h）为警戒值，＜2.5 mg/（dl·h）为危险值。若测得的数值急剧降低 50% 时，提示胎盘有急性功能障碍。

（5）缩宫素（催产素）激惹试验：无应激试验无反应（阴性），缩宫素激惹试验阳性提示胎盘功能减退。

（6）阴道脱落细胞检查：舟状细胞成堆、无表层细胞、嗜酸性细胞指数（EI）＜10%、致密核少者，提示胎盘功能良好。

此外，胎动计数、B超进行生物物理相检测，均有实用价值。

第二节　孕期保健知识与指导

一、孕期卫生指导

（一）孕期一般卫生指导

1. 运动与休息

（1）运动：孕期可以参加日常活动，孕 28 周前可以照常工作，孕 28 周后适当减轻工作。每日坚持户外运动，如做孕妇体操及散步等，但应避免剧烈运动。

（2）休息：妊娠期间要保持充足的睡眠，每晚睡眠时间应保持 8 小时以上。但由于胎儿在母体内持续生长和发育，胎儿的新陈代谢始终保持在最高水平。因此孕妇必须不断地向胎儿提供营养和氧气，这就使孕妇的新陈代谢保持在较高的水平上。高水平的新陈代谢会造成失眠从而引起孕妇焦虑不安。当孕妇失眠时可采取以下措施:①睡前饮杯热牛奶;②睡前洗个热水澡;③采取侧卧位,将一个软枕放在头部,另一个枕头放在膝和大腿之间;④听听轻音乐使全身放松。

(3)卧姿:卧床时应取左侧卧位,以减轻增大的子宫对下腔静脉的压迫,从而增加子宫胎盘的血流量,并减轻下肢水肿。

(4)妊娠体操:孕妇分娩前进行体操锻炼可解除腰背部和四肢肌肉的疲劳,改善血液循环,减轻因妊娠导致的胸、腹部受压及体形和重心改变所引起的各种不适(图3-10)。

1)妊娠体操内容:

① 盆底肌肉的锻炼:通过收缩和放松直肠、阴道和尿道,做憋尿和憋便动作,上提肛门—放松—再上提,这样反复练习。练习方法分为快速运动和慢速运动,快速运动就是在几秒钟内迅速收缩和放松,慢速运动是缓慢收缩和尽可能保持,然后放松休息几分钟后再重复,以不感到疲劳为宜。这种运动要坚持到产褥期。

图 3-10 妊娠期卧姿

② 腹肌收缩运动:尽力收缩腹肌,缩紧数秒后放松,反复进行。通过肌肉的收缩运动,可增强腹肌、腰背肌及盆底肌肉的力量,有助于分娩。

③ 下蹲运动:两脚少许分开,面对一把椅子站好,保持背部挺直,两腿向外分开并且蹲下,用手扶住椅子慢慢下蹲。孕妇在拾取地面物品时,这种动作较弯腰安全。

④ 盘腿坐:平坐于床上,两膝分开,两小腿一前一后平行摆放。于怀孕3个月后开始,每天1次,时间由5分钟逐渐增加到30分钟。这样可以锻炼腹股沟的肌肉和关节韧带的张力,以防怀孕末期由于子宫的压力而产生的痉挛。

⑤ 胸廓提举运动:盘腿坐舒适后举一侧上肢经过头顶尽量弯向对侧,双侧交替。可缓解妊娠后横隔抬高导致的胸廓受压。

⑥ 改良的膝胸卧位:跪于床面,双膝分开,腹肌稍收紧,双手及面部贴于床面,形成骨盆高于身体的姿势,保持背部平直。此动作可减少盆腔压力及充血。每天可做数次,每次1~2分钟。

⑦ 松弛运动:上下肢交替行收紧、放松运动。

2)妊娠体操注意事项:可于妊娠13周开始,有流产先兆时须经医护人员指导进行。应坚持练习,不要间断。练习适度,以不疲劳为限。练习后应休息30分钟后再从事其他活动。

2. 孕期营养的指导 胎儿的发育全赖于通过妈妈的脐带输送必需的营养。因此,孕妇缺乏任何一种营养都可能导致腹中胎儿营养不良。孕妇需要消耗大量的营养,对多种主要营养成分的需求也随之增加,特别是孕中期及后期。在此期间,由于胎儿生长发育的需要,必须供给孕妇以高于平时的蛋白质、钙、铁及各种维生素。孕妇需要增加食物的摄入量,以确保足够的营养摄入,并注意营养平衡。但这样可能也会造成体重显著增加,应注意最好不要超过建议的体重范围。一般而言,孕妇每日总热量的需求为 9 623.2 ~ 10 460 kJ(2 300 ~ 2 500 kcal),至妊娠后2个月,因胎儿生长加快,需求量会有所增加。

孕早期不宜饮酒、浓茶、可乐饮料、咖啡等;浓茶、咖啡具有兴奋作用,可以刺激胎儿增加

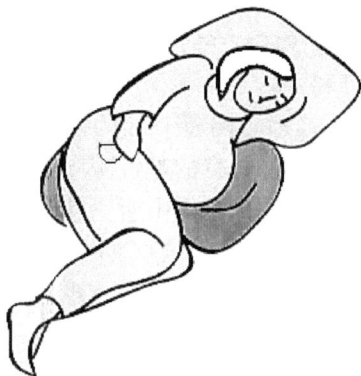

胎动次数,甚至危害胎儿的生长发育。在药物对胎儿致畸的动物实验中,发现咖啡因能引起小动物畸形。孕中期开始,胎儿生长发育较快,饮食上应注意营养丰富、合理搭配,不要偏食,适当增加副食,特别注意多吃含蛋白质、铁、锌、钙、磷、维生素等含量高的食物。饮食以清淡为主,不吃刺激性食物;孕晚期胎儿对铁质的需要量相对较多,应注意多吃动物的肝、肾等内脏及红枣、桂圆等含铁丰富的食物。有水肿者应限制食盐的摄入。山楂易刺激子宫的收缩而引起流产,油条在制作中加了明矾,明矾是铅的有机物,铅会增加痴呆儿发生的概率,故应少吃油条。还要忌吃热性食物及作料,如小茴香、八角、茴香、花椒、桂皮等,以免发生便秘。

(1) 关于蛋白质的补充:妊娠期每日每千克体重所需蛋白质约为 $1.3 \sim 1.5\,g$,蛋白质是胎儿身体发育的基石,因此蛋白质在胎儿发育的过程中起着非常重要的作用,尤其是在胎儿发育最快的妊娠中期。蛋白质可以很容易地从肉类、牛奶、蛋类等动物制品,以及豆类、种子、谷类食品等植物食品中获得。

(2) 关于维生素的补充

1) 脂溶性维生素:维生素 A 每日需要量约 6 000 IU,能促进细胞生长,保证皮肤和黏膜的健康,可防止新生儿上呼吸道感染,蛋黄、动物肝脏及深色蔬菜中含量丰富。

维生素 D 每日需要 400 IU,是钙磷代谢所必需的物质,有利于骨骼的发育和钙化。鱼肝油中含量丰富,日光中的紫外线照射皮肤能促进人体合成维生素 D。

维生素 E 每日需要约 10 mg,对组织生长、红细胞及细胞壁的形成有重要的作用。主要存在于坚果、麦芽、豆荚、种子类食物中。

2) 水溶性维生素:维生素 B 族,参与体内能量代谢及蛋白质代谢,维护人体消化吸收功能及神经结构、功能。每日需要量,维生素 B_1 约 1.3 mg;维生素 B_2 约 1.5 g;维生素 B_4 约 2.6 g;维生素 B_{12} 约 4 mg,维生素 B 族主要存在于肉、蛋、奶类食物中和种子的胚芽外皮中。

维生素 C 能促进体内蛋白合成及铁的吸收,健全造血系统,增进机体抗病能力,促进伤口愈合。人体每日需要约 100 mg,各种新鲜蔬果中含量丰富,遇热易被破坏。

叶酸能促进红细胞形成,激活能量和蛋白代谢。芦笋、大麦、豆类、水果、绿色蔬菜、橙汁、小扁豆、豌豆和大米等都是很好的补充叶酸的天然资源。必要时根据医生建议,补充叶酸 $0.4 \sim 0.8$ mg/d,至孕 3 个月,有条件者可继续服用含叶酸的复合维生素。叶酸可以提供胚胎中细胞快速分裂所需的核酸。人体没有叶酸的储存,而妊娠期叶酸的排泄量较正常增加 $4 \sim 5$ 倍。因此妊娠期应注意补充叶酸,以防止胎儿神经管畸形的发生。叶酸补充的理想时间是未孕前 3 个月和整个妊娠期。叶酸在绿叶蔬菜和核桃内含有,孕妇或准孕妇要多吃此类食品。同时还可以口服叶酸片,以满足身体的需要。

(3) 关于铁的补充:铁是胎儿大脑发育的关键营养素。妊娠后期,孕妇需要大量增加铁的摄入量,以确保胎儿在出生时体内储存有足够的铁。缺铁会增加婴儿认知能力减弱的风险。同时,铁也能降低孕妇贫血的风险。铁的较好来源是肉类及绿色蔬菜,如:椰菜、菠菜、草莓、牛奶和全麦面包等。孕妇的每日铁需要量约 $15 \sim 20$ mg,动物肝脏、肌肉、海带、紫菜、虾米、木耳、芝麻酱、豆制品中含量丰富,人体的吸收率为 $10\% \sim 20\%$。必要时妊娠期可给予口服铁剂,每日 $30 \sim 60$ mg,同时服用维生素 C,以有利于铁的吸收。

(4) 关于锌的补充:锌在怀孕初期对胎儿脑部的健康发育至关重要,在妊娠后期可以增加婴儿的出生体重,并增强免疫力。锌的较好来源是肉类、鱼、贝类、坚果、种子、豆类和谷类

（尤其是麦麸）等,每日需要量约 20 mg,一般不需另外补充,但在缺锌的地区应注意适当补充。

（5）关于钙、镁、磷等的补充:妊娠中期,胎儿的发育需要钙、镁、磷等多种骨营养素,因此孕妇需要摄入富含钙类的食物。摄入钙的方法比较简单,就是增加乳制品的进食。同时,乳制品还可以提供妊娠期间胎儿发育及孕妇体内变化所需的额外蛋白质。钙也可以通过其他食品摄取,包括鲑鱼、花椰菜、豆类及菠菜等。孕妇每日需钙 1 500 mg,需磷 1 800 mg。

（6）关于碘的补充:碘是维持甲状腺功能的主要物质,缺碘可造成孕妇及胎儿甲状腺肿大、功能低下、胎儿智力发育迟钝。海产品中碘含量丰富,内地缺碘地区应食用碘盐。孕妇每日需碘约 $100 \sim 200 \ \mu g$。

孕妇饮食要注意忌偏食挑食;忌无节制的进食;忌食品过精、过细;忌摄入过多植物脂肪;孕妇忌吃刺激性食物;忌随意进补。尤其忌吸烟、酗酒,烟草中含 400 多种有害化合物,其中尼古丁是罪魁祸首。孕妇吸入或在烟雾缭绕的环境中生活、工作,可导致流产、早产、发育不良,甚至畸形,如先天性心脏病、兔唇、腭裂、无脑畸形等,吸烟孕妇妊娠高血压症的发生率也较非吸烟孕妇高。怀孕后吸烟或被动吸烟,可使胎儿发育延缓,还可造成流产、早产。乙醇通过胎盘进入胎儿,可使出生后的婴儿身材矮小、智力低下。受孕前酗酒,可使发育中的精子和卵子发生畸变。这种畸变的生殖细胞结合,就会把有病的遗传基因传给后代,引起胎儿"酒精中毒综合征"。

3. 胎教　胎教是根据胎儿各感觉器官发育成长的实际情况,有针对性地、积极主动地给予适当合理的信息刺激,使胎儿建立起条件反射,进而促进其大脑功能、躯体运动功能、感觉功能及神经系统功能的成熟。胎儿具有惊人的能力,胎儿教育就是为开发这一能力而施行的行为。胎教可分为直接胎教和间接胎教两类。

（1）直接胎教:就是在胎儿发育成长的各时间段,科学地提供视觉、听觉、触觉等方面的教育,包括我们经常运用的音乐胎教、语言胎教、抚摸胎教等,可以促使胎儿大脑神经细胞不断增殖,神经系统和各个器官的功能得到合理的开发和训练,最大限度地发掘胎儿的智力潜能。各种胎教方法在实施中都要注意选择适宜的方式和时间:

1）音乐胎教:应在胎儿清醒的状态下进行,从怀孕 $5 \sim 6$ 个月起,每日 $2 \sim 3$ 次,每次 $15 \sim 30$ 分钟。

2）语言胎教:要求亲切、简洁,要多次重复,最好选择在早上或胎动最多时进行,时间为 $2 \sim 3$ 分钟即可。

3）抚摸胎教:在孕早期过后就可开始,可以用来回抚摸、触压拍打等方法,刺激胎儿的肌肉、关节活动。

（2）间接胎教:指为了促进胎儿生理上和心理上的健康发育成长,同时确保孕产妇能够顺利地度过孕产期所采取的精神、饮食、环境、劳逸等各方面的保健措施。主要包括 3 个方面:

1）营养胎教:要讲究孕期母子的营养合理、全面。食品要多样,饮食要有规律,进食要适量。孕母应十分注意吃得不可过饱,少吃多餐,少吃盐和流体食品,少吃油质和辛辣刺激性食品,不宜多吃罐头和味精。

2）情绪胎教:母亲的情绪直接影响内分泌的种类和量,而内分泌物质经血液流到胎儿体内,使胎儿受到或优或劣的影响。所以孕妇应十分重视精神愉快、心理健康,要憧憬美好的未来,创设清新的环境,忘掉烦恼和忧虑,过有规律的生活,还要多接触优美的音乐,欣赏大自然的美景和高雅的美术作品,阅读童话、诗歌和科学育儿的书籍等。

3)避免不良刺激:孕妇应忌避的事较多,主要做到身体保健,不害病,包括不得感冒、不受病毒感染等。必须禁忌烟、酒(怀孕前开始),慎服药物(服药要经医生允许),避免放射线照射(包括不长期接触电脑、不过近看电视),不洗过热的水浴、不碰猫狗、不听噪声、不抹口红等。

作为调节孕期母体的内外环境,促进胚胎发育,改善胎儿素质的措施,间接胎教的意义更为重要。

4. 乳房护理　为了适应分娩后哺乳的需要,自受精卵着床的那一刻起,伴随着体内激素的改变,孕妇的乳房会持续增大。从怀孕后几周开始,会感觉到乳房肿胀,甚至有些疼痛,偶尔压挤乳头还会有黏稠淡黄的初乳产生。这时,积极促进乳腺发育、养护乳房皮肤,这是分娩后能够顺利为胎儿出生后进行哺乳的第一步。对怀孕中乳房出现的肿胀甚至疼痛的情况,可以采用热敷、按摩等乳房护理方式来缓解。

未经过吸吮的乳头皮肤较为脆弱,常常容易在分娩后让宝贝吮破。乳头皮肤一旦破损,在宝贝吸吮时将会非常疼痛,以致不得不中断哺乳。如果未及时恰当处理,容易引发乳腺炎或乳腺脓肿,导致母乳喂养失败。因此,孕期进行乳头护理对分娩后顺利进行母乳喂养非常重要。从怀孕4~5个月起,经常用温和皂水擦洗乳头,清除附在上面的乳痂,并在乳头上涂油脂。然后用拇指和示指轻轻抚摩乳头及其周围皮肤。如果乳头上有硬痂样的东西,不要生硬去掉。可在入睡前在乳头上覆盖一块长约10 cm、涂满油脂的四方纱布,在第2天早晨起床后再把硬痂样东西擦掉。

孕妇乳头有扁平或内陷现象,都会影响日后顺利哺乳,应通过促使乳头皮肤坚韧的方法来纠正乳头内陷。孕妇洗净双手后,用手指轻轻将乳头向外牵拉,同时捻转乳头,每天牵引并擦拭2~3次,每次20~30分钟。有早产、习惯性流产的孕妇,不能采用以上方法矫正乳头,以免引起子宫收缩。

从第33孕周起,孕妇用手指挤压一下乳晕周围,促使乳腺导管里的初乳流出。这样,有利于乳腺导管开通,避免产后发生乳汁淤滞。孕妇不要贴身穿化纤类或羊毛类内衣,以免纤小细毛从乳头开口逐渐进入乳腺导管造成堵塞,致使产后哺乳时不能通畅排出乳汁,引起无奶或少奶。

随着孕期增长,乳房逐渐增大,一定要穿着适宜的胸衣。乳房过大或下垂,容易引起皮下纤维组织断裂,使乳房在产后不容易恢复弹性,造成下垂。胸衣过于紧小,还会影响乳房血液循环,致使乳腺组织发育不良,甚至导致乳腺导管闭塞。

注意孕期千万不能使用丰乳霜或是减肥霜,这类用品中大多含有性激素,会影响乳腺的正常发育。

5. 口腔护理　妊娠是女性一个特殊的生理时期,这时由于孕妇内分泌和饮食习惯的变化、体耗增加等原因,容易出现牙龈肿胀、出血、龋齿等口腔疾病。孕吐、偏食、厌食等都会降低人体抵抗力,影响口腔本身的自净、抑菌功能。因此,孕妇需均衡补充蛋白质、维生素A、维生素D以及无机质,增强自身抵抗力,抵御病菌的侵入,确保胎儿口腔及颌骨的正常发育。

女性怀孕期间容易缺钙,不仅影响自身的牙齿健康,还会影响胎儿的牙齿健康。在补充钙摄入的同时,还需加强有氧运动,只有在户外阳光的照射下,获得更多的维生素D,才能促进体内钙的合成。

适当补充氟,有利于口腔健康,牙膏中含有一定的氟成分,不仅有利于口腔清洁,还能确保牙齿健康。孕妇可以通过口服氟片,或者摄取含氟食品(如茶水、海鱼等)来增加体内氟的含量。

孕妇和胎儿之间可通过血液循环,相互传递引发疾病的有害细菌。因此如果孕妇患有牙齿及牙周疾病,会影响到胎儿健康,而这时不仅指口腔疾患,包括心脏、尿液等都会受到其影响。口腔清洁是做好口腔护理的第一步,可通过饭后漱口、早晚刷牙,以及适当选用牙线、牙刷等口腔清洁产品来确保孕妇清洁的口腔环境。必要时还要到牙科接受检查,询问治疗方法。

6. 孕期自我监护

(1)胎心音计数:丈夫可借助胎心听筒计数胎心音。正常胎心音为 120~160 次/分。

(2)胎动计数:孕 20 周后孕妇每日早、中、晚固定时间各测 1 小时胎动数,将 3 小时胎动总数乘以 4 即是 12 小时胎动数。正常胎动数为每小时 3~5 次,或 12 小时胎动数大于 30 次。

7. 清洁卫生 妊娠期汗腺分泌旺盛,应每日洗澡,注意以淋浴为宜,应避免盆浴,以防止污水进入阴道造成感染。淋浴的水温应在 38℃ 以下,淋浴时间不宜过长,最好控制在 20 分钟内,因为浴室内氧气相对不足,热水会引起全身毛细血管扩张,使孕妇的血氧含量下降,导致胎儿缺氧。

卧床宜清洁,经常开窗通风,保持室内空气清新。

8. 孕妇的性生活 妊娠头 3 个月内避免同房。此时子宫较敏感,同房会促使子宫收缩,引起流产。而且,妊娠反应使孕妇身体欠佳,对性生活也不感兴趣。妊娠中期的 4~6 月可以适当同房,但仍要节制,特别应该注意卫生和体位。同房前,夫妇双方清洗有关部位;同房后,女方应排尿。同房时男方手指不要进入阴道,不要刺激乳头,不要压迫孕妇腹部,不要给子宫以直接强烈的刺激,不要动作粗鲁,不要让阴茎插入过深,不要采用屈曲位和骑乘位。既不要把女方的脚高高抬起,也不要女方骑坐在仰卧的男方身上。有先兆流产、严重妊娠合并症或有流产史者,要避免同房。妊娠 7 个月起禁止同房,此时胎儿生长迅速、子宫增大,性生活可引起孕妇早期破水,导致早产或造成宫腔感染,甚至引起产后感染等严重疾病。

9. 孕妇的着装 衣着以轻柔自然纤维做成的衣服为主,保持衣着宽松而简单。孕期乳房的变化很大,要选择大小合适的棉质、能起托付作用的乳罩,背带要宽点,乳罩窝要深些。除了不能穿着高跟鞋,孕妇穿鞋没有特别禁忌。到了孕后期,有的孕妇可能足、踝等部位会出现水肿,这时可穿大一点的鞋子,鞋底要选防滑的。

10. 产前物品的准备

(1)婴儿用物的准备:包括婴儿床、婴儿衣物、尿布、毛巾、洗浴盆、浴液等。婴儿在出生的头几个月生长迅速,孩子成长的速度往往比预计的要快,所以不宜购置过多太小的衣物,避免使用率低而造成浪费。如遇母乳不足或不能母乳喂养的情况,准备数个奶瓶和奶头,以备清洁和消毒。

(2)产妇用物的准备:卫生巾,合适的乳罩,小毛巾数块等,必要时可备吸奶器。

11. 如何判断临产及异常情况的处理

(1)临产:接近预产期的孕妇,出现阴道有血性分泌物或规律宫缩(每 10 分钟 1~2 次宫缩,持续30秒)等临产表现应到医院就诊。

（2）若孕妇无宫缩,出现阴道流水者或阴道有鲜红色大量血液流出者应立即到医院看急诊。

（3）早破水的孕妇,要平卧、臀位或头浮者,孕妇不能行走或坐起,以免造成脐带脱垂而危及胎儿生命。

12. 预防病毒感染　怀孕初期2～3个月,胎儿对病毒十分敏感,因为一些病毒如单纯疱疹病毒、麻疹病毒、乙型肝炎病毒、风疹病毒等均可引起胎儿畸形。如果患活动性结核病、肝炎,宜终止妊娠。病毒对胎儿危害之大,是各种病源中所罕见的。毒力最大的病毒有风疹、巨细胞、单纯疱疹、流感等10余种。怀孕早期如感染了这些病毒,会造成胎儿严重的多发畸形。因此孕早期应尽量少去公共场所,预防病毒感染,增强体质,增强对疾病的抵抗力,孕妇要避免感冒、风疹。

13. 避免接触有毒化学物质　过多接触洗涤剂,容易造成流产,也应引起注意。放射线、同位素、化学工业毒物如苯、氯丁二烯、亚硝胺、铅以及剧毒农药均有致畸作用。从事化工生产或接触有毒化学品的孕妇,应尽量调换工作。农村孕妇不要去喷洒农药。

（二）流产的认识和预防

流产的原因较多,也比较复杂,主要有以下几个方面的原因:

1. 胚胎发育不全　孕卵异常是早期流产的主要原因,在妊娠头两个月的流产中,约有80%是由于精子和卵子有某种缺陷,以致胚胎发育到一定程度而终止,因此,这种流产的排出物中,见不到原始的胚胎组织。

2. 内分泌功能失调　受精卵在孕激素作用下,才能在子宫壁上着床,生长发育成胎儿。当体内孕激素分泌不足时,使子宫蜕膜发育不良,从而影响受精卵的发育,容易引起流产。如果前列腺素增多,会引起子宫肌肉的频繁收缩,也会导致流产。甲状腺功能降低,可使细胞氧化能力障碍,进而影响胚胎的生长发育而流产。

3. 生殖器官疾病　子宫畸形如双角子宫、纵隔子宫、子宫发育不良。盆腔肿瘤,尤其是黏膜下肌瘤等均可影响胎儿的生长发育而导致流产。子宫内口松弛或宫颈深度裂伤都引起胎膜早破而发生晚期流产。

4. 孕妇全身性疾病　孕妇患有流感、伤寒、肺炎等急性传染病,细菌毒素或病毒通过胎盘进入胎儿体内,使胎儿中毒死亡。高热可促进子宫收缩而引起流产。孕妇患有重度贫血、心力衰竭、慢性肾炎和高血压等慢性病,可因胎盘梗塞及子宫内缺氧而使胎儿残废,而致流产。孕妇营养不良,特别是维生素缺乏,以及汞、铅、酒精中毒均可引起流产。

5. 外伤　孕妇的腹部受到外力的撞击、挤压,以及孕妇跌倒或参加重体力劳动、剧烈体育运动;腹部手术如阑尾炎,或卵巢囊肿手术均可引起子宫收缩而发生流产。

6. 情绪急骤变化　孕妇的情绪受到重大刺激,过度悲伤、惊吓、恐惧,以及情绪过分激动,都可引起孕妇体内环境失调,促使子宫收缩引起流产。

7. 胎盘发育不良　胎儿在母体内生长发育,主要通过胎盘将母体的营养物质和氧输送到胎儿,如果胎盘发育不良或出现疾病,胎儿得不到营养物质和氧而停止生长,最终引起流产。

8. 母儿血型不合　孕妇过去曾接受过输血,或在妊娠过程中产生和血型不合的致凝因子,会使胎儿的体内细胞发生凝集和溶血,从而引起流产。

很多孕妇对自然流产的原因不甚了解,不管是什么原因引起的流产,都一概要求保胎,甚至盲目服用保胎药物。早期流产尤其是自己没有觉察到的流产多是因为精子或卵子发育异常所致,这是一种重要的自然筛选现象。此时不主张保胎,一般只做轻微对症处理。其实,这种情况下即使保胎后有少数胚胎发育为成熟胎儿并正常分娩,畸形儿或低能儿的比率也会大大增加。

后期流产大多是因为营养或外界作用导致的,如子宫肌瘤、以前有过流产史等,这种情况就需要及时的医疗干预。出现流产先兆时,不宜盲目保胎,应根据医学检查明确胚胎状况,是"保"还是"流"均应听从医生的指导。

(三)孕期的心理指导

妊娠是一个自然的生理过程。妊娠期妇女机体发生很大的改变,使妊娠妇女处于一种强烈而持久的应激状态之中,从而带来生理及心理上的变化。女性怀孕期间的心理状态与情绪变化,不仅影响自身的身体状况,而且对体内的胎儿发育以及孩子成年后的性格、心理素质发育都有直接影响。女性在怀孕后容易变得脆弱敏感,常因一点小事对家人大发脾气,常常担心胎儿和自身的健康。这些不良的情绪多为抑郁性表现,都是妊娠期间的心理不适引起的,在妊娠早、中、晚期,很多孕妇都会出现不同的心理变化,了解孕妇的心理,有助于帮助孕妇顺利地度过孕期。

1. 孕妇常见心理改变

(1)焦虑:焦虑是伴随妊娠发生的最重要的心理反应。孕妇因生理的一系列改变导致心理失衡,产生焦虑。焦虑的生理反应包括血压上升、心率加快等。这种状态接近孕晚期越来越严重。主要是对分娩方式、疼痛及胎儿健康的担心。目前我国实行计划生育,独生子女的普及使有的孕妇因为害怕胎儿性别不符合家里期望而产生焦虑情绪。由于绝大部分产妇是初产妇,缺乏对分娩的直接体验,对怀孕没有科学的认识,易产生既高兴又担心的矛盾心理。

(2)抑郁:妊娠及分娩作为妇女生活的一部分,是一个强大而持久的应激事件。妊娠期抑郁是指在妊娠期间出现的以郁闷、胆怯、空虚感、烦恼、愤怒、焦虑、自卑、沮丧、悲哀、绝望等一系列症状为特征的心理障碍。主要表现为食欲不佳、失眠或嗜睡、动作缓慢、对日常生活不感兴趣、精力不足、疲乏、自责,甚至有自杀企图,伴有忧伤悲痛的情绪。目前社会环境使得妇女每天要应付繁重的工作,有很多妇女怀孕不是在自己的计划之中,所以产生矛盾心理,既想要孩子又害怕耽误自己的工作和发展,还有的妇女因为家里的期望与自己的愿望相悖逆,却又无法宣泄,因此产生抑郁情绪。产前抑郁情绪不但会影响孕妇和胎儿的身心健康,同时有相当一部分人会将抑郁状态持续至产后。产后由于体内激素的变化以及对分娩后身体恢复程度的担心,也会使产妇产生抑郁情绪。

(3)恐惧:由于孕妇对妊娠的认知缺陷,担心妊娠期间会出现不良反应,过分注重自己的身体变化,稍有不适即产生恐惧不安。有的孕妇在没有准备好的情况下怀孕,害怕孩子有缺陷,也会产生恐惧心理。有的孕妇经历过不良孕产史,则更加担心不能顺利分娩或不能生一个健康的婴儿,担心胎儿有畸形,甚至担心在分娩时发生意外而死亡,使得心理压力增强和产生恐惧感。而接近分娩期,因为害怕疼痛的孕妇也会产生恐惧心理。

(4)依赖:心理分析家认为,妇女在怀孕期有暂时性的心理"退化"现象,即她们的行为变得更原始或具孩子气。因为听别人说怀孕之后要注意很多问题,好多不许、不能做的事。有的家庭对怀孕的妇女百般宠爱,使得妊娠妇女觉得自己是这个家庭的功臣一样。因此产生依赖的心境,过分的娇气,甚至饭来张口,衣来伸手,希望丈夫能随时陪在身边,像孩子一样。

2. 孕期心理变化的常见原因　孕妇的心理状态中,以她们对胎儿的态度和心理压力对胎儿生长发育影响最大。引起孕期心理变化的常见原因很多:

(1) 生理上内分泌的变化会产生烦躁;

(2) 不明原因的委屈;

(3) 因怀孕产生的心理上特殊的优越感;

(4) 社会因素对孕妇的影响。

3. 孕妇心理因素对母儿的影响

(1) 妊娠并发症:有证据表明孕期的并发症如习惯性流产、妊高征、早产等都与孕期的情感因素有关。心理因素可导致孕妇体内前列腺素增高,引起子宫收缩,导致流产、早产的发生。自然流产的妇女会有较多的心理问题,特别是焦虑、抑郁、人际关系敏感、强迫和恐怖较突出等。与妊娠相关的焦虑可引起临产及胎膜早破,使早产的发病风险率显著增加。妊娠期心理因素还可引起中枢神经系统失调,导致全身小动脉痉挛,引起妊娠高血压综合征。相关性研究发现,焦虑、抑郁等在妊娠期高血压疾病患者中普遍存在。妊娠期高血压疾病患病率随着焦虑抑郁分值增高而增加。

(2) 妊娠及分娩结局:由心理原因造成的剖宫产越来越多,在全球呈上升趋势。这是由于害怕分娩带来的疼痛,或者认为经阴道分娩不安全;还有一部分人因为害怕自然分娩会造成体形恢复不好,所以选择以剖宫产的方式结束妊娠。其中有抑郁焦虑状态的孕妇占很大的比例。抑郁和焦虑情绪还会使机体产生一系列变化,包括心率加快、呼吸急促、肺内气体交换不足等,致使子宫缺氧、收缩乏力、宫口扩张缓慢、胎先露部下降受阻、产程延长,甚至停滞,同时也增加了有指征剖宫产率。剖宫产率的增高,相对地导致了产妇及新生儿并发症的增多。研究表明孕期情绪改变可导致产程延长和产后出血的危险,有焦虑症状的产妇产后出血发生率及胎儿窘迫发生率均会明显增高。

孕期的情绪改变不但会影响妊娠及分娩方式,而且会诱导产后抑郁症的发生。有资料显示孕期抑郁焦虑对产后抑郁的发生有预测意义。研究表明孕期有抑郁症状的患者与产后抑郁的发生率呈正相关,提示孕期的抑郁情绪是产后抑郁的预测因子。抑郁症的发生不但影响母体本身,而且会造成母乳分泌减少,导致母乳喂养率降低。

(3) 对胎儿的影响:胎儿生长发育所需要的氧气和营养,是由母亲血液通过胎盘供给的,母亲的情绪变化会影响内分泌和血液成分。孕早期孕妇情绪的过度不安,容易致胚胎发育不良,导致流产。孕妇经常处于紧张状态,肾上腺皮质激素就会分泌过多,可能阻碍胎儿上颌的发育而形成唇裂及腭裂等畸形。而过度的焦虑恐惧等,也会使胎儿血管收缩,减少脑的供血量,从而影响脑的发育,甚至造成胎儿大脑发育畸形。在妊娠中、晚期会引起胎儿心率增快或减慢,胎动增加,导致胎儿出生后体重低,心脏有缺陷,身体功能失调;还可造成难产及胎盘早剥、出血,甚至导致胎儿死亡。调查显示,长期抑郁的孕妇,血中营养成分不足,容易产下低体重儿和早产儿。

当母亲情绪不安时,胎动次数较平常多几倍,最高可达10倍。而胎动过频会造成胎儿脐带缠绕,其中以脐带绕颈居多。脐带越长,缠绕周数越多,羊水粪染的发生率越高,胎儿宫内窘迫及死胎、死产率越高,脐带缠绕尤其是过紧者由于脐血管受压,导致血液循环受阻或胎儿静脉受压,使胎儿脑组织缺血、缺氧,造成胎儿宫内窘迫、死胎、死产或新生儿窒息,如同时伴有脐带过短、扭转、打结等脐带异常,往往危及胎儿生命。

4. 孕期心理保健方法

(1)孕妇应了解一些简单的心理学知识。当孕妇遇到问题时,特别是知、情、意的转变时,运用心理学知识,就会合理调节。人的情绪会像大海一样潮起潮落,大多数抑郁都是正常的情绪反应,轻度抑郁会随着时间的推延而缓解,但中度、重度的抑郁需要到专业机构请心理辅导人员帮助调整和治疗。

(2)孕妇在情绪调节上,家人的配合非常重要。孕妇的抑郁与社会的支持不足有密切的关系。孕妇的抱怨、发脾气只是一种宣泄,家人的耐心倾听会使孕妇感到自律,增强自控能力。孕妇遇到心理问题时,不要回避,应主动地把自身想法说出来,与家人或朋友一起。疏导不良情绪,并合理宣泄。不良情绪需要疏解,否则积压成疾,会产生心理疾病。适当发脾气也是缓解压力的一种。

(3)孕妇接纳自我情绪。有些孕妇认为抑郁、焦虑、担忧、恐惧是不健康的表现,出现后总想马上驱除,结果却是剪不断、理还乱。事物都有一定的规律,情绪也有它自身的消长规律,让自身享受一下痛苦的过程,才能有反省后深刻的宁静。

(4)孕妇以情制情,特意转移。孕妇遇到问题时,应用积极情绪去协调消极情绪,有意地用其他事情去调整不良情绪,遇到问题冷静思考,来缓解紧张焦虑。

(5)孕妇用脱敏的方法,循序渐进地进行调整。孕妇可听一些轻松的音乐,使自身投入到喜欢的环境,如森林、大海、山谷等,进行有节奏的深呼吸,将放松逐步地渗透全身,同时也会增强孕妇的自身免疫力。

孕期的心理健康指导是相当重要的,孕妇要想生个身心健康的孩子,对待胎儿的态度必须是愉快和积极的,以平和、自然的心情和愉快、积极的态度,迎接怀孕和分娩。长期情绪紧张的孕妇,会使身体变得衰弱,而身体衰弱的人很容易感染疾病。因为这种情绪会对免疫力产生不良影响,引起大脑发生一系列反应。当下丘脑受到紧张情绪刺激后,脑垂体也随之受到刺激,促使肾上腺分泌糖皮质激素增高,导致抗体产生减少,大大削弱孕妇的免疫力。

(四)孕期用药

孕妇用药以后,有些药物可以通过影响母体的内分泌、代谢等间接影响胚胎,也可以透过胎盘屏障直接影响胎儿,最严重的是药物毒性影响胚胎分化和发育,造成胎儿畸形与功能障碍。因此孕期用药应该十分慎重,必须严格选择,非到必需不能轻易用药,孕妇切不可自己到药房购药。孕妇就医时应注意告知医师自己的妊娠情况,避免医师开处方时误用对胎儿不利的药物。

1. 母胎间的药物扩散和代谢特点

(1)胎盘的药物转运

1)胎盘的屏障作用:妊娠的第 4~5 周胎盘循环开始建立并逐渐完善,此时母体任何药物都必须通过胎盘循环才能达到。胎儿循环药物通过的多少不仅取决于药物的理化性质,也与用药时的胎盘结构和功能状态相关,药物在孕妇体内的分布特点也影响着胎儿体内的药物浓度。简单扩散是胎盘药物转运的主要方式,分子量 >1 000 者难以通过,解离度大的物质难以通过。分子量小的、脂溶性的物质则容易通过。胎儿血 pH 通常较母体血 pH 低 0.1~0.15,血 pH 值间的梯度差也能对药物的转运与分布产生一定影响。药物与血浆蛋白结合后形成大分子物质,可阻碍药物通过胎盘,如果母体血浆内结合型多,则进入胎儿体内的药物少。而如果游离型多,则进入胎儿体内的药物增多。钾、钠离子、维生素 B_{12}、氨基酸等经主动转运通过胎盘,因而能量阻断剂可影响其转运。某些药物在转运前需经胎盘代谢后才能通过胎盘,如维生素 C(抗坏血酸),需先转化为去氢抗坏血酸才可通过胎盘进入胎儿循环,再经胎儿体内还原成维生素 C 才能被胎儿利用。

2)影响胎盘转运的因素:胎儿血管与绒毛间隙之间的组织厚度在早孕时为 250 μm,以后逐渐变薄,妊娠足月时为 3~6 μm。因此,胎儿越成熟就越有利于药物分子的扩散。不仅母体服药次数及总量影响药物的胎盘通过量,药物在母体的分布容积和消除速度也影响药物的通过。如果药物在母体组织中分布和消除较快,则进入胎儿体内的药量必然减少。另外,药物通过胎盘进入胎儿以及从胎儿体内返回母体进行消除的速度,也影响着药物的胎盘通过量。药物与血浆蛋白结合率越大、结合得越牢固,或与母体组织结合得越多,药物进入胎儿的速度慢,进入后离开胎儿的速度也慢,反之药物可以很快进入胎儿,不能经胎盘返回母体。据此,单次(或短程)用药,特别是临产后宫缩高峰快速给药,进入胎儿的药量是较少或极少的,而连续用药就可使药物源源不断地进入胎儿体内。由于受到雌激素的影响,孕妇的胃肠道功能紊乱。早孕期的妊娠反应减少了药物的吸收,胃酸分泌降低,胃肠蠕动减慢,使得弱酸类药物的吸收减少,而弱碱类药物吸收可增加。雌激素还可使血管壁处于稳定状态,不增加扩散,使得孕妇的血浆蛋白有所降低。由于蛋白结合力降低,正常剂量下血中游离药物的含量可较未孕时为高。中晚孕期母体血容量增高,药物的血中含量会相对降低。

2. 药物对胎儿的危害　药物对胎儿的危害主要是其致畸作用,导致流产和新生儿畸形。据估计,有 1%~5% 的先天畸形与药物有关。

(1)药物致畸的特点

1)选择性:致畸可干扰胚胎或胎儿的发育,对胎盘和母体无任何影响。严重时可引起胚胎死亡、流产,呈现选择性的胚胎毒或胎儿毒。

2)种族差异:种族不同则对不同的致畸物质的敏感性不同,提示基因损害是药物致畸的病理基础。

3)特异性:不同的致畸物质在同一临界期给予,可发生同样的畸形。不同的药物可产生各种各样的生化作用或引起不同的结构改变,但胚胎发生的异常表现却为数不多。因此,虽为不同的致畸物,产生的却是同样的缺陷。

4)异常发育的表现形式:异常发育的最后结局可能是胎儿死亡、畸形、迟缓生长的功能紊乱。

(2)药物致畸的一般规律

1)致畸与遗传物质的关系:对致畸物敏感性取决于胚胎的基因,基因是遗传的物质基础。药物可致染色体变异,继而引起胚胎发育。

2)致畸与受孕时间的关系:药物对胚胎影响与胎龄及胚胎组织高度选择性反应有关,受精卵种植前药物对其无影响,因为受精卵发育靠卵泡细胞本身的滋养细胞和透明带,一般认为受孕 2 周内对环境影响有相对的抵抗能力。胎儿前期则对包括药物在内的所有致畸因素特别敏感,可导致形态和功能的异常,称为畸胎发生的临界期。此期胎儿各器官和系统正处于相继分化和联合阶段,各系统尚未完全形成,而其中最敏感的时间为妊娠 13~56 天,16 周后,药物对胎儿一般不再有致畸作用。在胎儿各器官及各系统形成的不同时间给药,可造成不同的畸形。神经系统的敏感时期是在受孕的第 15～25 天,心脏的敏感时间在妊娠的 20～40 天,胎儿肢体的敏感时间在妊娠的 24-45 天。在组织分化期(妊娠 12 周内),如果药物对组织不引起肉眼可见的畸形,也可产生组织上的缺陷。妊娠中晚期,由于胎儿发育和功能渐趋成熟,药物对胎儿的影响主要在器官功能的障碍,如肝脏功能及中枢神经系统功能障碍,有时能造成不可逆的损害。

(3)致畸与药物剂量的关系:有些药物对孕妇只有治疗作用,但却对胎儿可产生中毒反应。

1)短时间内大量给药、较长时间小剂量用药更易发生畸形。

2)致畸作用取决于一定数量的细胞被破坏超过了组织的修复能力。

3)在无作用的剂量到胚胎死亡剂量之间的剂量范围称为致畸带,即此剂量足以干扰胚胎正常发育但不会杀死胚胎。致畸带宽的药物,其致畸的危险更大。

3. 药物对胎儿的危害性等级　美国食品和药物管理局根据药物对胚胎、胎儿的致畸情况,将药物对胚胎、胎儿的危害性等级,分为 A、B、C、D、X 5 个级别,这个分级目前被普遍采用。

(1)A 级:经临床对照研究,无法证实药物在妊娠早期与中晚期对胎儿危害作用,对胚胎、胎儿伤害可能性最小,是无致畸性的药物,如适量维生素。

(2)B 级:经动物实验研究,未见对胚胎、胎儿有危害。无临床对照实验,未得到有害证据。可以在医师观察下使用,如青霉素、红霉素、地高辛、胰岛素等。

(3)C 级:动物实验表明对胚胎、胎儿有不良影响。由于没有临床对照实验,只能在充分权衡药物对孕妇的益处、胚胎、胎儿潜在利益和对胚胎、胎儿危害情况下,谨慎使用,如庆大霉素、异丙嗪、异烟肼等。

(4)D 级:有足够证据证明对胚胎、胎儿有危害性。只有在孕妇有生命威胁或患严重疾病,而其他药物又无效的情况下考虑使用,如硫酸链霉素、盐酸四环素等。

(5)X 级:各种实验证实会导致胚胎、胎儿异常。在妊娠期间禁止使用,如甲氨蝶呤、己烯雌酚等。在妊娠前 12 周,以不用 C、D、X 级药物为好。

二、孕期常见症状及其处理

孕妇在妊娠过程中会出现一些轻重程度不同的不适症状,症状较轻者,通过休息和饮食调理,可自行缓解;较重者,可随着妊娠月份的增加会逐渐加重,甚至发生并发症,给孕妇生活及心理造成不适应。所以孕妇在妊娠过程中要定期检查,在医护人员的正确指导及护理下,采取各种预防措施,避免或减轻各种症状的发生。

1. 消化道症状　妊娠早期,由于胃肠道平滑肌张力降低,贲门括约肌松弛,胃内容物反流至食管,出现烧心感。胃排空时间延长,胃酸及蛋白酶减少而出现恶心、晨起呕吐症状。大约半数以上孕妇在此期间有轻度恶心、呕吐。症状轻者,不必处理;症状明显者可口服维生素 B$_6$10～20 mg,每天 3 次;伴消化不良者,可给予维生素 B$_1$20 mg,酵母片 3 片及胃蛋白酶 0.3 g,每天 3 次,吃饭时与 1 ml 稀盐酸同服;也可服用开胃健脾理气中药。若属妊娠剧吐,则按妊娠剧吐进行处理。

2. 尿频　妊娠期,代谢旺盛,排尿量也相应增加。妊娠早期,可因增大的子宫压迫膀胱而出现尿频;妊娠末期,由于胎儿先露部下降,压迫膀胱使其容量减少,再度出现尿频。尿频不需处理,但应保持外阴部清洁卫生。

3. 下肢肌肉痉挛 妊娠期,钙及其他矿物质需求量明显增多,如孕妇摄入钙量不足,则可出现下肢肌肉痉挛表现。痉挛部位多在踇趾或小腿腓肠肌,常于夜间发作。痉挛发作时,应将痉挛下肢伸直,使腓肠肌紧张,进行局部按摩,痉挛常能迅速缓解。平时可给予乳酸钙1 g,维生素 A、D 丸 1 丸,每天 3 次,口服。

4. 贫血 妊娠后期胎儿生长迅速,尤其是最后 2 个月,对铁需求量明显增多,孕妇仅靠饮食补充明显不足,应适时补充铁剂预防贫血,如富马酸亚铁 0.2 g 或硫酸亚铁 0.3 g,每天 1次,口服。如发生缺铁性贫血,可给予富马酸亚铁 0.4 g 或硫酸亚铁 0.6 g,维生素 C 300 mg,乳酸钙 1 g,每天 3 次,口服。若非缺铁性贫血,应查明原因再治疗。

5. 腰腿痛 妊娠末期,孕妇身体重心前移,为了保持平衡,肩、胸后仰,腰椎前突,有时可出现腰部疼痛。另外,关节韧带松弛,可出现骶髂关节及髋关节等处疼痛。症状多不严重,一般不需处理。疼痛严重时,应找出原因后治疗。无明显原因者,可卧床休息,口服钙剂和维生素 D 等。

6. 仰卧位低血压综合征 妊娠后期,孕妇较长时间取仰卧位姿势,增大的子宫可压迫下腔静脉,使回心血量及心排血量骤然减少,出现一过性低血压。一旦发生,立即改为侧卧位,便可迅速恢复。

7. 下肢、外阴及痔静脉曲张 妊娠期由于血容量增加及增大子宫的压迫,下腔静脉压力明显增高,部分孕妇可出现下肢、外阴及痔静脉曲张,静脉曲张因妊娠次数增多而逐渐加重。在妊娠后期应避免长时间站立;下肢静脉曲张严重者,下肢可绑弹性绷带;睡眠时应适当垫高下肢以利静脉回流。痔静脉曲张者应多吃蔬菜,少食辛辣食物,如有痔核水肿、出血,便后可温水坐浴等。

8. 便秘 孕妇活动少,肠蠕动及肠张力减弱,容易出现便秘。由于增大子宫及胎先露部压迫,孕妇也常会感到排便困难。应鼓励多喝水,可每天清晨喝一杯开水,养成每天定时排便的良好习惯。多食含纤维素多的新鲜蔬菜和水果,必要时服用缓泻剂,或用开塞露、甘油栓,使大便滑润容易排出。但禁用峻泻剂,以免引起流产或早产。

9. 下肢水肿 妊娠晚期由于增大子宫压迫下腔静脉,使下腔静脉回流受阻,孕妇下肢常出现踝部及小腿以下轻度水肿,休息后可消退,属于生理性水肿,不必处理。必要时给低盐饮食,睡眠时抬高下肢 15°,以利下肢血液回流,可减轻水肿。若孕妇下肢水肿明显,休息后不消退,应想到有妊娠合并症(如妊娠高血压疾病、妊娠合并肾脏疾病等),应针对病因给予及时治疗。

10. 阴道分泌物增多 妊娠期间,由于激素的作用,新陈代谢旺盛,阴道上皮细胞及宫颈腺体分泌旺盛,致阴道分泌物增多。通常为乳白色,属于正常的生理现象,不过常会给孕妇带来不适。当发现阴道分泌物增多时,要善于识别异常情况。如分泌物为黄绿色或带血伴难闻的臭味,以及孕妇反映外阴有明显刺激、瘙痒等症状,需及时检查,明确炎症的性质,并予以治疗;如属于生理现象,需勤淋浴、常换内裤、保持外阴部的清洁、促进舒适等有效措施,并告诫孕妇应该避免穿尼龙质料内裤,推荐使用吸水性好、质地柔软的棉质内裤。

同步练习题

一、A1 型单项选择题

1. 关于孕期保健,下列叙述错误的是( )
   A. 妊娠期衣服应以宽松为宜
   B. 妊娠中、晚期提倡坐位淋浴
   C. 散步是孕妇最好的运动方法
   D. 妊娠期间应禁止性生活
   E. 认真做好产前检查

2. 关于孕期营养的指导,错误的是( )
   A. 孕妇饮食要注意忌偏食挑食
   B. 适当食用脂肪多的食物,以补充足够的能量
   C. 忌食品过精、过细
   D. 蛋白质是胎儿身体发育的基石,可以很容易地从肉类、牛奶、蛋类等动物制品中获得
   E. 忌无节制的进食

3. 早产与以下哪项因素无关( )
   A. 孕晚期发热
   B. 骨盆狭窄
   C. 外伤
   D. 精神打击
   E. 过度疲劳

4. 孕早期是指( )
   A. 孕 12 周以前
   B. 孕 20 周以内
   C. 孕 12 周以后
   D. 孕 8 周以内
   E. 孕 16 周以内

5. 孕早期用药对胎儿的影响不包括以下哪项( )
   A. 用药时的胎龄
   B. 药物的性质及毒性强弱
   C. 用药的剂量、途径
   D. 用药的方法
   E. 药物的价格

6. 孕妇缺碘可引起( )
   A. 贫血
   B. 妊高征
   C. 流产
   D. 糖尿病
   E. 结核病

7. 以下哪项不属于妊早期常见影响胎儿发育的问题( )
   A. 主动或被动吸烟
   B. 均小骨盆
   C. 孕期宫内感染
   D. 孕期发热
   E. 饮酒

8. 胎儿脑发育的关键期是( )
   A. 孕 24 周至出生后 1 年
   B. 孕 30 周至出生后 2 年

C. 孕 30 周至出生后 1 年　　　　　　D. 孕 32 周至出生后 1 年

E. 孕 28 周至出生后 2 年

9. 孕期母体热量来源主要是(　　　)

A. 脂肪　　　　　　　　　　　　　　B. 蛋白质

C. 葡萄糖　　　　　　　　　　　　　D. 氨基酸

E. 淀粉

10. 孕期保健不包括以下哪项(　　　)

A. 孕早、中、晚期的保健　　　　　　B. 性知识教育

C. 母乳喂养的宣传教育　　　　　　　D. 孕期心理准备

E. 了解影响孕期保健的社会因素及其预防方法和途径

11. 孕早期保健不包括(　　　)

A. 全身体格检查　　　　　　　　　　B. 询问病史

C. 指导孕期营养　　　　　　　　　　D. 骨盆内外测量

E. 孕期保健指导

12. 下列哪段妊娠时间,胚胎发育易受职业有害因素影响而致畸(　　　)

A. 3~8 周　　　　　　　　　　　　　B. 受精后 11 天

C. 8~12 周　　　　　　　　　　　　 D. 1~2 周

E. 无明显时间阶段

13. 以下哪项不属于孕中期保健应做的工作(　　　)

A. 监测胎儿生长发育　　　　　　　　B. 做孕期营养指导

C. 做必要的产前诊断,如 B 超、羊水穿刺　　D. 取绒毛行染色体检查

E. 定时测量宫底高度

14. 胎儿热量来源主要是(　　　)

A. 蛋白质　　　　　　　　　　　　　B. 氨基酸

C. 葡萄糖　　　　　　　　　　　　　D. 脂类

E. 游离脂肪酸

15. 关于孕前保健以下哪项是错误的(　　　)

A. 从家庭的幸福及优生的目的,应选择理想受孕时机

B. 较为理想的妊娠时机应当选择男女双方,尤其是男方的身体、精神心理均为最佳的时期

C. 妇女一生中有 30 余年生育期,完全有可能进行受孕时机的选择

D. 婚后打算避孕一段时间再受孕,应该停止避孕前接受孕前保健及指导

E. 做好孕前保健及指导可以避免许多不适宜的妊娠及人工流产

16. 关于孕期用药以下哪项是不正确的(　　　)

A. 孕早期用药不当可致胎儿畸形

B. 孕中期器官功能发育快,用药应谨慎

C. 孕晚期用药不当有时会影响胎儿和生后健康

D. 孕期用药对胎儿的不良影响常大于疾病本身对胎儿的影响

E. 因药物常从乳汁排出,哺乳期用药应谨慎

17. 孕妇的孕期保健措施中,不妥的是(　　)
    A. 孕 3 个月内慎用抗早孕反应药　　　B. 孕 12 周前避免性交避免流产
    C. 每晚 8h 睡眠,午休 1～2 小时　　　D. 睡眠时应多取右侧卧位
    E. 孕 24 周起每天用手轻捏乳头数分钟

18. OCT 阳性是指在测试(　　)
    A. 早期减速在 10 分钟内连续出现 3 次以上
    B. 胎心率基线变异在 6 次以下
    C. 无宫缩时 10 分钟内出现 3 次晚期减速
    D. 在 10 分钟内晚期减速连续出现 3 次以上,胎心率基线变异在 5 次以下
    E. 早期减速出现频率达 50% 以上

19. 关于中期妊娠的诊断与监护,下列哪项是错误的(　　)
    A. 从孕早期至孕中期,胎动逐渐增多　　　B. 从孕 18～20 周起孕妇自觉胎动
    C. 孕 20 周左右利用听诊即可听到胎心音　　　D. 孕 20 周可经腹壁触及宫内胎体
    E. 孕 22 周起胎头双顶径每周增加约 0.22 cm

20. 下列哪项不属于胎盘功能检查(　　)
    A. 孕妇尿中雌三醇值　　　B. 缩宫素(催产素)激惹试验
    C. 孕妇尿中 β-hCG 值　　　D. 孕妇血清胎盘生乳素值
    E. 孕妇血清缩宫素(催产素)酶值

21. 产前检查应常规每周 1 次(　　)
    A. 孕 24 周后　　　B. 孕 36 周起
    C. 孕 24～36 周　　　D. 孕 30 周后
    E. 孕 16～20 周

22. 腹部检查可区别胎头、胎体(　　)
    A. 孕 24 周后　　　B. 孕 36 周起
    C. 孕 24～36 周　　　D. 孕 30 周后
    E. 孕 16～20 周

23. 某次产前检查测得孕妇宫底高度为 12 cm,腹围 50 cm,则估算出的胎儿体重是(　　)
    A. 600 g　　　B. 800 g
    C. 1 000 g　　　D. 1 200 g
    E. 1 400 g

24. 产前检查时,脐上 3 横指触及孕妇子宫底,此时判断妊娠(　　)
    A. 5 个月末　　　B. 6 个月末
    C. 7 个月末　　　D. 8 个月末
    E. 9 个月末

25. 四步触诊法检查内容不包括(　　)
    A. 子宫大小　　　B. 胎产式
    C. 胎先露　　　D. 胎方位
    E. 胎心率

26. 有关孕期检查的四步触诊法,下列错误的是(　　)

A. 可以了解子宫的大小、胎先露、胎方位等情况

B. 第一步是双手置于宫底部了解宫底高度,并判断是胎头还是胎臀

C. 第二步是双手分别置于腹部两侧,辨别胎背及胎肢的方向

D. 第三步是双手置于耻骨联合上方,判断先露部为头还是臀

E. 第四步是双手向骨盆入口方向插入,进一步查先露部,并确定入盆程度

27. 腹部四部触诊法,查清胎臀在宫底,胎头在耻骨联合上方,胎背朝向母腹右前方,其胎位是( )

    A. 枕左前   B. 枕右前

    C. 骶左前   D. 骶右前

    E. 骶右横

二、A2 型单项选择题

28. 杜某,孕 36 周。产前检查中发现胎儿近 3 周宫高增长缓慢。实习医师建议检查下列哪项,被主治医师否定,因该项检查不能反映胎盘功能( )

    A. 胎动计数   B. 雌三醇(E3)测定

    C. 尿雌激素/肌酐比值(E/C 比)   D. 血清胎盘生乳素

    E. hCG 测定

29. 一产妇孕 37 周,产前检查出现下列何种情况时,医生正确地决定应该做进一步检查,因为还不能提示是否有胎儿宫内缺氧(储血能力下降)( )

    A. 12 小时胎动计数 <3 次

    B. 胎动消失

    C. 胎动频繁挣扎

    D. 观察 20 分钟无胎动,提示胎儿储备能力下降

    E. 胎动受声振刺激后加强

30. 已婚妇女王某,停经 40 天,前来咨询下列哪项检查结果,医生告诉她该项检查对早孕诊断无帮助( )

    A. 基础体温双相且高温持续 21 天不下降

    B. 妊娠免疫试验(血 β-hCG 测定)

    C. 超声多普勒试验

    D. 黄体酮试验

    E. 尿雌三醇测定

参考答案:

 1. D   2. B   3. B   4. A   5. E   6. C   7. B   8. C   9. A   10. B

11. D   12. A   13. D   14. C   15. B   16. D   17. D   18. D   19. A   20. C

21. B   22. A   23. B   24. C   25. E   26. D   27. B   28. E   29. D   30. E

(陶丽丽)

第四章 小儿生长发育

人的生长发育是指从受精卵到成人的成熟过程。生长和发育是小儿不同于成人的重要特点。生长是指小儿各器官、系统的长大和形态变化,可测出其量的变化;发育是指细胞、组织、器官的分化与功能成熟,为质的改变。生长和发育两者紧密相关,生长是发育的物质基础,生长的量的变化可在一定程度上反映发育的成熟状况。

第一节 小儿年龄分期及体格发育的指标

一、小儿年龄分期及特点

小儿的生长发育是一个动态变化的过程,各系统组织器官逐渐发育,功能逐渐趋向成熟。根据小儿的解剖、生理和心理特点,一般将小儿年龄划分为 7 个时期,各期之间既相互联系,又有区别。护理人员应该以整体、动态的观点来学习各期小儿的特点,并根据各期特点采取相应的护理措施。

（一）胎儿期

从受精卵形成到小儿出生为止,共 40 周,称为胎儿期。胎儿的周龄称为胎龄或妊娠龄。临床上胎儿期被划分为以下 3 个阶段。

1. **妊娠早期** 受精卵从输卵管移行至宫腔着床,细胞不断分裂增长,迅速完成各系统组织器官的形成,共 12 周。此期如受不利因素的影响,胚胎发育可受阻,可导致流产或各种先天畸形的产生。因此,此期是小儿生长发育十分重要的时期。

2. **妊娠中期** 胎儿各器官在此期内迅速成长,功能日渐成熟,共 16 周(自 13 ~ 28 周)。胎龄在 20 周之前,体重 <500 g,肺尚未发育好,如果有意外早产,则不能存活;胎龄在 28 周时,体重约有 1 000 g,此时肺泡结构基本完善,已经具备气体交换的功能,如果早产,则有较大的存活希望。故临床上经常以妊娠 28 周定位为胎儿娩出后有无生存能力的界限。

3. **妊娠晚期** 胎儿以肌肉发育和脂肪积累为主,体重增加迅速。时间为满 28 周至胎儿出生。

由于胎儿完全依靠母体才能生存,因此孕母的健康、营养、情绪状态等因素对胎儿的生长发育影响比较大。如孕母营养不良、吸烟、酗酒、创伤、滥用药物、感染、接触放射性物质、毒品等均可造成胎儿生长发育障碍甚至严重的结果,如死胎、流产、早产、先天畸形等。因此,加强孕期保健和胎儿保健显得十分重要。

(二) 新生儿期

自出生后脐带结扎起至生后满 28 天为止的 4 周称为新生儿期,出生后不满 7 天的阶段称为新生儿早期。按照年龄划分,新生儿期实际包含在婴儿期之内,但由于此期小儿在生长发育等方面具有非常明显的特殊性,因此,将婴儿期中的这一个特殊时期单列为新生儿期。

此期是婴儿出生后逐渐适应外界环境的阶段,小儿开始脱离母体独立生活,体内外环境发生了巨大的变化,由于其生理调节和适应能力尚未发育成熟,易发生意外情况,如窒息、感染等,死亡率相对较高,占婴儿死亡率的 1/2 ~ 2/3,尤其是出生后的第一周死亡率最高。因此,在此期应强调加强护理,如喂养、保暖、清洁卫生、消毒隔离等,帮助新生儿顺利地度过此期。

胎龄满 28 周(体重≥1 000 g)至出生后 7 天,称围生期,又称之为围产期,此期包括胎儿晚期、分娩过程和新生儿早期共三个阶段,是小儿经历巨大变化和生命遭到最大危险的时期,死亡率最高。因此,在此期应重视优生优育,做好围生期保健工作。

(三) 婴儿期

从出生到满 1 周岁之前称为婴儿期。此期小儿的食品以乳汁为主,故又称为乳儿期。

此期是小儿出生后生长发育最迅速的时期,如体重在一年中增加 2 倍,身长增加 50%,脑的发育迅速,1 周岁时开始学习走路等。因生长发育迅速,小儿对营养素、热量、蛋白质的需要量相对较高,但此期小儿的消化吸收功能尚未完善,容易发生消化功能紊乱和营养不良。婴儿半岁以后,易患感染性疾病,这主要是因经胎盘获得的被动免疫力逐渐消失,自身免疫力还未发育成熟所致。因此,在此期应提倡母乳喂养和合理的营养指导,并指导婴儿家长有计划地带婴儿接受预防接种,培养婴儿良好的卫生习惯,并注意消毒隔离。

(四) 幼儿期

从 1 周岁后至满 3 周岁前称为幼儿期。

此期小儿生长发育速度减慢,活动范围逐渐增大,接触的社会事物逐渐增多,智能发育较前加快,语言、思维和社交能力逐渐增强,独立性和自主性不断发展,但是对危险的识别能力不足,自我保护能力相对较弱,所以应格外注意防护,防止创伤、中毒等意外事件发生。由于接触外界环境、自身免疫力不足,仍然易发生传染病和各种免疫性疾病,因此,在此期应加强幼儿的防病能力。此外,此期小儿的膳食应从乳汁为主转换为饭菜,并逐渐向成人饮食过渡,但是因小儿的消化系统功能仍然不够完善,断乳和其他食物的添加应在幼儿早期完成,并注意防止营养不良和消化紊乱等问题的产生。

(五) 学龄前期

从 3 周岁以后到 6 ~ 7 岁入小学前称为学龄前期。

此期小儿生长发育速度进一步减慢,呈现稳步增长状态,如体重每年增加约 2 kg。智能发育更加完善,好奇多问,模仿性强,可塑性较强,因此,应加强早期教育,培养小儿良好的道德品质和生活习惯,为入学做好充分的准备。虽然此期小儿防病能力有所增强,但与同龄儿童和社会事物接触面较广泛,仍可发生传染病、意外事件和各种免疫性疾病(如急性肾炎、风湿热等)。因此,应根据此期特点,做好相应的预防保健工作。

（六）学龄期

从入小学起(6~7岁)到进入青春期为止称为学龄期。

此期小儿体格生长发育处于稳步增长的状态,各器官(除生殖系统外)发育到本期末已经接近成人水平。脑的形态发育基本完成,智能发育较前更加成熟,能做一些目的明确的活动。求知能力加强,理解、分析、综合能力逐步完善,是接受科学文化教育的重要时期,也是心理发展中的一个重大转折时期,应加强对其教育,促进其全面发展。因小儿防病能力增强,感染性疾病的发病率有所降低,但要注意防止近视眼和龋齿的产生,端正各种姿势如坐、立、行等。安排有规律的生活、学习和锻炼,保证充足的营养和休息,防治小儿精神、情绪和行为异常等问题。

（七）青春期

从第二性征出现到生殖功能基本发育成熟、身高停止增长的时期称为青春期。男孩青春期开始和结束的年龄一般比女孩晚2年左右。男孩一般从13~14岁开始到18~20岁,女孩一般从11~12岁开始到17~18岁。但个体和种族差异比较大。

此期由于性激素的作用,生长发育明显加快,呈现第二个生长高峰,第二性征逐渐明显,如男性肩宽、声音变粗、胡须生长,女性骨盆变宽、脂肪丰满,晚期男孩发生遗精,女孩出现月经。由于接触社会增多,受外界环境影响越大,可出现各种新的问题,如心理、行为、精神等方面的问题。因此,此期要及时地根据其心理特点,加强生理、心理卫生和性知识的教育和引导,并保证供给足够的营养,满足生长发育所需,加强体格锻炼,注意充分休息,建立健康的生活方式,树立正确的人生观,养成优良的道德品质。

二、体格生长常用指标及测量方法

（一）体重

体重为各器官、组织、体液的总重量,是反映小儿体格生长,尤其是营养状况的灵敏指标,也是儿科临床上计算药量、静脉输液量等的重要依据。

新生儿的出生体重与胎龄、胎次、性别及宫内营养状况等有关。我国2005年九市城区调查结果显示男婴平均体重为3.33 ± 0.39 kg,女婴平均体重为3.24 ± 0.39 kg,与世界卫生组织的参考值相近(男3.3 kg,女3.2 kg)。出生后一周内由于新生儿多睡少吃,摄入不足,而肺和皮肤蒸发大量水分、胎粪排出较多等原因,可出现暂时性体重下降(下降原来体重的3%~9%),称为生理性体重下降,在生后3~4天达到最低点,此后逐渐回升,在7~10天后恢复至出生时的体重。如果生后及早地给予合理喂哺,则可减少或避免此种情况发生。此外,如果体重下降超过10%或至第10天体重没有恢复至出生时的水平,则为病理性状态,应积极寻找病因,进行防治。

小儿年龄越小,体重增长速度越快。我国1975年、1985年、1995年的调查资料显示,正常足月儿出生后第1个月体重增加1~1.5 kg;生后3个月时体重约为出生时的2倍;出生后第1年内小儿前3个月体重的增长值约等于后9个月体重的增长值,即1岁时体重约为出生时的3倍(9 kg),呈现第一个生长发育高峰,是生后体重增长最快的时期;出生后第2年体重增加2.5~3.5 kg,2周岁时体重约为出生时的4倍(12 kg);2周岁至青春期前体重增长速度减慢,每年增长约2 kg;进入青春期后,由于性激素和生长激素的作用,生长发育再次加快,每年增长在男性约为 5 kg,女性约为 4 kg,呈现第二个生长发育高峰。但是我国在 2005 年对九市城区再次进行调查,结果有些不同,具体为正常足月儿出生后第 1 个月体重增加 1 ~ 1.7 kg;生后 3 ~ 4 个月时体重约为出生时的 2 倍,1 周岁时体重约为出生时的 3 倍(10 kg)。

儿童体重的增长为非等速的增加,进行评价时应以个体儿童自己体重增长的变化作为依据,不可用"公式"计算和人群均数(所谓"正常值")来评价。当无条件测量体重时,为了便于临床应用,可用公式粗略估计小儿体重(表 4-1)。

表 4-1 小儿体重计算公式

年 龄	体重公式(单位 kg)
现用公式	
12 个月	10
1 ~ 12 岁	体重 = 年龄(岁)×2 + 8
曾用公式 I	
1 ~ 6 个月	体重 = 出生时体重(kg) + 月龄 × 0.7
7 ~ 12 个月	体重 = 6(kg) + 月龄 × 0.25
2 岁至青春期前	体重 = 年龄 × 2 + 7(或 8)(kg)
曾用公式 II	
3 ~ 12 个月	体重 = (月龄 + 9)/2
1 ~ 6 岁	体重 = 年龄(岁)×2 + 8
7 ~ 12 岁	体重 = [年龄(岁)×7-5]/2

体重测量方法(表 4-2)。

表 4-2 体重测量方法

项 目	内 容
测量时间	以晨起空腹排尿后或进食后 2 小时为最佳测量时间
测量器材	小婴儿用载重为 10 ~ 15 kg 的盘式杆秤测量,准确读数至 10 g
	1 ~ 3 岁用载重为 50 kg 的坐式杆秤测量,准确读数至 50 g
	3 岁以上用载重为 100 kg 的站式杆秤测量,准确读数不超过 100 g
测量方法	婴儿卧于秤盘中央(图 4-1);1 ~ 3 岁取坐位测量(图 4-2);3 岁以上取立位测量(图 4-3),测量时站立于站板中央,两手自然下垂
测量注意事项	称体重时应脱去衣裤、鞋袜后进行;衣服不能脱去时,计算体重时应尽量准确地减去衣物等重量;称前必须校正至零点;测量期间小儿不可触及其他物体或者左右摇晃

称体重有 3 种方法如图 4-1,4-2,4-3 所示。

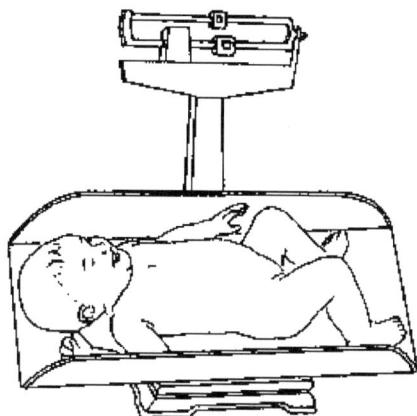

图 4-1 盘式杠杆称测量体重

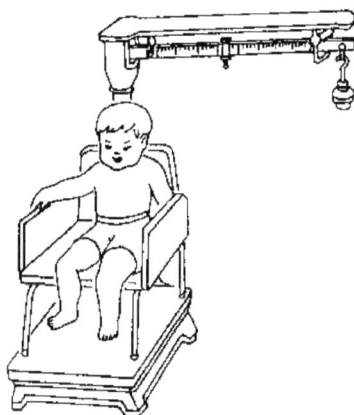

图 4-2 坐式杠杆称测量体重

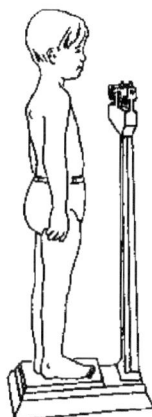

图 4-3 站立式杠杆称测量体重

(二) 身高(长)

身高指从头顶到足底的全身长度。因 3 岁以下小儿立位测量不易准确,需仰卧位测量,称为身长;3 岁以上小儿,可立位测量,称为身高。立位与仰卧位测量值可相差 1~2 cm。

身高(长)的增长与多种因素相关,如种族、遗传、营养、内分泌、疾病等。明显的身材异常往往由于甲状腺功能减低、生长激素缺乏、营养不良等引起,但是短期的疾病与营养波动不会影响身高(长)。

身高(长)增长的规律与体重相似,年龄越小、增长速度越快,可出现婴儿期和青春期两个生长高峰。新生儿出生时身长平均为 50 cm,出生后第 1 年增长速度比较快,约为 25 cm,其中前 3 个月增长 11~12 cm,与后 9 个月的增长量几乎相等,1 岁时身长大约为 75 cm。第 2 年身长增长速度开始减慢,每年增长 10~12 cm,因此 2 周岁时身长约为 87 cm。2 岁以后,小儿身高(长)增长进入平稳状态,每年增长 6~7 cm。如果 2 岁以后每年身高增长低于 5 cm,为生长发育速度下降。进入青春期后,身高出现第二个增长高峰。

2~12 岁身高(长)的估算公式为:身高(cm) = 年龄(岁)×7 + 75 cm

身高(长)由头、躯干(脊柱)和下肢长度组成。各部分增长速度各不一致(图4-4)。如生后第1年头部生长速度最快,躯干次之,进入青春期后,下肢生长速度最快。因此,组成身高的各部分在各年龄期所占身高(长)的比例各不相同,如头部占身高的比例,在婴幼儿为1/4,在成人则为1/8(图4-4)。因此需要测量上部量(从头顶至耻骨联合上缘)和下部量(从耻骨联合上缘至足底)来协助判断身高(长)是否属于正常范围。正常情况下,初生婴儿上部量>下部量(中点在脐上),随着年龄增长,下肢长骨增长,中点逐渐下移,2岁时在脐下,6岁时在脐与耻骨联合上缘之间,12岁时在耻骨联合上缘,此时上部量等于下部量。

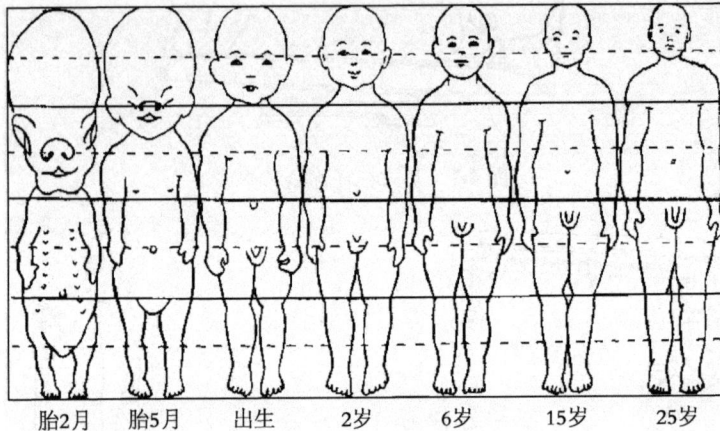

图4-4 胎儿时期至成人身体各部分比例

身高(长)测量方法(表4-3)。

表4-3 身高(长)测量方法

年　龄	测量方法
3岁以下(图4-5)	用量板卧位测量。脱鞋、帽、袜及外衣,仰卧于量板中线上,面向上,两耳在同一水平上,头顶接触头板,测量者一手按直小儿膝部,使两下肢伸直紧贴底板,一手移动足板使紧贴小儿足底,并与底板相互垂直,读刻度精确至0.1 cm,并记录
3岁以上(图4-6)	用身高计或固定于墙上的软尺进行测量。小儿脱鞋、帽,直立,两眼正视前方,足跟靠拢,足尖分开约60°,足跟、臀部和两肩都接触立柱或墙壁。测量者移动身高计头顶板与小儿头顶接触,板呈水平位时读立柱上数字(cm),读数精确至0.1 cm,记录

身长(身高)测量如图4-5,4-6所示。

(三)坐高

坐高是由头顶到坐骨结节的高度。3岁以下小儿采取仰卧位测量,称为顶臀长。3岁以上小儿采取坐位测量,称为坐高。坐高代表头颅与脊柱的发育情况。随着年龄的增长,下肢的增长速度加快,因此,坐高占身高的百分比随着增长而下降,由出生时的67%下降到14岁时的53%,而且此百分比显示了身体上部和下部比例的变化,反映了身材的匀称性,与坐高绝对值相比,更有临床意义。

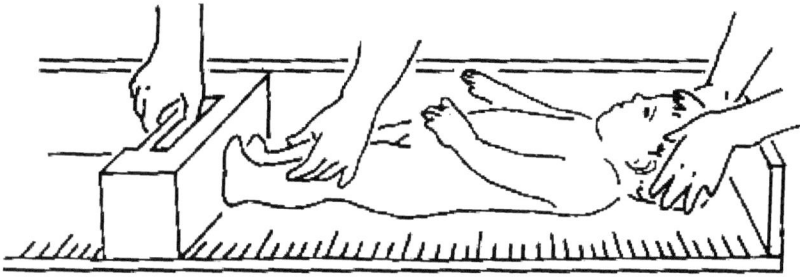

图 4-5 身长测量

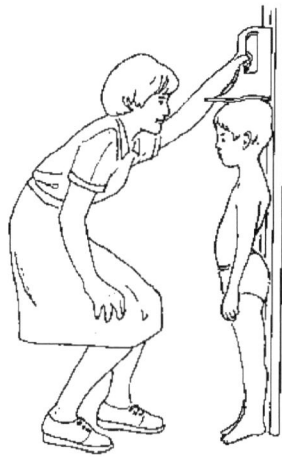

图 4-6 身高测量

坐高测量方法(表4-4)。

表 4-4 坐高测量方法

年　龄	测量方法
3岁以下(图4-7)	小儿仰卧于量板上,测量者一手提起小儿小腿使膝关节屈曲,大腿与底板垂直而骶骨紧贴底板,一手移动足板紧压臀部,读刻度精确至0.1 cm,记录
3岁以上(图4-8)	小儿坐于坐高计上,身体先前倾使骶部紧靠量板,再挺身坐直,大腿靠拢紧贴凳面与躯干成直角,膝关节屈曲成直角,两脚放平,移下头板与头顶接触,读数精确至0.1 cm,记录

3岁以下顶臀长测量见图4-7,3岁以上坐高测量如图4-8所示。

(四) 指距

指距是两上肢水平伸展时两中指指尖之间的距离,代表上肢长骨的生长。正常人略小于身高的数值,如果指距大于身高1~2 cm,即有可能是长骨生长异常,如马方综合征。

测量方法:被测者两上肢水平伸展,测量者将软尺0点固定于一手中指指尖,将软尺紧贴手臂至另一侧手指中指指尖,精确读数至0.1 cm,记录。

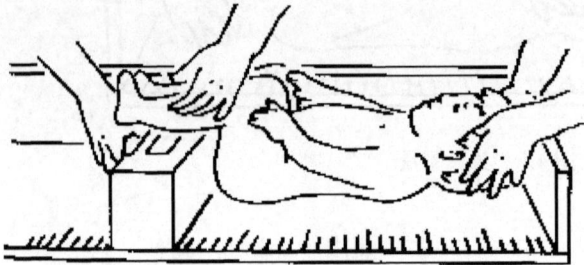

图4-7　3岁以下顶臀长测量

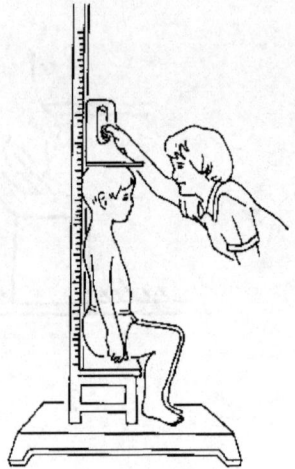

图4-8　3岁以上坐高测量

（五）头围

头围是指经眉弓上方、枕后结节绕头一周的长度，与脑和颅骨的发育密切相关。胎儿期，脑的发育在全身各系统中居于领先地位，因此出生时头围相对较大，达32～34 cm；在生后第1年的前3个月和后9个月，头围都约增长6 cm，因此1岁时头围约为46 cm；出生后第2年头围增长开始减慢，2岁时约为48 cm；2～15岁头围仅增加6～7 cm，15岁时接近于成人水平。头围测量在2岁以内最有价值。头围较小，提示脑发育不良；头围增长超过正常范围，提示脑积水。

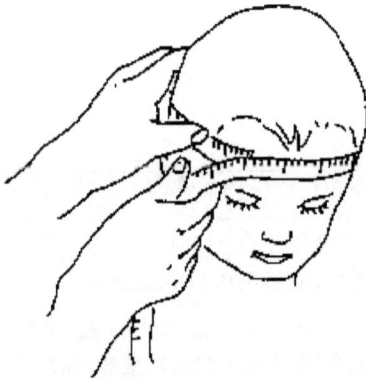

图4-9　头围测量

测量方法：测量者将软尺0点固定于小儿头部一侧眉弓上缘，将软尺紧贴头皮绕枕骨结节最高点及另一侧眉弓上缘后回到0点，精确读数至0.1 cm，记录（图4-9）。测量时注意软尺紧贴皮肤，左右对称，梳辫子的女孩应先将辫子解开放松。

（六）胸围

胸围是指沿乳头下缘绕胸一周的长度。胸围大小与肺、胸廓的发育状况密切相关。出生时胸围约为32 cm，比头围小1～2 cm；1岁时胸围等于头围，为46 cm；1岁以后，胸围逐渐超过头围，头围与胸围的增长曲线形成交叉，而且交叉时间与儿童的营养和胸廓发育密切相关，交叉时间延后者，一般见于发育较差者，小儿爬行训练可促进胸廓发育。1岁至青春期前胸围超过头围的厘米数约等于小儿岁数减1。

测量方法：取卧位或立位，两手自然放平或下垂，测量者把软尺0点固定于一侧乳头下缘，并将软尺紧贴皮肤，经背部两侧肩胛骨下缘回至0点，取平静呼气、吸气时的中间读数，精确读数至0.1 cm，记录。测量时注意对乳腺已发育的女孩，0点应固定于胸骨中线第4肋间。

（七）腹围

平脐(小婴儿以剑突与脐之间的中点)水平绕腹一周的长度称为腹围。2 岁以下腹围与胸围大致相等,2 岁以上腹围较胸围小。当患有腹部疾病如有腹水时需要测量腹围。

测量方法:小婴儿取卧位,将软尺 0 点固定于剑突与脐连线的中点,经同一水平绕腹一周,再回到 0 点。小儿即平脐绕腹一周,精确读数至 0.1 cm,记录。

（八）上臂围

上臂围指沿肩峰与尺骨鹰嘴连线中点的水平绕上臂一周的长度。它代表上臂骨骼、肌肉、皮下脂肪和皮肤的发育水平,反映了小儿的营养状况。出生后第 1 年上臂围增长迅速,尤其以前半年最快,1~5 岁期间增长缓慢。在无条件测量身高和体重的地方,可测量上臂围,以此来普查 5 岁以内小儿的营养状况。评估标准为:<12.5 cm 为营养不良;12.5~13.5 cm 为营养中等;>13.5 cm 为营养良好。

测量方法:取立位、坐位或仰卧位,两手自然放平或下垂,将软尺 0 点固定于肩峰与尺骨鹰嘴连线中点,沿该水平紧贴皮肤绕上臂一周,回到 0 点,精确读数至 0.1 cm,记录。

（九）牙齿

牙齿的发育与骨骼的发育有一定的关系。人的一生有两副牙齿,即 20 颗乳牙和 32 颗恒牙。出生时在颌骨中已经有骨化的乳牙芽孢,但是未萌出,出生后 4~10 个月乳牙开始萌出,约在 2 岁半时出齐,2 岁以内的乳牙数目约为月龄减 4~6,但是乳牙萌出时间有较大的个体差异,12 个月尚未萌出者为乳牙萌出延迟。恒牙的骨化自新生儿时开始,6 岁左右开始萌出第一颗恒牙即第 1 恒磨牙,又称六龄牙,萌出于第 2 乳磨牙之后。7~8 岁开始,乳牙按萌出顺序先后脱落代之以恒牙,其中第 1、2 乳磨牙被第 1、2 双尖牙代替。12 岁左右萌出第 2 恒磨牙。18 岁左右萌出第 3 恒磨牙即智齿,但有个别人终身不会萌出此牙。恒牙一般在 20~30 岁时出齐(图 4-10)。

出牙为生理现象,但个别小儿可有低热、流涎、睡眠不安、烦躁等反应;较严重的营养不良、佝偻病、甲状腺功能减低症、唐氏综合征(21-三体综合征)等患儿可有出牙迟缓、牙质差等情况。

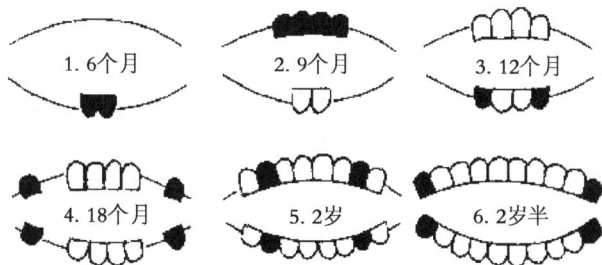

图 4-10 乳牙萌出顺序

（十）囟门

前囟为顶骨和额骨边缘形成的菱形间隙(图 4-11),其对边中点连线长度在出生时为 1.5~2.0 cm,后随颅骨的发育而增大,6 个月后逐渐骨化而变小,于 1~1.5 岁时闭合。前囟发育会出现异常表现(表 4-5),后囟为顶骨和枕骨边缘形成的三角形间隙,在出生时已经很小或已经闭合,最迟应在生后 6~8 周闭合。

表 4-5　囟门发育的异常表现

异常表现	常见疾病
过小或早闭	小头畸形
迟闭或过大	佝偻病、先天性甲状腺功能减低症等
凹陷	极度消瘦或脱水者
饱满	提示颅内压增高,见于脑积水、脑炎、脑膜炎、脑肿瘤等疾病

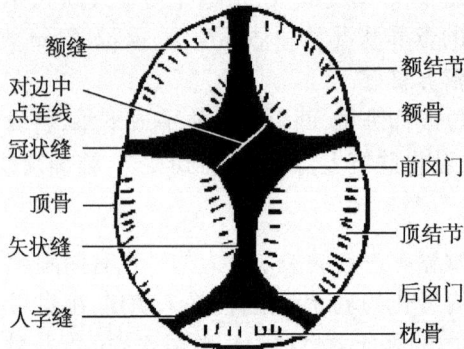

图 4-11　小儿前、后囟门

（刘　芹）

第二节　儿科特点

一、解剖特点

　　在生长发育的过程中,小儿的身体不断发生着变化,如体重、身高(长)、头围、胸围等的增长,以及身体各部分比例的改变,牙齿的萌出、骨骼的发育等。因此,护理人员应该遵循小儿的正常生长发育规律,正确对待小儿生长发育过程中的特殊现象,才能鉴别正常或病态现象,并给予相应的护理。如新生儿和小婴儿头部比例相对较大,颈部肌肉和颈椎发育相对滞后,因此,抱婴儿时应注意保护头部,并且在婴儿平卧位时在其肩下垫软垫抬高 2~3 cm,使颈部稍后伸至中枕位,以保持呼吸道通畅;小儿骨骼比较柔软且富有弹性,不易折断,但是不能长期受压以防变形;新生儿胃呈水平位,哺乳后易溢乳,因此在哺乳后宜将小儿竖立并轻拍背部直至打嗝后再放下;小儿髋关节处的韧带相对较松弛,容易发生脱臼及损伤,因此,护理动作应轻柔,避免过度牵拉等动作。

二、生理生化特点

　　不同年龄的小儿有着不同的生理生化正常值,如心率、血压、呼吸频率、体液免疫等。如婴儿的肾脏功能尚未成熟,与成人相比,容易发生水、电解质代谢紊乱;小儿代谢旺盛,对营养物质和能量的需要相对较高,但胃肠消化吸收功能尚未成熟,容易发生营养缺乏和消化紊乱,特别是腹泻;小儿贫血时易发生髓外造血,恢复胎儿期的造血功能。因此,护理人员应熟悉各个时期小儿的生理生化特点,才能正确判断临床中出现的问题,给予相应的护理。

三、病理特点

小儿的生长发育不够成熟,故对同一致病因素的反应往往与成人有所不同。如维生素 D 缺乏时,在婴儿表现为佝偻病,在成人则表现为骨软化症;肺炎链球菌所致的肺部感染在婴儿常表现为支气管肺炎,在年长儿则表现为大叶性肺炎。

四、免疫特点

小儿的皮肤、黏膜娇嫩,淋巴系统发育尚未成熟,细胞免疫及体液免疫尚未健全,防御能力相对较差。新生儿可通过胎盘从母体获得 IgG(被动免疫),故在生后半岁之内患某些传染病的机会相对较少;但半岁之后,来自母体的 IgG 的浓度下降,而自行合成 IgG 的能力一般要到 6~7 岁时才能达到成人水平,患病的机会相对增多。母体的 IgM 不能通过胎盘,故新生儿的血清 IgM 浓度低,容易患革兰阴性细菌感染;婴幼儿期分泌型 IgA(SIgA)缺乏,因此容易患呼吸道及消化道感染;其他体液因子如补体、调理素、趋化因子等活性因子及白细胞吞噬能力等也较低。所以,护理人员应特别注意消毒隔离,做好预防工作,减少小儿感染的概率。

五、心理社会特点

小儿时期是心理行为发育和个性发展的重要时期。由于小儿身心发育尚未成熟,缺乏适应及满足需要的能力,依赖性较强,合作性较差,好奇心较大,好动,缺乏经验,易发生各种意外事故。此外,小儿的心理发育过程也受家庭、学校、社会环境等因素的影响。因此,护理人员应以小儿及其家庭为中心,与小儿家长、幼教工作者、学校教师等共同合作,根据不同时期小儿的心理发育特点和心理需要,采取相应的护理措施,促进小儿身心健康成长。

六、疾病特点

小儿疾病种类与成人有较大差异,如婴幼儿患先天性、遗传性疾病和感染性疾病较成人多见;小儿心脏病中以先天性心脏病多见,而成人则以冠状动脉粥样硬化性心脏病(冠心病)多见;儿童风湿热活动常伴有风湿性心肌炎,而成人则以心脏瓣膜病变为主。

七、临床特点

小儿患感染性疾病时往往起病急、来势凶,缺乏局限能力,易并发败血症,常伴有呼吸、循环衰竭和水、电解质紊乱;新生儿患感染性疾病时常仅表现为反应低下,如黄疸、体温不升、拒食、表情呆滞、外周血白细胞数不增或下降等,常缺乏明确的定位症状和体征。此外,小儿病情发展容易反复波动,变化多端,因此,护理人员应密切观察变化,及时发现问题,给予相应护理措施。

八、诊治特点

小儿免疫力较差,调节和反应能力也不够成熟,易出现各种并发症,有时几种疾病可同时存在,而且不同时期小儿患病有其独特的临床表现,故在诊断时应特别重视年龄因素的影响。以小儿惊厥为例,发生于新生儿期应考虑与产伤、窒息、颅内出血或先天异常等有关;6个月之内小儿的无热惊厥应考虑是否有手足抽搦症或中枢神经系统感染;6 个月至 3 岁的小儿常表现为高热惊厥和中枢神经系统感染;3 岁以上年长儿的无热惊厥则以癫痫多见。由于年幼儿不能主动反映或准确诉说病情,因此在诊治过程中,既要向家长详细收集病史,还要严密观察病情,结合必要的辅助检查,才能早期作出确切的诊断,并给予相应的治疗和护理。

九、预后特点

小儿疾病虽然起病急骤、来势凶猛、变化多,但是病情转归有正反两面倾向,从正面而言,如果诊治及时、有效,护理得当,病情往往迅速好转恢复,较少留下后遗症;从反面而言,年幼、体弱、危重患儿的病情变化迅速,可能在未见明显临床症状时即已发生死亡。所以,护理人员应严密观察病情的细微变化,以争取抢救机会。

十、预防特点

加强预防工作是降低小儿发病率和死亡率的重要环节。近年来,由于广泛开展计划免疫和加强传染病的管理,许多小儿传染病的发病率和死亡率已有明显的下降。由于儿童保健工作被高度重视,营养不良、肺炎、腹泻等多发病、常见病的发病率和死亡率也有明显的降低。出生后尽早筛查和发现某些先天性、遗传性疾病以及视觉、听觉障碍和智力异常,并及时加以干预和矫治,可以防止发展成为严重伤残,此项也属于预防的范畴。有些小儿时期的疾病和成人的疾病密切相关,如小儿时期的肥胖症可发展成为成人的高血压、动脉粥样硬化性心脏病;儿童风湿热可发展成为成人的风湿性心脏瓣膜病;小儿时期的尿路感染或隐匿性肾炎治疗不彻底可迁延至成人期,并发展成为慢性肾衰竭。因此,加强小儿时期的疾病预防,不仅可以增强小儿体质,还可以及时发现和治疗一些潜在的疾病,从而保证成年期的健康。

(刘 芹)

第三节 生长发育的规律及影响因素

一、小儿生长发育的规律

(一) 生长发育的连续性和阶段性

生长发育在整个小儿时期是一个连续的过程,但各个年龄阶段生长发育的快慢却各不相同,并且具有阶段性,一般年龄越小,体格增长的就越快。如在婴儿期,小儿的体重和身长增长很快:生后 6 个月生长最快,尤其是出生后的头 3 个月,出现生后第一个生长高峰,婴儿期的后半年(7 ~ 12 个月)生长速度逐渐减慢,至青春期体重和身长速度又加快,出现第二个生长高峰。

(二) 各系统器官发育的不平衡性

小儿各系统的发育快慢不同,各有先后。神经系统发育先快后慢——脑在出生后两年发育较快,生殖系统发育先慢后快,淋巴系统则先快而后回缩,年幼时皮下脂肪发育较发达,肌肉组织到学龄期才发育加速。其他系统如心、肝、肾、肌肉的发育基本与体格生长发育相平衡。出生后主要系统的生长规律见图4-12。

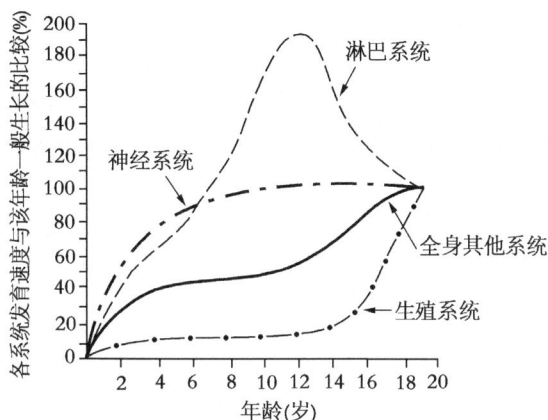

图4-12　出生后主要系统的生长规律

（三）生长发育的顺序性

就小儿机体而言,生长发育遵循由上到下、由近到远、由粗到细、有简单到复杂、有低级到高级的规律。如先抬头、后抬胸,再会坐、立、行(由上到下);由伸臂,再到双手握物,先会控制腿到再控制脚的活动(由近到远);手拿物品先会用全手掌掌握,以后发展到能用手指端拾取(由粗到细);先会画直线,进而能画圆、画人,先学会咿呀发音,而后学会说单字和句子(由简单到复杂);先会看、听、感觉事物、认识事物,再发展到记忆、思维、分析和判断等高级神经活动(由低级到高级)。

（四）生长发育的个体差异性

小儿生长发育虽具有一定的规律,但在一定范围内由于受到小儿自身机体内、外因素(如遗传、性别、环境、教养等)影响而存在着相当大的个体差异,个体差异一般随着年龄的增长而愈加显著,青春期差异更大。儿童的生长发育水平有一定的正常范围,所谓的正常值不是绝对的,必须考虑到影响个体的不同因素,并作连续动态的观察,才能做出正确的判断。

二、影响小儿生长发育的因素

营养、疾病、孕母情况、遗传等因素均能影响小儿的生长发育,遗传决定了小儿生长发育的潜力,这种潜力又受到众多外界因素的作用和调节,决定了每一个体的生长发育水平。由于男、女孩生长发育各有其特点,如女孩的青春期约比男孩早2年,但其最终进入成人期后男孩的平均身高、体重就要优于女孩,原因是男孩青春期虽然开始较晚,但其延续时间较长,故最终男孩的体格生长明显超越女孩。因此,在评估小儿生长发育水平时,应分别按男、女孩的不同标准进行。

（一）遗传

小儿的生长发育受父母双方遗传因素的影响。不同种族、家族、性别间的差异影响着人的皮肤颜色、面型特征、身材高矮、性成熟的早晚及对疾病的易感性等。在骨骼、肌肉和皮下脂肪发育方面,女孩肩距窄、骨骼轻、骨盆较宽,皮下脂肪丰满,而肌肉发育不如男孩。因此,遗传也决定了小儿性格、气质和学习方式等方面的特点。遗传性疾病无论是染色体畸变或代谢性缺陷对小儿生长发育均有显著影响。

(二)孕母情况

胎儿在宫内的发育受孕母生活环境、营养、情绪、健康状况等各种因素的影响。如妊娠早期感染风疹病毒可导致胎儿先天畸形;严重营养不良、高血压可致流产、早产和胎儿发育迟缓;孕母接受某些药物、放射线辐射、环境毒物污染和精神创伤等,可使胎儿出生后生长发育受阻。

(三)营养

合理的营养是小儿生长发育的物质基础,是保证小儿健康成长极为重要的因素,年龄越小受营养因素的影响越大。宫内营养不良的胎儿,不仅体格生长落后,脑的发育也迟缓;生后长期营养不良首先导致体重不增,甚至下降,最终也会影响身高的增长,使机体的免疫、内分泌、神经调节等功能低下,影响智力、心理和社会适应能力的发展。儿童摄入过多热量所致的肥胖也会对其生长发育造成严重影响。

(四)生活环境

外界环境、季节、心理、社会因素、运动,以及父母的育儿态度与习惯,对小儿生长发育也有一定的影响。设置良好的居住环境,如阳光充足、空气新鲜和水源清洁,选择健康的生活方式、科学的护理与教养,为小儿安排有规律的生活制度和适合年龄特点的体格锻炼,以及完善的医疗保健服务设施等,是保证小儿体格、神经、心理发育达到最佳状态的重要因素。

(五)疾病和药物

疾病对小儿生长发育的影响十分明显,急性感染常使体重减轻;长期慢性疾病还影响体重和身高的增长;内分泌疾病常引起骨骼生长和神经系统发育迟缓;先天性疾病,如先天性心脏病、唐氏综合征(21-三体综合征)等,对体格和神经心理发育的影响更为明显。药物也可影响小儿的生长发育,如较大剂量或较长时间应用链霉素、庆大霉素可致听力减退,甚至耳聋;长期应用肾上腺皮质激素可致身高增长的速度减慢,尤其是在生长的关键期对成长易造成永久性的影响。

(陈 光)

第四节　神经心理发育

一、神经系统的发育

在胎儿时期神经系统发育最早,尤其是脑的发育最为迅速。出生时脑重约370 g,占其体重的1/9～1/8,达成人脑重(约1 500 g)的25%;6个月时脑重为600～700 g,2岁时达900～1 000 g,7岁时接近于成人脑重。出生后脑重的增加主要由于神经细胞体积增大和树突的增多、加长,以及神经髓鞘的形成和发育。3岁时神经细胞已基本分化完成,8岁时接近成人,神经纤维髓鞘化到4岁时才完成。因此婴儿时期各种刺激引起的神经冲动传导缓慢,而且易于泛化,不易形成明显的兴奋灶,易使其疲劳而进入睡眠状态。生长发育时期的脑组织耗氧较大,小儿脑耗氧量在基础代谢状态下占总耗氧量的50%,而成人仅为20%。

脊髓的发育与运动功能的发育相平行。在胎儿期,脊髓下端达第2腰椎下缘,4岁时上移至第1腰椎,在进行腰椎穿刺时应注意。

初生婴儿即具有一些先天性反射,如觅食、吸吮、握持、拥抱等,这些反射会随年龄增长而消失。婴儿肌腱反射较弱,腹壁反射和提睾反射不易引出,到1岁时才稳定。3~4个月前的婴儿肌张力增高,Kernig征可为阳性,2岁以内小儿Barbinski征阳性亦可为生理现象。

二、感知的发育

1. 视感知的发育(表4-6)

表4-6 视感知的发育

年 龄	视 感 知
新生儿	视觉不敏锐,在15~20 cm范围内最清晰
1个月	有初步的头眼协调,头跟随移动的物体在水平方向转动90°
3~4个月	头眼协调较好,头可随物体水平移动180°,喜欢看自己的手
6~7个月	目光可随上下移动的物体垂直方向转动,出现眼手协调动作,追随下落的物体,喜欢红色等鲜艳明亮的颜色
8~9个月	开始出现视深度的感觉,能看到小物体
18个月	能区别各种形状,喜欢看图画
2岁	两眼调节好,可区别垂直线和横线
5岁	能区别各种颜色
6岁	视深度已经充分发育,视力达1.0

2. 听感知的发育(表4-7)

表4-7 听感知的发育

年 龄	听 感 知
出生时	听力较差
出生后3~7天	听力较好,声音可引起呼吸节律改变
1个月	能分辨"吧"和"啪"的声音
3~4个月	头可转向声源(定向反应),听到悦耳声时会微笑
6~7个月	可区别父母声音,唤其名有应答反应
7~9个月	能确定声源,区别语言的意义
1岁	能听懂自己的名字
2岁	能区别不同高低的声音,听懂简单吩咐
4岁时	听觉发育完善

3. 味觉和嗅觉的发育

(1) 味觉:出生时味觉已发育完善;4~5个月的婴儿对食物的微小改变很敏感。因此应合理添加各类辅食,使其适应不同味道的食物。

(2) 嗅觉:出生时嗅觉已发育成熟,闻到乳香会寻找乳头,3~4个月时能区别好闻和难闻的气味。

4. 皮肤感觉的发育 皮肤感觉包括触觉、痛觉、温度觉和深感觉。触觉是引起小儿某些反射的基础,新生儿眼、口周、手掌、足底等部位的触觉已很灵敏,触之即有瞬目、张口、缩回手足等反应,而前臂、大腿、躯干部触觉则相对迟缓。小儿出生时已有痛觉,但较迟钝,第2个月起才逐渐改善。新生儿温度觉已很灵敏,尤其是对冷刺激的反应。2~3岁时能通过接触区分物体的各种属性如软、硬、冷、热等;5岁时能分辨体积相同而重量不同的物体。

5. 知觉发育 知觉是人对事物各种属性的综合反映。知觉的发育与上述的视、听、触等感觉的发育密切相关。生后5~6个月时小儿已有手眼协调动作,通过看、咬、摸、闻、敲击等活动逐步了解物体各方面的属性,其后随着语言的发展,小儿的知觉开始在语言的调节下进行。1岁末开始有空间和时间知觉;3岁能辨上下;4岁能辨前、后;5岁能辨自身的左、右;小儿时间知觉发育较晚,4~5岁时开始有时间概念,如白天、晚上、今天、明天等;5~6岁时能区分前天、后天、大后天等;10岁时能掌握秒、分、时、月、年的知识。

三、运动的发育

运动的发育可分为大运动(包括平衡)和细运动两大类。

1. 平衡和大运动

(1) 抬头:新生儿俯卧位时能抬头1~2秒;3个月时抬头较稳(图4-13);4个月时抬头很稳并能自由转动。

(2) 坐:新生儿腰肌无力,至3个月扶坐时腰仍呈弧形;5个月靠着坐时腰能伸直;6个月时能双手向前撑住独坐;8个月时能坐稳,并能左右转身(图4-14)。

(3) 匍匐、爬:新生儿俯卧位时已有反射性的匍匐动作;2个月时俯卧能交替踢腿;3~4个月时可用手撑起上身数分钟;7~8个月时可用手支撑胸腹,使上身离开床面或桌面,有时可在原地转动身体;8~9个月时可用双上肢向前爬;12个月左右爬时手膝并用(图4-15);18个月时可爬上台阶。

(4) 站、走、跳:新生儿直立时双下肢稍能负重,可出现踏步反射和立足反射;5~6个月扶立时双下肢可负重,并能上下跳动;8个月时可扶站片刻,背、腰、臀部能伸直(图4-16);10个月左右可扶走;11个月时可独自站立片刻;15个月时可独自走稳(图4-17);18个月时可跑步及倒退行走;2岁时能双足并跳(图4-18);2岁半时能单足跳1~2次(图4-19);3岁时双足交替走下楼梯;5岁时能跳绳(图4-20)。

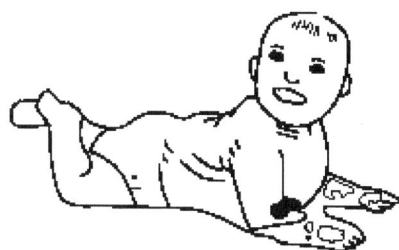

图 **4-13**　抬头稳(3 个月)

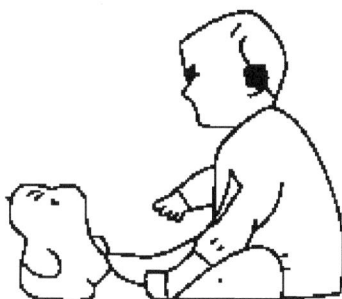

图 **4-14**　坐(8 个月)

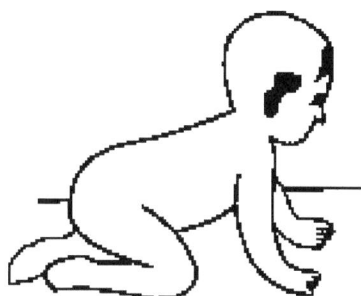

图 **4-15**　手膝爬(12 个月)

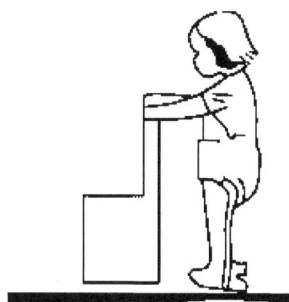

图 **4-16**　扶站片刻(8 个月)

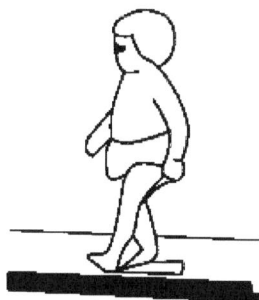

图 **4-17**　独走(15 个月)

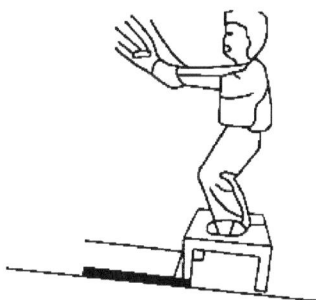

图 **4-18**　双足并跳(2 岁)

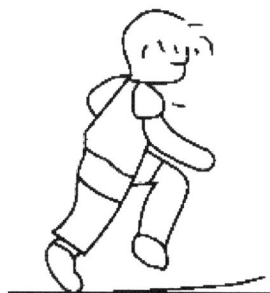

图 **4-19**　单足跳(2.5 岁)

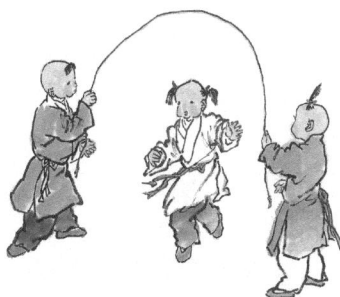

图 **4-20**　跳绳(5 岁)

2. 细动作发育(表4-8)

表4-8　细动作发育

年　龄	细动作发育
新生儿	两手握拳很紧
2个月	握拳姿势逐渐松开
3~4个月	握持反射消失,开始有意识地取物
6~7个月	能独自摇摆或玩弄小物体,出现换手与捏、敲等探索性动作
9~10个月	可用拇指和示指取物,喜欢撕纸
12~15个月	学会用匙,乱涂画,能几页、几页地翻书
18个月	能叠2~3块方积木
2岁	能叠6~7块方积木,能握杯喝水
3岁	在别人的帮助下会穿衣服
4岁	基本上能自己脱、穿简单衣服
5岁	能学习写字

四、语言的发育

语言的发育与智能关系密切,必须听觉、发音器官和大脑功能正常,并须经过准备、理解和表达3个阶段。

1. 语言准备阶段　新生儿已会哭叫;1~2个月开始发喉音;2个月发"啊"、"咿"、"呜"等元音;6个月时能发辅音;7~8个月能发"baba"、"mama"等语音;8~9个月时喜欢模仿成人的口唇动作练习发音。

2. 语言理解阶段　9个月左右能听懂简单的词意,如"再见"、"把手给我"等;10个月时能有意识地叫"爸爸"、"妈妈"。

3. 语言表达阶段　1岁开始会说简单的单词,然后组成句子;先会用名词,以后才会用动词、形容词、介词等。如1岁能指出自己的手、眼睛;18个月能认识和指出身体各部分;2岁时能说有2~3字组成的短句;3岁时能说短歌谣;4岁时能讲述简单的故事情节。

五、心理活动的发展

1. 注意的发展　婴儿时期以无意注意为主;3个月开始能短暂地集中注意人的脸和声音,随年龄增长,越来越多的出现有意注意,但幼儿时期稳定性差,易分散、转移;5~6岁后才能较好地控制自己的注意力。

2. 记忆的发展　婴幼儿时期的记忆特点是时间短、内容少,容易记忆带有欢乐、愤怒、恐惧等情绪的事情,而且以机械记忆为主,精确性差,随着思维、理解、分析能力的发展,才有了有意记忆和逻辑记忆。

3. 思维的发展　小儿1岁以后开始产生思维,婴幼儿的思维为直觉活动思维,即思维与客观物体及行动分不开,不能脱离人物和行动来主动思考,如拿着玩具汽车边推边说"汽车来了"。

学龄前小儿以具体形象思维为主,即凭具体形象引起的联想来进行思维,尚不能考虑事物间的逻辑关系和进行演绎推理。随着年龄的增大,6~11岁以后儿童逐渐学会综合分析、分类比较等抽象思维方法,使思维具有目的性、灵活性和判断性,再进一步发展独立思考的能力。

4. **想象的发展** 新生儿无想象能力,1~2岁时想象处于萌芽状态,3岁后想象内容稍多,但仍为片断、零星的,学龄前期想象力有所发展,但以无意想象和再造想象为主,有意想象和创造性想象到学龄期才迅速发展。

5. **情绪、情感的发展** 新生儿因生后不易适应宫外环境,常表现出不安、啼哭等消极情绪,2个月时积极情绪增多,尤其是哺乳、抚摸、抱、摇等可使其情绪愉快。当6个月后小儿能辨认陌生人时会逐渐产生对母亲的依恋和分离性焦虑;至9~12个月时达高峰,随着与别人交往增多,逐渐产生比较复杂的情绪,如爱、恨、喜、怒等。婴幼儿情绪表现特点是时间短暂、反应强烈、容易变化、外显而真实、易冲动,但反应不一致。随着年龄的增长,小儿能有意识地控制自己的情绪,情绪反应渐趋稳定,情感也日益分化,产生信任感、安全感、荣誉感、责任感、道德感等。

6. **意志的发展** 新生儿无意志,随着语言、思维的发展,婴幼儿期小儿开始出现意志的萌芽。随着年龄的增长,小儿意志逐步形成和发展。积极的意志主要表现为自觉、坚持、果断和自制;消极的意志则表现为依赖、顽固和易冲动等。成人可通过日常生活、游戏和学习等来培养孩子积极的意志。

7. **性格的发展** 婴儿期出于一切生理需要均依赖成人,逐渐建立对亲人的依赖性和信赖感。幼儿时期小儿有一定自主感,但又未脱离对亲人的依赖,常出现违拗言行与依赖行为相交替现象。学龄前期小儿生活基本能自理,主动性增强,但主动行为失败时容易出现失望和内疚。学龄期小儿开始正规学习生活,重视自己勤奋学习的成就,如不能发现自己的学习潜力将产生自卑。青春期体格生长和性发育开始成熟,社交增多,心理适应能力加强,但容易情绪波动,在对各种问题处理不当时易发生性格变化。性格一旦形成即相对稳定。

8. **小儿早期的社会行为** 小儿社会行为是各年龄阶段心理行为发展的综合表现(表4-9)。

表4-9 小儿早期的社会行为

年 龄	社会行为
新生儿	不舒服时会哭,抱起即安静
2个月	注视母亲的脸,逗引会微笑
4个月	认出母亲与熟悉的东西,能发现和玩弄自己的手、脚等,开始与别人玩,高兴时笑出声
6个月	可辨别出陌生人,玩具被拿走时会表示反对
8个月	开始注意周围人的行动,寻找落下或被当面遮盖的东西
9~12个月	认生的高峰期,对熟悉与不熟悉的人和物有喜或憎的表现,会模仿别人的动作,呼其名会转头
1岁后	独立性增强,喜欢玩变戏法和躲猫猫游戏,能较正确地表示喜怒、爱憎、害怕、同情、妒忌等感情
2岁左右	不再认生,爱表现自己,吸引别人注意,喜欢听故事、看图片,能执行简单命令
3岁	人际交往更熟练,与人同玩游戏,能遵守游戏规则
3岁后	对周围人和环境的反应能力更趋完善

（刘 芹）

第五节 心理行为异常

一、小儿行为问题

行为问题在小儿生长发育过程中较为常见,常表现在小儿日常生活中,对小儿身心健康的影响很大,容易被家长忽略或被过分严重估计。因此,区分正常或异常的小儿行为非常有必要。

小儿的行为问题一般可分为5种(表4-10),小儿行为问题的发生与父母对子女的期望、教养方式、父母的文化、学习环境等密切相关。男孩的行为问题多于女孩,男孩多表现为运动或社会行为问题,女孩多表现为性格行为问题。多数小儿的行为问题可在发育过程中自行消失。

表4-10 小儿行为问题

问题分类	具体表现
生物功能行为问题	遗尿、遗便、多梦、睡眠不安、夜惊、食欲不佳、过分挑剔饮食等
运动行为问题	儿童擦腿综合征、咬指甲、磨牙、吸吮手指、咬或吸衣物、挖鼻孔、咬或吸唇、活动过多等
社会行为问题	破坏、偷窃、说谎、攻击等
性格行为问题	惊恐、害羞、抑郁、社会退缩、交往不良、违拗、易激动、发脾气、嫉妒、过分敏感等
语言问题	口吃等

二、学习障碍

学习障碍属于特殊发育障碍,是指在获得和运用听、说、读、写、计算、推理等特殊技能上有明显困难,并表现出相应的多种障碍综合征。临床上常把由于各种原因如智力低下、多动、情绪和行为问题、特殊发育障碍所引起的学业失败统称为学习困难。学龄期儿童出现学习障碍者比较多,小学2~3年级是发病的高峰期,且男孩多于女孩。学习障碍的儿童不一定智力低下,但由于其认知特征而导致患儿不能适应学校学习和日常生活。拒绝上学的儿童中有相当部分是学习障碍儿童,应仔细了解情况,分析原因,采取特殊的教育。

(刘 芹)

同步练习题

一、A1 型单项选择题

1. 在小儿年龄分期中,新生儿期是指(　　　)

A. 从出生到生后满 30 天   B. 从孕期 28 周到生后满 1 周

C. 从出生到生后满 2 周   D. 从孕期 28 周到生后满 3 周

E. 从出生到生后满 28 天

2. 4 岁小儿的年龄分期是(　　)

A. 新生儿期   B. 婴儿期

C. 幼儿期   D. 学龄前期

E. 学龄期

3. 小儿生长发育最迅速的时期(　　)

A. 新生儿期   B. 婴儿期

C. 幼儿期   D. 学龄前期

E. 学龄期

4. 发病率高、死亡率高的时期

A. 新生儿期   B. 婴儿期

C. 幼儿期   D. 学龄前期

E. 学龄期

5. 关于 1 岁小儿体格发育正常,描述正确的是(　　)

A. 体重 11 kg   B. 身长 100 cm

C. 头围 50 cm   D. 乳牙 4 颗

E. 前囟门未闭合

6. 衡量小儿营养状况最敏感的指标是(　　)

A. 身长   B. 头围

C. 体重   D. 胸围

E. 腹围

7. 8 岁儿童的平均体重约为(　　)

A. 16 kg   B. 18 kg

C. 20 kg   D. 24 kg

E. 26 kg

8. 下列关于小儿头围的说法正确的是(　　)

A. 出生时平均 30 cm   B. 3 个月时 34 cm

C. 1 岁时 46 cm   D. 2 岁时 50 cm

E. 5 岁时 60 cm

9. 小儿躯干的上部量与下部量相等的年龄是(　　)

A. 8 岁   B. 9 岁

C. 10 岁   D. 11 岁

E. 12 岁

10. 小儿头围与胸围几乎相等的年龄是(　　)

A. 7 个月   B. 8 个月

C. 10 个月   D. 12 个月

E. 24 个月

11. 2 岁以内小儿乳牙数目正确的计算方法是(　　)
    A. 月龄减 2 ~ 4　　　　　　　　　B. 月龄减 4 ~ 6
    C. 月龄减 6 ~ 8　　　　　　　　　D. 月龄减 8 ~ 10
    E. 月龄减 6 ~ 12

12. 前囟闭合的时间是(　　)
    A. 1 ~ 1.5 岁　　　　　　　　　　B. 1 ~ 2 岁
    C. 2 ~ 2.5 岁　　　　　　　　　　D. 1 ~ 2.5 岁
    E. 1.5 ~ 2 岁

13. 小儿肺部感染肺炎链球菌可引起的疾病是(　　)
    A. 支气管肺炎　　　　　　　　　　B. 大叶性肺炎
    C. 间质性肺炎　　　　　　　　　　D. 腺病毒性肺炎
    E. 支原体肺炎

14. 当维生素 D 缺乏时婴儿易患的疾病是(　　)
    A. 佝偻病　　　　　　　　　　　　B. 骨软化症
    C. 发热　　　　　　　　　　　　　D. 咳嗽
    E. 上呼吸道感染

15. 新生儿易患革兰阴性菌感染的原因是体内缺乏(　　)
    A. 补体　　　　　　　　　　　　　B. IgG
    C. IgE　　　　　　　　　　　　　D. IgM
    E. IgA

16. 造成婴幼儿易患呼吸道感染的原因是(　　)
    A. 血清中 IgA 缺乏　　　　　　　　B. 分泌型 IgA 缺乏
    C. 血清中 IgG 缺乏　　　　　　　　D. 血清中 IgM 缺乏
    E. 细胞免疫功能低下

17. 可以从母体通过胎盘传给胎儿的免疫球蛋白是(　　)
    A. IgA　　　　　　　　　　　　　B. sIgA
    C. IgM　　　　　　　　　　　　　D. IgG
    E. IgE

18. 下列小儿发生疾病的特点哪项是正确的(　　)
    A. 患先天性和遗传性疾病较成人少见
    B. 患感染性疾病和传染性疾病时常起病慢
    C. 幼小婴儿严重感染时各种反应低下
    D. 小儿病情易反复,变化较慢
    E. 因缺乏炎症局限能力故败血症少见

19. 积极诊治小儿尿路感染可防止迁延至成年期的疾病是(　　)
    A. 慢性肾炎　　　　　　　　　　　B. 腹泻
    C. 慢性肾衰竭　　　　　　　　　　D. 肺炎
    E. 营养不良

20. 与小儿生长规律不相符的一项是(　　)

A. 生理性体重下降不超过原体重的 10%

B. 出生时女婴平均体重略低于男婴

C. 男、女孩乳牙更换时间基本相同

D. 女孩骨骼发育速度较男孩为慢

E. 女孩青春期加速生长比男孩提前 2 年

二、A2 型单项选择题

21. 东东,男,2 岁。神志清楚,大小便正常。体格检查结果:头围 48 cm,胸围 49 cm,身长 87 cm,该小儿的体重是( )
    A. 6 kg
    B. 8 kg
    C. 10 kg
    D. 12 kg
    E. 14 kg

22. 晓宇,男,1 岁。进行体格检查,胸围是 46 cm,其头围应该是( )
    A. 34 cm
    B. 36 cm
    C. 42 cm
    D. 46 cm
    E. 48 cm

23. 晨晨,女,8 个月。因食欲不振来院进行体格检查,护士对该儿应首先测量的项目是( )
    A. 体重
    B. 身长
    C. 坐高
    D. 乳牙
    E. 囟门

24. 杨阳,男,20 个月。体格、智能发育正常,此期小儿心理发展的特点是( )
    A. 与父母建立良好的信赖关系
    B. 具有丰富的想象力
    C. 表现出明显的自主性
    D. 能确认自我认同感
    E. 能很好发展勤奋的个性

25. 阳阳,男,11 岁。体格发育正常,护理体检时测头围为 54 cm,其胸围大概是( )
    A. 48 cm
    B. 50 cm
    C. 53 cm
    D. 55 cm
    E. 64 cm

26. 月月,女。体格检查:体重 12 kg,身长 89 cm,胸围 49 cm,头围 48 cm,该小儿年龄可能是( )
    A. 8 个月
    B. 9 个月
    C. 10 个月
    D. 1 岁
    E. 2 岁

27. 小明,男,3 个月。来院做体格检查,护士在对患者测量前囟门时,应以什么长度表示( )
    A. 两对角连接线长度表示
    B. 相邻两边长度表示
    C. 两对边中点的连线长度表示
    D. 两对边中点连线的 1/2 长度表示
    E. 囟门骨缘间最大和最小距离长度表示

28. 东东,男,10 岁,35 kg。该儿可发展成为成年期的什么疾病( )

A. 高血压   B. 慢性肾炎

C. 冠心病   D. 大叶性肺炎

E. 尿路感染

29. 宁宁,女,1岁4个月。到医院体检:体重9.2 kg,身高77 cm,头围46 cm,囟门尚未关闭。家长非常着急,询问护士囟门关闭的最晚时间,护士回答应该是下列哪项(　　)

A. 12个月   B. 14个月

C. 16个月   D. 18个月

E. 20个月

30. 敏敏,女。日龄7天,出生时体重3 kg,现在体重2.8 kg,临床诊断为生理性体重下降。下列关于生理性体重下降的特点错误的是(　　)

A. 发生于生后1周内   B. 在生后10天内恢复

C. 因生后摄入不足所致   D. 水分丢失和胎粪排出较多

E. 体重下降超过出生时体重的10%

31. 小明,男,6个月。护理体检中发现不正常的神经反射是下列哪项(　　)

A. 拥抱反射存在   B. 握持反射消失

C. Kernig征阳性   D. 腱反射存在

E. Barbinski征阳性

32. 患者,女,1岁。平时健康、活泼好动,来院体格检查,各项指标结果均正常。该小儿应达到的身高约为(　　)

A. 50 cm   B. 55 cm

C. 60 cm   D. 65 cm

E. 75 cm

33. 小敏,女,1.5岁。父母体健,出生后母乳喂养,6个月后改人工喂养,按时添加辅食。目前该小儿尚未达到的动作发育是(　　)

A. 爬台阶   B. 蹲着玩

C. 独走   D. 双足并跳

E. 弯腰拾物

34. 小樱,女,4岁。来院体格检查,请问测量体重时,下列哪项是错误的(　　)

A. 于晨起、空腹、排尿后进行   B. 用坐式杆秤测量

C. 测量前先校正磅秤零点   D. 准确读数至100 g

E. 应减去衣物的重量

35. 小刚,男。母乳喂养,体重8 kg,身长70 cm,能坐稳并左右转身,能简单的发"爸爸"、"妈妈"的音节,刚开始会爬,请问其月龄可能是(　　)

A. 3~4个月   B. 4~6个月

C. 6~8个月   D. 8~9个月

E. 10~12个月

三、A3型单项选择题

(36~38 共用题干)

小军,男,3岁。为参加学校的体能训练,了解其生长发育情况,对其进行体格检查。

36. 根据生长发育公式,此年龄小儿的正常体重为(　　　)
    A. 13 kg
    B. 14 kg
    C. 15 kg
    D. 16 kg
    E. 17 kg

37. 根据生长发育公式,此年龄小儿的正常身长为(　　　)
    A. 85 cm
    B. 90 cm
    C. 96 cm
    D. 100 cm
    E. 105 cm

38. 该小儿的乳牙发育应为(　　　)
    A. 12 颗
    B. 14 颗
    C. 16 颗
    D. 18 颗
    E. 20 颗

(39~41 共用题干)

　　小东,男,4 岁。体重 16 kg,身高 98 cm,智能发育正常,现在幼儿园学习

39. 此期小儿发病率开始增多的疾病是(　　　)
    A. 腹泻
    B. 急性肾炎
    C. 骨折
    D. 肺炎
    E. 佝偻病

40. 此期小儿心理特点正确的是(　　　)
    A. 依赖性强
    B. 有自卑感
    C. 有进取精神
    D. 自我认同感强烈
    E. 自主性强

41. 此期小儿生长发育不正确的是(　　　)
    A. 会写字
    B. 求知欲强
    C. 会唱儿歌
    D. 会洗脸
    E. 喜欢模仿

(42~45 共用题干)

　　小红,女,18 个月。来院做体格检查。护理病史:母乳喂养,按时添加辅食,神经心理发育正常,体重为 11 kg。

42. 该小儿的视感知发育情况正确的是(　　　)
    A. 能追随下落的物体
    B. 可注视小物体
    C. 头眼协调好
    D. 有视深度感觉
    E. 能区别各种形状

43. 该小儿的听感知发育正确的是(　　　)
    A. 头可转向声源
    B. 已经能听懂自己的名字
    C. 能区别语言的意义
    D. 听觉发育完善
    E. 呼其名有应答

44. 该小儿的大运动发育正确的是(　　　)
    A. 抬头
    B. 坐

C. 爬台阶   D. 扶站

E. 翻身

45. 该小儿细动作发育正确是（ ）

A. 能摆弄小物体   B. 双手握拳较紧

C. 能叠 2～3 块积木   D. 双手能传递

E. 能几页几页翻书

四、X 型多项选择题

46. 评估小儿生长发育的常用指标是（ ）

A. 体重   B. 身高（长）

C. 头围   D. 胸围

E. 腹围

47. 小儿身高的中点描述下列正确的是（ ）

A. 新生儿在脐上   B. 2 岁时在脐下

C. 6 岁时在脐与耻骨联合上缘之间   D. 8 岁时躯干的上下部量相等

E. 12 岁时恰在耻骨联合上缘

48. 小儿生长发育遵循的规律是（ ）

A. 由近到远   B. 由上到下

C. 由细到粗   D. 由简单到复杂

E. 由低级到高级

49. 影响小儿生长发育的因素包括（ ）

A. 遗传因素   B. 营养状况

C. 疾病因素   D. 生活环境

E. 个体差异

50. 影响小儿生长发育环境因素包括（ ）

A. 水源清洁   B. 双亲育儿态度

C. 社会、经济与文化状况   D. 空气清新

E. 健康生活方式

参考答案：

一、单项选择题

1. E   2. D   3. B   4. A   5. E   6. C   7. D   8. C   9. E   10. D

11. B   12. A   13. A   14. A   15. D   16. B   17. D   18. C   19. C   20. D

21. D   22. D   23. A   24. C   25. E   26. E   27. C   28. E   29. D   30. E

31. A   32. E   33. D   34. B   35. D   36. B   37. C   38. E   39. B   40. C

41. A   42. E   43. B   44. C   45. C

二、多项选择题

46. ABCDE   47. ABCE   48. ABDE   49. ABCD   50. ABCDE

（刘芹 陈光）

第五章 小儿保健

第一节 新生儿期保健

从胎儿娩出断脐时起到不满 28 天为新生儿期,出生后不满 7 天的阶段称早期新生儿。新生儿期是婴儿出生后适应环境的阶段,是婴儿期的特殊阶段。新生儿身体各组织和器官的功能发育尚未成熟,对外界环境变化的适应性和调节性差,抵抗力弱,易患各种疾病,且病情变化快,此期尤其是生后第 1 周内的新生儿发病率和死亡率极高,占新生儿死亡总数的70% 左右。因此,新生儿保健重点应在生后 1 周内。

一、合理喂养

(一) 母乳喂养

母乳是新生儿的最佳食品,应鼓励和支持母亲母乳喂养,宣传母乳喂养的优点。

1. 提倡按需哺乳　正常新生儿出生后 2 小时内可开始按需喂哺母乳,产后母、婴同室,将婴儿置于母亲胸前进行皮肤接触(不少于 30 分钟),吸吮乳头,促进乳汁分泌。

2. 母乳喂养的成分　乳母在整个哺乳期分泌的乳汁成分不是固定不变的。

(1) 根据乳汁成分特点可分为三个阶段:产后 4~5 天内分泌的乳汁叫初乳;5~14 天分泌的乳汁叫过渡乳;产后 14 天至 9 个月分泌的乳汁叫成熟乳;10 个月后叫晚乳。

(2) 不同阶段的乳汁适合不同年龄段婴儿需要:初乳稠黄,脂肪成分少,蛋白质成分多,且多有抗感染成分存在,白细胞含量也多,这些免疫成分能使新生儿免受感染;初乳中含有生长因子,促进小肠绒毛成熟,阻止不全蛋白代谢产物进入血液,防止发生过敏反应;初乳有轻微的通便作用,能使胎粪早日排出;因胎粪含有大量胆红素,其中 50% 能被肠道重吸收,所以初乳能减少高胆红素血症发生的机会;初乳中磷脂、钠、维生素 A、维生素 E 含量也高。因此初乳特别适合新生儿的需要,应该尽量让新生儿得到宝贵的初乳。

(3) 过渡乳脂肪含量高,蛋白质及无机盐含量逐渐减少。

(4) 成熟乳乳质较稳定,量随着乳儿的增长而增加。

(5) 晚乳中各种营养成分均有所下降,量也减少。

3. 母乳喂养的优点

（1）营养丰富，比例适当，易消化吸收。

1）蛋白质总量虽较少，但其中白蛋白多而酪蛋白少，故在胃内形成凝块小，易被消化吸收；

2）含不饱和脂肪酸的脂肪较多，供给丰富的必需脂肪酸，脂肪颗粒小，又含较多解脂酶，有利于消化吸收；

3）乳糖量多，可促进肠道乳酸杆菌生长；

4）含微量元素如锌、铜、碘较多，母乳铁含量虽与牛乳相似，但其铁吸收率达49%，而牛乳中仅4%，故母乳喂养者贫血发生率低；

5）钙磷比例适宜（2:1），易于吸收，故较少发生佝偻病；

6）含较多的消化酶如淀粉酶、乳脂酶等，有助于食物消化。

（2）母乳缓冲力小，对胃酸中和作用弱，有利于食物消化。

（3）母乳含优质蛋白质、必需氨基酸及乳糖较多，有利于婴儿的发育，尤其是脑的发育。

（4）母乳能够增强婴儿的免疫力。

1）含有SIgA，尤以初乳中为高，有抗感染和抗过敏作用。此外母乳中尚有少量IgG和IgM抗体，B细胞及T细胞，巨噬细胞和中性粒细胞，也有一定免疫作用；

2）含有较多的乳铁蛋白可抑制大肠埃希菌和白色念珠菌的生长；

3）其他如双歧因子可促进双歧杆菌、乳酸杆菌生长，抑制大肠埃希菌，减少肠道感染。

（5）乳量随小儿生长而增加，温度及泌乳速度也较合宜，不易污染，简便又经济。

（6）母亲喂哺时，婴儿与母亲直接接触，通过逗引、拥抱、照顾、对视，使母亲对婴儿熟悉、了解，有利于促进母婴感情，并使婴儿获得安全、舒适及愉快感，同时在喂哺时，母亲可以密切观察小儿变化，随时照顾护理。

（7）产后哺乳可刺激子宫收缩，促使母亲早日恢复；哺乳期推迟月经复潮，不易怀孕，有利于计划生育；哺乳母亲亦较少发生乳腺癌、卵巢癌等。

4．教授哺乳的方法和技巧

（1）喂哺前，先做好清洁准备。给新生儿更换尿布，母亲洗手，温水清洁乳头。

（2）指导母亲正确的哺乳姿势。可采取不同姿势，保证母亲体位舒适，全身放松，促进乳汁排出。一般采取坐位，母亲怀抱婴儿，新生儿头、肩部枕于母亲哺乳侧肘弯部，新生儿口含住乳头及大部分乳晕而不致堵鼻，母亲另一手拇指和其余四指分别放在乳房上下方，喂哺时将整个乳房托起，并注意观察小儿吸吮及吞咽情况（图5-1）。

（3）吸吮力弱者，可将母乳挤出，用滴管喂哺，一次量不宜过大，以免吸入气管。

（4）奶流过急，新生儿有溢乳、呛咳时，可采取食、中指轻夹乳晕两旁的"剪刀式"喂哺姿势。

（5）每次喂哺时尽量使一侧乳房排空后，再喂另一侧，下次哺乳时则先吃未排空的一侧。

（6）喂哺结束，将婴儿抱直，头靠在母亲肩上，轻拍背部，使空气排出，然后保持右侧卧位，以防呕吐（图5-2）。

5．母乳喂养禁忌证　凡是母亲感染HIV、未治疗的淋病、乳头乳晕或乳房其他部位疱疹病变，以及患有严重疾病如活动性肺结核、慢性肾炎、糖尿病、恶性肿瘤、精神病、癫痫或心功能不全等，应停止哺乳。此外，乙型肝炎的母婴传播主要发生于临产或者分娩时，是通过胎盘或血液传播的，目前没有证据能表明乙肝携带者母亲母乳喂养会增加婴儿患病危险性；母亲如果患有结核病经过治疗后可恢复母乳喂养,患急性传染病时,可以先将乳汁挤出,经过消毒后喂哺;对患有半乳糖血症的婴儿则不能母乳喂养。

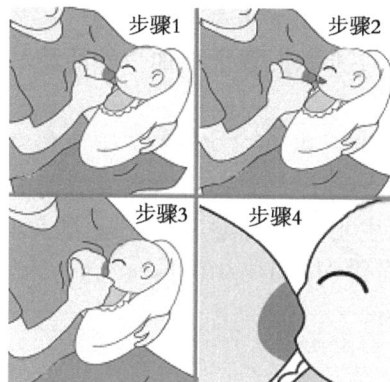

图 5-1 正确的哺乳姿势

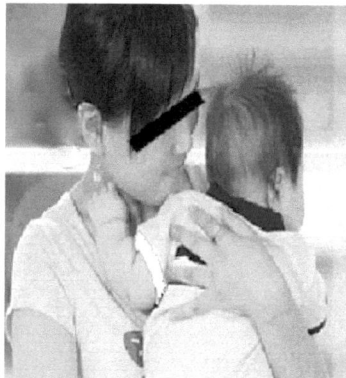

图 5-2 喂哺结束姿势

6. 母乳充足时 若母乳充足,新生儿每次哺乳时能听到咽乳声,哺乳后安静入睡;每天有 1 次量多或少量多次的软便,10 余次小便;每周测体重 1 次,小儿体重均能按正常速度生长。

7. 母乳喂养中常见的问题

(1)乳头疼痛:大多数母亲在产后 2 周会感到乳头疼痛,在婴儿衔接乳头的最初 0.5 ~ 1 分钟内不适感最明显。主要是由于乳头衔接不良或不正确的吸吮技巧如咬乳或牵拉等,导致乳头皲裂、青肿及表面擦伤。注意卫生和降低局部湿度非常重要,哺乳后彻底清洁感染的乳头和乳晕并保持干燥,且尽早进行常规检查。

(2)乳汁淤滞和局部触痛:在泌乳后,某根乳腺管阻塞或者乳房排乳不平衡,乳汁局部积聚形成包块,伴触痛和灼烧感。主要发生在产后 3 天乳汁分泌超过婴儿摄乳能力,一定要及时疏通,以免发生乳腺炎。

(3)乳腺炎:表现为乳房局部红肿、疼痛及温热感,全身发热,需要彻底排空乳房及时治疗。

(4)母乳分泌不足:泌乳速度和母乳维持受母体循环中缩宫素和催乳素水平,以及周期性降低乳房内压力的影响。母亲心理压力可抑制激素释放,放松音乐有助于减轻压力从而增加泌乳。

(5)母乳性黄疸:未结合胆红素形成的黄疸与母乳喂养有关。

(二)人工喂养

如母乳不足或无法进行母乳喂养的新生儿,应指导母亲选用科学的人工喂养方法。

1. 选择适宜的奶瓶和奶头 奶头的软硬度和奶头孔的大小要适宜,奶头孔的大小应以奶瓶盛水倒置时液体呈滴状连续滴出为宜。

2. 奶温应与体温相似 喂哺前先将乳汁滴在成人手腕腹面测试温度,如无过热感,则表明温度适宜。

3. 安全 奶粉应现配现用,以确保安全。每次配乳所用食具、用具等均应洗净、消毒。

4. 体位 喂奶时应将婴儿抱起,斜卧于喂食者怀中,置奶瓶于斜位,使奶头充满乳汁,避免在吸奶时吸入空气(图 5-3)。

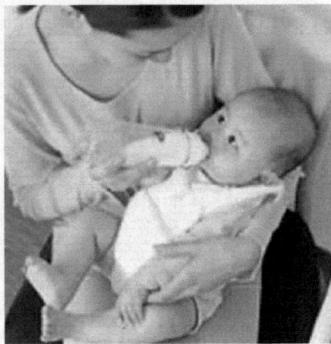

图 5-3 喂奶

5. 定时、定量　人工喂养应定时、定量。

（三）辅食添加

及时添加辅食，保证新生儿营养的全面、均衡。

（1）根据季节和新生儿状况逐渐增加户外活动时间，以获得天然维生素 D。

（2）纯母乳喂养的新生儿 2 周后应补充维生素 D 400 IU/d。

（3）日龄 1 周的新生儿，每天需要 250 kJ/kg（60 kcal/kg），2~3 周的新生儿每天需要 418 kJ/kg（100 kcal/kg），人工喂养时，每天蛋白质 3.5 g/kg。

二、日常护理

（一）保暖

新生儿房间应阳光充足，通风良好，温湿度适宜。室内温度保持在 22~24℃，湿度 55%~65%。冬季环境温度过低可使新生儿体温不升，体温过低可影响代谢和血液循环，故强调保暖。夏季环境温度若过高、衣服过厚及包裹过紧，又易引起发热。因此，要随着气温的高低，随时调节环境温度和包被包裹。保持室内卫生，空气清新，每天至少开窗通风 2 次，每次 20~30 分钟。

（二）衣服

用柔软的棉布制作，要宽松不妨碍肢体活动，易穿易脱，干燥清洁，冬衣要能保暖。尿布用柔软吸水性好的棉布做成，勤换勤洗，以防红臀。婴儿包裹不宜过紧，更不宜用带子捆绑，最好使两腿自由屈伸，保持双下肢屈曲，以利于髋关节发育。

（三）脐带

剪断后残端用碘酊处理，要防止沾水或污染。近年来，采用脐带夹，具有一定的优越性。

（四）皮肤

注意保持新生儿皮肤清洁，大便后用温水洗臀部，要常洗澡。脐带未脱落时，洗澡不要弄湿脐带，可用 75% 的乙醇擦拭其根部，预防脐部感染。尿布、衣服最好选用纯棉制品，湿后要及时更换。如发现臀红或颈部、腋下、腹股沟部皮肤潮红时，指导家长用鞣酸软膏或消毒的植物油等涂抹。

（五）抱姿

1. 母亲在抱新生儿时要注意不要竖抱　新生儿的头占全身长的 1/4。竖抱时，新生儿头的重量全部压在颈椎上，新生儿颈部肌肉还没有完全发育，颈部肌肉无力，应防止这种不正确的怀抱姿势对宝宝脊椎的损伤。这些损伤当时不易发现，但可能影响孩子将来的生长发育。所以抱新生儿时要横抱，不宜竖抱。

2. 引起新生儿注意的逗引　在抱新生儿时，可先用眼神或说话声音逗引，引起注意，一边逗引，一边伸手将他慢慢抱起。抱新生儿有两种方法：

（1）腕抱法：是比较常用的姿势。将新生儿的头放在左臂弯里，肘部护着头，左腕和左手护背和腰部,右手臂从新生儿身上伸过护着腿部,右手托着新生儿的臀部和腰部。

（2）手托法：用左手托住新生儿的背、脖子、头,右手托住他的腰和臀部。这种方法比较多地用于把新生儿从床上抱起和放下。

3. 抱的位置适应具有亲切感的声音 抱新生儿时,应将他的头部放在妈妈的左侧,并有意让新生儿的耳朵贴近父母的心跳处,让他能听到心跳的节律。这是因为胎儿在母体内听惯了母亲的心跳,出生后让他再听到这样熟悉的声音便产生一种亲切感,很容易适应这种情境,而使情绪平静下来。

（六）睡眠

新生儿睡眠每天最好达20小时,睡时要经常变换体位,不要长时间仰卧。以俯卧为好,俯卧位对呼吸功能有利,但俯卧位时要用平板床,不要垫枕头。

（七）体格锻炼

1. 新生儿抚触 抚触可以刺激皮肤,有益于循环、呼吸、消化、肢体肌肉的放松与活动,一般在洗澡后进行。抚触时房间温度要适宜,可以用少量润肤霜使婴儿皮肤润滑,每天1~2次,每次5~10分钟,在新生儿的面部、胸部、腹部、背部及四肢有规律的轻柔。

2. 温水浴 温水浴不仅可以保持皮肤清洁,还可以促进新陈代谢,有利于睡眠和发育,有利于抵抗疾病。新生儿在脐带脱落后即可进行温水浴,水温在37~37.5℃。冬春季每天1次,夏秋季每天2次,在水中时间为7~12分钟。

3. 空气浴 健康小儿从出生时进行。一般先在室内进行,预先做好通风换气,使室内空气新鲜,室温不低于20℃,逐渐减少衣服直至只穿短裤,习惯后可移至户外。宜从夏季开始,随着气温的降低,使机体逐步适应。一般在饭后1~1.5小时进行比较好,每天1~2次,每次2~3分钟,逐渐延长至夏季2~3小时,冬季以20~25分钟为宜。空气浴要随时观察小儿的反应。

三、预防疾病和意外

（一）预防感染,防止疾病

新生儿期居室应保持清洁卫生,谢绝亲友探望,避免交叉感染。

（1）新生儿的一切用具均应经常煮沸消毒。与大人用品要分开,洗脸与洗臀部的毛巾要分开。

（2）凡患有呼吸道、消化道、皮肤感染及其他传染性疾病患者,不能接触新生儿。

（3）母亲或家人患上呼吸道感染时,接触新生儿时要先戴口罩和洗手,咳嗽时不要对着新生儿。

（4）必要时,母亲可用吸乳器将乳汁吸出,奶瓶消毒后喂婴儿。

（5）在照顾新生儿过程中,做好清洁护理。口鼻腔用消毒棉签蘸生理盐水或温开水轻拭;严禁挑破上颚及牙龈的上皮珠（俗称"马牙"）,防止口腔感染;头皮、耳后、面部、颈部、腋下、腹股沟等处皮肤用消毒纱布蘸植物油或温开水轻轻擦净;不给新生儿挤奶头,防止乳腺炎。

（6）出生后24小时内接种卡介苗和乙肝疫苗第一针,满月时乙肝疫苗第二针。

（7）新生儿出生2周后应口服维生素D,预防佝偻病的发生。

（8）新生儿肝功能不成熟，某些药物体内代谢率低，在体内蓄积发生副作用。应指导家长不要随便自行给新生儿用药，新生儿患病后应及时去医院就诊，在医生的指导下进行治疗；哺乳期母亲要慎用药物，应考虑乳汁中药物对新生儿的影响，防止意外发生（表5-1，5-2）。

（二）防止意外

窒息是新生儿较常见的意外事故，多发生于严冬季节。如新生儿包裹过严、床上的大毛巾等物品不慎盖在婴儿脸上，或因母亲与婴儿同床，熟睡后误将手臂或被子捂住婴儿的脸部，喂哺姿势不正确，喂哺中乳房堵住新生儿口鼻等均会导致新生儿窒息。预防措施是在看护新生儿时放手不放眼，放眼不放心；新生儿与母亲分床睡等。

表5-1 对新生儿有害的药物		表5-2 哺乳期母亲服药对新生儿的损害	
药 物	有害作用	药 物	有害作用
氯霉素	灰婴综合征	异烟肼	肝损害
红霉素	肝损害	氯霉素	骨髓移植
新生霉素	高胆红素血症	磺胺类	高胆红素血症
维生素K	高胆红素血症	放射性核素	骨髓移植
苯巴比妥	新生儿出血、呼吸抑制	抗代谢药物	抗DNA活性

四、早期教养

新生儿出生后即有看和听的能力，味觉和嗅觉发育已经比较好，皮肤感觉在额头、眼周、手和脚心相对比较敏感；视、听、触觉已经初步发展，在此基础上，可以通过反复的视觉和听觉训练，建立各种条件反射，培养新生儿对周围环境的定向力和反应能力。因此家长在新生儿的教养中起着至关重要的作用，应鼓励家长经常拥抱和轻柔地抚摩新生儿，对新生儿说话、唱歌、微笑，用彩色的玩具逗他，吸引他的目光追随等等，促进父母与新生儿的情感连接，建立和培养亲子感情，更好地促进新生儿的智力发育。

五、家庭访视

家庭访视的目的是早期发现新生儿问题，及时进行指导处理，降低和减轻新生儿发病率。家庭访视一般由社区妇幼保健人员于新生儿出院回家至28天内进行，应不少于3次，包括新生儿出院回家后1～2天内的初访，生后5～7天的周访，生后10～14天的半月访和生后27～28天的满月访，并且应建立新生儿健康管理卡和预防接种卡。新生儿家庭访视应有重点，要根据新生儿、家庭及家长的具体情况具体分析，进行有针对性的保健指导。如果是高危儿或发生异常情况，应提早家庭访视并适当增加访视次数。

访视注意事项：每次访视前，医护人员要洗手、戴口罩，严防交叉感染；访视时要认真细心，动作要轻柔，随时将情况向其母亲告知；每次访视完毕，及时填写新生儿访视记录；满月访结束后，及时填写新生儿方式记录并转至系统保健管理；访视中发现问题应立即转往医院诊治处理。

（一）第一次访视

应在新生儿出院后 1～2 天内进行,称初访。访视重点内容有以下几方面。

1. **出生后生活状态** 检查新生儿居室的卫生状况,如:室内温湿度、通风状况以及室内是否清洁,新生儿的衣被及尿布是否符合卫生要求。

2. **出生情况** 了解新生儿出生时的体重、身长、娩出方式(顺产或难产),有无窒息,以及新生儿吸吮、睡眠、哭声、大小便等,了解母亲孕期情况。

3. **预防接种情况** 是否接种卡介苗和乙肝疫苗。

4. **监测体重** 测量新生儿体重。

5. **体格检查** 对新生儿全身进行检查。检查时动作要轻柔,特别要注意有无产伤,颈、腋、腹股沟等部位皮肤有无糜烂,有无臀红,脐部是否清洁,有无分泌物或感染的迹象,以及身体各部位有无畸形。观察新生儿的各种反射和四肢活动情况等;观察新生儿的一般健康状况;观察新生儿在安静状态下每分钟呼吸次数,面部及全身皮肤颜色,如有黄疸,要注意鉴别是生理性还是病理性黄疸,发现异常要及时诊断并处理。

6. **喂养与护理指导** 宣传母乳喂养的优点,指导母乳喂养,告知如何正确护理及预防感染的方法,如不挑“马牙”,不挤新生儿乳房等。

（二）第二次访视

应在生后 5～7 天进行,称周访。访视的重点内容有以下几方面。

1. **了解** 新生儿的吸吮、哭声、大小便情况等。

2. **向母亲询问** 在喂养和护理过程中是否出现新的问题,并根据存在的问题给予指导、示教。

3. **检查** 新生儿黄疸程度,脐带是否脱落。

（三）第三次访视

应在生后 10～14 天进行,称半月访。访视的重点内容有以下几方面。

1. **观察新生儿的一般情况** 如黄疸是否消退;脐带是否脱落,若已脱落则检查脐窝是否正常等。

2. **每次访视时都要检查** 新生儿在安静状态下每分钟呼吸次数,若发现呼吸异常,应立即送往就近医院的儿科进行检查。

3. **测量新生儿的体重** 了解新生儿生理性体重下降后是否恢复到出生时体重,若仍低于出生时体重,应分析原因,给予指导。

4. **向母亲询问** 在喂养和护理新生儿过程中是否遇到新问题或困惑,并针对问题进行分析和指导示教。

5. **正确指导** 维生素 D 制剂的使用方法和剂量,以预防佝偻病。

（四）第四次访视

应在生后 27～28 天进行,称满月访。访视内容有以下几方面。

1. **监测体重** 正确测量体重,满月时体重与出生时体重进行比较,增长不足 600 g 者应查找原因并进行指导,并转入体弱儿专案管理。

2. **体格检查** 对新生儿进行全面的体格检查,包括听力筛查,尽可能早发现有听力障碍的新生儿,使其在语言发育的关键年龄之前就能得到适当干预。

第二节 婴儿期保健

生后第一年为婴儿期。婴儿的特点是体格生长迅速,一年中身长比出生时增加50%,体重增加2倍,萌出几颗乳牙。此期对能量和蛋白质的要求也较高,而消化和吸收功能发育尚不完善,易患的疾病为消化功能紊乱和营养不良等;同时,6个月后婴儿从母体获得的被动免疫抗体逐渐消失,而主动免疫功能尚未成熟,易患的疾病为肺炎等感染性疾病和传染病,此期儿童的发病率和死亡率仍高。促进儿童早期发展是婴儿期保健重点,包括合理喂养、加强日常生活护理和早期教育,定期进行健康检查和体格测量,完成基础计划免疫,预防疾病和意外。家庭是婴儿期保健的主体,父母育儿水平与父母接受科学知识能力有密切关系。

一、合理喂养

婴儿期营养状况与儿童期生长发育水平密切相关。正常小儿需要在基础代谢、事物特殊动力作用、活动、生长、排泄5个方面获得能量的供给,特别是生长发育的需要,每天需要的能量约460 kJ(110 kcal/kg),其中蛋白质占10%～15%,脂肪占35%～50%,碳水化合物占50%～60%(图5-4);同时,需要微量元素和水。

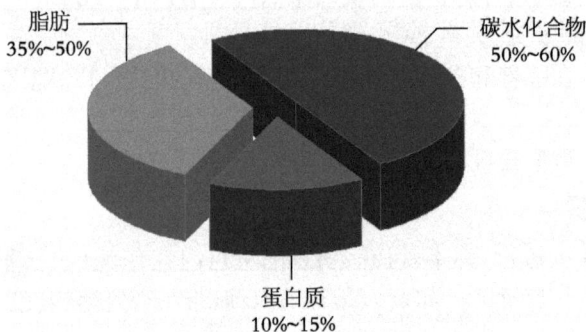

图5-4 蛋白质、脂肪、碳水化合物比例

1. 婴儿主食 以高能量、高蛋白的乳类为主,4个月以内仍鼓励母乳喂养,随着婴儿的成长,吸奶量逐渐增多,可采取定时喂养,一般2个月以内每3小时喂一次,昼夜7～8次;3～4个月大约6次,每次哺乳时间15～20分钟。即使在婴儿末期(10～12个月)每天乳类供能仍不应低于总能量的1/2[88～209 kJ(45～50 kcal/kg)],并注意维生素D的补充。

2. 辅助食物 一般4个月后开始添加辅助食品,按婴儿的营养需要与消化能力逐渐增加,每增加1种,要试食3～5天,消化良好,再增加1种,使其适应多种食物,减少以后挑食、偏食的发生。如有异常,可暂停喂辅食,数日后再从小量开始。

3. 详细介绍辅食添加的顺序和原则 添加的指导原则:及时、足够、安全、适当喂养。辅食添加的方法见表5-3。辅食添加的措施:由少到多,即在哺乳后立即给予婴儿少量强化铁的米粉(1勺→2勺→多勺);一种到多种,任何新辅食习惯3～5天后再换另一种,以刺激味觉的发育,帮助了解婴儿是否会出现食物过敏或不耐受;由稀到稠,婴儿辅食应逐渐增加稠度;由细到粗,由流质到半流质到软食。

表 5-3　添加辅食

月龄	食物状态	添加辅食	主餐	辅餐	技能
4~6	泥状食物	米糊、果泥、菜泥	6 次奶(断夜奶)	逐渐加至 1 次	用勺喂
7~9	末状食物	稀饭、烂面、菜泥、肉末、鸡蛋、豆制品、少许盐、植物油	4~5 次奶	1~2 餐饭, 1 次水果	用勺喂, 学用杯
10~12	碎食物	软饭、碎菜、碎肉、豆制品、少许盐、植物油	2~3 次奶	2 餐饭, 1 次水果	抓食, 断奶瓶, 自用勺

4. 在添加辅食的过程中观察　家长要注意观察婴儿的食欲和消化功能,观察婴儿的粪便,及时判断辅食添加是否恰当、婴儿的肠胃对该食品是否适应。不能用成人食物替代辅食,需专门为婴儿特别制作,制作时注意少盐不甜和忌油腻的原则。若喂食过量或食品成分不适宜婴儿消化功能,都很容易引起消化功能紊乱或腹泻。

5. 小儿患病或天气炎热时　应暂缓添加新品种,以免引起消化不良。

6. 婴儿在引入新食物时　注意是否会引起食物过敏,医生应指导家长避免或减少食物过敏的发生。

7. 根据具体情况指导断奶　断奶时间一般在月龄 10~12 个月,断奶应采用循序渐进的方式,以春秋季节较为适宜,逐渐减少喂乳次数、增加辅助食品。如遇夏季天气炎热或婴儿疾病时以延迟断奶,但一般不超过一岁半。断奶过程中,婴儿可能出现焦躁不安、易怒、失眠,或大声啼哭等,家长应特别给予关心和安抚。

8. 训练自主进食　婴儿自添加辅食起,就可以训练用勺进食;7~8 个月后可以学习用杯子饮水、喝牛奶,有利于促进咀嚼、吞咽及口腔协调动作的发育;9~10 个月时,婴儿开始有主动进食的要求,可先训练其自己抓取食物的能力,尽早让婴儿学习自己用勺进食,有利于促进手、眼协调动作的发展,并有益于手部肌肉的发育,同时使婴儿的独立性、自主性得到更好的发展。

二、日常护理

1. 清洁卫生

(1) 擦身、沐浴:每日早晚应给婴儿部分擦洗,如:洗脸、洗脚和臀部,并勤换衣裤,用尿布保护会阴部皮肤清洁,每次便后及时清洗并更换尿布。有条件者可每日沐浴,当天气炎热、出汗多时可酌情增加沐浴次数。沐浴不仅可保持婴儿皮肤的清洁,还为婴儿提供了运动和嬉戏的良好机会;同时,家长也可利用这一时间观察婴儿的健康活动状况,更多地抚摸婴儿,并与之进行交流。沐浴结束后,要特别注意揩干皮肤褶皱处,如颈、腋、腹股沟等部位,并敷爽身粉。

(2) 头部清洁:婴儿头部前囟处易形成鳞状污垢或痂皮,可涂植物油,24 小时后用肥皂和热水洗净,不可强行剥落,以免引起皮肤破损和出血。

(3) 耳部清洁:耳部及外耳道可见部分,每日以细软毛巾揩净(图 5-5)。

(4) 鼻腔清洁:鼻腔分泌物,用棉签蘸水轻轻揩除,勿用力,切勿将棉签插入鼻腔(图 5-6)。

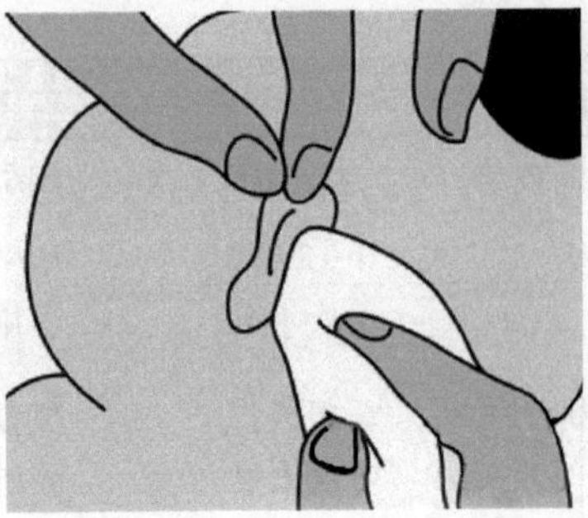

图 5-5　耳部清洁

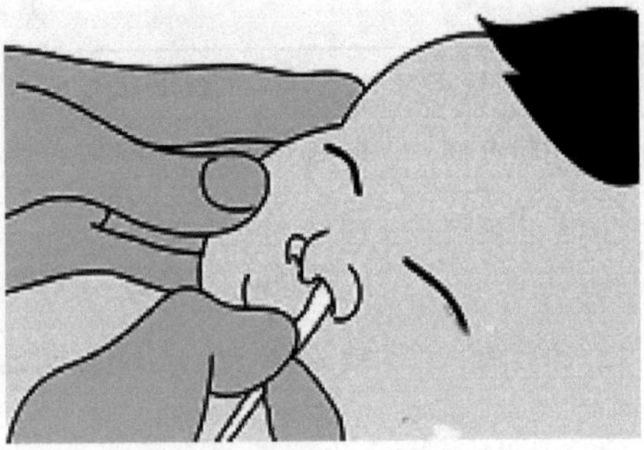

图 5-6　鼻腔清洁

（5）口腔清洁：在哺乳期或进食后可喂少量温开水清洁口腔。

2. 衣着

（1）婴儿衣着应简单、宽松、棉质舒适而少接缝，以避免摩擦皮肤，便于穿脱及四肢活动。

（2）衣服上不宜采用纽扣，最好用带子代替，以免婴儿误吸或误食，造成意外伤害。

（3）婴儿颈短，上衣不宜有衣领，可采用和尚领或圆领（图5-7）。

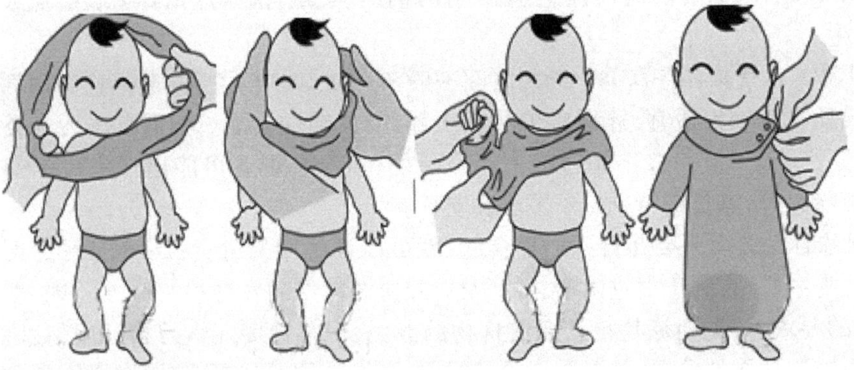

图 5-7　婴儿衣着

（4）衣服不用松紧腰带，最好给婴儿穿连衣裤或背带裤，以利于胸廓发育。

（5）婴儿臀下不宜使用不透气的塑料布或橡胶单，以免发生尿布性皮炎。

（6）注意按季节增减衣服和被褥，尤其是冬季不宜穿得过多过厚，以免影响四肢血液循环和活动，一般以婴儿两足温暖为宜。

3. 睡眠

（1）充足的睡眠是保证婴儿健康的先决条件之一。

（2）睡眠周期：婴儿和成人相比，成人有不同的睡眠周期。婴儿的睡眠周期短，一般约60分钟。因此大多数婴儿3个月以前晚上要醒好几次，一般一天睡眠时间14～18个小时；有时候3个月以上的婴儿可以睡4个小时以上不进食。多数3～6个月的婴儿开始建立自己的睡眠规律，晚上醒1～2次；白天醒的时间长一点；深睡眠的时间延长，晚上醒的时间减少，可睡5小时。

（3）睡眠时间：婴儿所需的睡眠时间个体差异较大。随着年龄的增长，睡眠时间逐渐减少，且两次睡眠时间的间隔延长。为保证充分的睡眠时间，必须在出生后即培养良好的睡眠习惯。一般 1~2 次,但不应含奶头入睡;3~4 个月后逐渐停止夜间哺乳,任其熟睡。

（4）睡眠环境:婴儿的睡眠环境不需要过分安静,房间光线应柔和,可稍暗。婴儿睡前应避免过度兴奋,保持身体清洁、干爽和舒适。应有固定的睡眠场所和睡眠时间,可利用固定乐曲催眠,不拍、不摇、不抱。

（5）睡眠体位:一般来说,婴儿睡眠时各种卧位均可,但通常侧卧是最舒适且是最安全的。侧卧位时要注意两侧经常更换,以免面部或头部变形。习惯养成后,不要轻易破坏。

（6）如果睡眠时间不足,婴儿会表现为烦躁、易怒、食欲减退、体重下降,且不能熟睡,造成恶性循环。

4.牙齿 母乳喂养可对婴儿颌骨发育产生一种功能矫形力,母乳喂养不足或人工喂养婴儿容易形成不良吸吮习惯,影响到婴儿颌骨发育。4~10 个月婴儿乳牙开始萌出,父母应多关爱婴儿,如避免婴儿在感到不愉快、疲劳时经常吸吮手指或空奶嘴,以及咬物品等行为来安定自己,这些不良吸吮习惯会在口腔产生异常压力,形成牙反合牙、错颌、颜面狭窄等畸形。因此要注意以下几点:

（1）注意婴儿用奶瓶的正确姿势,避免将乳头抵压上颌,影响颌骨发育。

（2）注意不要让婴儿经常含乳头入睡,以免影响到乳牙发育,特别是乳牙开始萌出后,可发生"奶瓶龋齿"。

（3）指导家长用软布帮助婴儿清洁牙龈和萌出的乳牙,每晚一次。

（4）应给大婴儿一些较粗、软的食物,比如较硬的饼干、烤面包片、馒头片等,使其感到舒适,有利于乳牙萌出。

（5）婴儿 7~8 个月时学习用杯子喝奶,1 岁左右完全断离奶瓶,这样有利于乳牙萌出和颌骨发育。

（6）注意检查婴儿周围的物品是否能吃或安全,以防婴儿将东西放入口内引起意外。

5.体格锻炼 家长应每日带婴儿到户外活动,呼吸新鲜空气和晒太阳,坚持户外活动 1 小时,进行日光浴、空气浴和被动体操,有利于增强婴儿体质,以及身体对周围环境的适应能力,提高身体素质,预防佝偻病等疾病的发生。

（1）擦浴:适用于 7~8 个月以上的婴儿。擦浴时室温保持在 16~18℃,开始水温可为 32~33℃,待婴儿适应后,每隔 2~3 天降 1℃,先将能吸水而软硬适中的毛巾浸入水中,拧半干,然后在婴儿四肢做向心性擦浴,擦完后再用干毛巾擦至皮肤微红。

（2）体操:可以促进肌肉、骨骼的生长,增强呼吸、循环功能,从而达到增强体质、预防疾病的目的。

1）被动操:适合 2~6 个月的婴儿。完全在成人帮助下进行四肢伸屈运动。每天 1~2 次,逐渐过渡到部分主动操。

2）部分主动操:6~12 个月的婴儿有部分主动动作,在家长的帮助下,可以进行爬、坐、仰卧起身、扶站、双手取物等动作的训练。

三、早期教育

从婴儿期开始培养婴儿良好的生活能力,有益于独立能力、控制情绪能力和适应社会能力发展,是早期婴儿发展的重要内容。父母与婴儿面对面的交流以及皮肤与皮肤的接触是婴儿早期感知觉和情感发育最好的促进因素。在保证安全的前提下,需要尽可能多地让孩子自己活动,发展各项技能。根据不同阶段运动发育的特点,可以有针对性地进行一些身体活动,合理安排婴儿吃、睡、玩,培养排便、睡眠、进食及清洁卫生等习惯。

1. 大小便训练 婴儿期大脑皮质的控制功能逐渐发育。婴儿3个月后可以把尿,7~8个月婴儿能够坐稳时,可以练习大小便坐便盆,每次3~5分钟。婴儿坐便盆时不要分散其注意力。随食物性质的改变和消化功能的成熟,婴儿大便次数逐渐减少,达每天1~2次时,即可开始训练定时大小便。小便训练可从6个月开始,先训练白天不用尿布,然后是夜间按时叫醒坐盆小便,最后晚上也不用尿布。此期间,婴儿应穿易脱的裤子,以利排便习惯的培养。

2. 视、听能力训练 经常用带声、色、光的玩具刺激婴儿对外界的反应,促进婴儿感知觉的发育。

(1) 对3个月内的婴儿,可以在婴儿床上悬吊各种颜色鲜艳、能发出声音及转动的玩具,逗引婴儿注意;每天定时放悦耳的音乐;家人经常面对着婴儿说话、唱歌。

(2) 3~6个月婴儿需进一步完善视、听觉,可选择各种颜色、形状、发声的玩具,吸引婴儿注意,看、摸和听。注意培养婴儿分辨声调和好坏的能力,用温柔的声音表示赞许、鼓励,用严厉的声音表示禁止、批评。

(3) 对6~12个月的婴儿应培养他稍长时间的注意力,引导其观察周围事物,促使其逐渐认识和熟悉常见的事物;并以询问方式让其看、指、找,从而使其视觉、听觉与心理活动紧密联系起来。

3. 动作的发展 家长应为婴儿提供运动的空间和机会,以促进婴儿动作的发展。

(1) 2个月时,可开始让婴儿练习空腹仰卧,并逐渐延长仰卧的时间,培养仰卧抬头,扩大婴儿的视野。

(2) 3~6个月,婴儿喜欢注视和玩弄自己的小手,能够抓握细小的玩具,应用玩具来练习婴儿的抓握能力,并训练翻身。

(3) 7~9个月,用能够滚动的、颜色鲜艳的软球等玩具逗引婴儿爬行,同时练习婴儿的站立、坐下和迈步,以增强婴儿的活动能力和扩大其活动范围。

(4) 10~12个月,婴儿会玩"躲猫猫"的游戏,可鼓励婴儿学习走路。

4. 语言的培养 语言的发展是一个连续的有序过程。最先练习发音,然后是感受语言或理解语言,最后才是用语言表达,也就是说话。婴儿出生后,家长就要利用一切机会和婴儿说话或逗引婴儿"咿呀"学语,利用日常接触的人和物,引导婴儿把语言同人和物及动作联系起来。5~6个月婴儿可以培养其对简单语言作出一些动作反应,如用眼睛寻找询问的物品,用动作回答简单的要求,有利于发展理解语言的能力。9个月开始注意培养婴儿有意识地模仿发音,如"爸爸"、"妈妈"等。

四、预防疾病,促进健康

由于从母体获得的先天免疫逐渐消失,后天获得性免疫尚未产生,应及时采取预防措施积极防治传染病。婴儿对传染性疾病普遍易感,为保证婴儿的健康成长,必须切实按照计划免疫程序,对婴儿完成预防接种的基础免疫,预防急性传染病的发生。同时,要定期为婴儿做健康检查和体格测量,进行生长发育检测,及时纠正不良习惯,以预防佝偻病、营养不良和营养性缺铁性贫血等疾病的发生。呼吸道感染、腹泻等感染性疾病以及贫血、佝偻病等营养性疾病常常发生于婴儿期,严重威胁着婴儿的健康,必须积极预防,保健人员应根据具体情况给予健康指导。因此,要特别注意以下几点。

1. 提倡母乳喂养 母乳中,特别是初乳中含有丰富的 SIgA,它能够保护肠黏膜,抵抗多种细菌、病毒感染,预防肺炎、腹泻的发生。

2. 计划免疫 婴儿期应按计划免疫程序完成卡介苗、脊髓灰质炎、乙型肝炎、百白破、麻疹疫苗的接种。

3. 生长监测 定期进行健康体检,6 个月以下婴儿每月体检一次,6 个月以后每 2~3 个月体检一次,及时了解婴儿生长发育状况,给予保健指导,发现问题及时治疗。

4. 卫生习惯 培养婴儿良好的卫生习惯,每日洗澡、勤换衣裤;用尿布或纸尿裤保护会阴部皮肤的清洁,防止泌尿系统感染。

5. 做好各项疾病的筛查 比如,①缺铁性贫血:生后第一次进行 Hb 筛查,以后每 3 个月检查一次,如 3 个月龄后 Hb < 110 g/L,应予治疗;②食物过敏:婴儿期引入其他半固体食物前(4~6 个月)可以做皮肤点刺试验(SPT),阳性者需要进一步检查确诊;③中耳炎:婴儿患中耳炎可影响听力,婴儿出现发热、不安、纳差时应注意检查双耳;④先天性髋关节发育不良:注意婴儿有无下肢不等长、内收肌紧张,或不站,或站不稳等症状,骨盆 X 线摄片检查可帮助确诊;⑤维生素 D 缺乏性佝偻病:有维生素 D 缺乏的高危因素,有可疑临床表现,如枕秃,骨骼变形如手足镯等,骨 X 线与血生化检查是金标准;⑥泌尿、生殖系统:婴儿期至少做一次尿常规检查,体格检查时注意双侧睾丸是否下降阴囊,以及阴囊大小。

五、防止意外

此期间的常见意外事故有异物吸入、窒息、中毒、跌伤、触电、溺水、烫伤等,应向家长特别强调意外的预防。

第三节 幼儿期保健

1 周岁后至满 3 周岁之前为幼儿期。此时期同年长儿和成人接触较前多,大脑皮质功能逐渐成熟。幼儿生长发育速度较前减慢,但神经心理发育迅速,行走和语言能力增强,自主性和独立性不断发展,是个性形成、语言表达的关键时期,出现了第一个违拗期。同时,幼儿期活动范围增加,与外界环境接触机会增多,使幼儿能主动观察、认知、进行社交活动,但由于幼儿期免疫功能仍不健全,且对危险事物的识别能力差,故患传染性和感染性疾病的发病率仍然较高,意外伤害发生率较前增加。

一、合理安排膳食

幼儿正处于断奶之后、生长发育仍较快的时期,应注意供给足够的能量和各种营养素,以满足体格生长、神经精神发育和活动增多的需要,保证各种营养素充足且均衡。在 2~2.5 岁以前,幼儿乳牙尚未出齐,咀嚼和胃肠消化能力较弱,食物应细、软、烂,食物的种类和制作方法需要经常变换,做到多样化、菜色美观,以增进幼儿的食欲。同时还要注意培养幼儿良好的进食习惯。

（一）平衡膳食

平衡膳食是由多种食物组成,它可以提供幼儿期足够数量的热能和各种营养素,还能保持各种营养素之间的数量平衡,有利于吸收,达到合理营养的目的。

1. 质优 含有营养价值较高的各类食品。

2. 量足 满足机体生长发育需要量的足够进食量和达到供给量标准80%以上的营养素摄入量。

3. 各种营养素之间的比例合理 供给丰富的平衡营养素,注意维生素 D 的补充,三种产热营养素之间的正确比例是:蛋白质供给热量应占总热量的 10% ~ 15% ,碳水化合物(糖类)占 50% ~ 60% ,脂肪占 35% ~ 50% 。

（二）培养良好的进食习惯

在注意幼儿膳食质量的同时,还要注意培养幼儿良好的进食习惯。

1. 进食次数 幼儿膳食每天一般以 5 ~ 6 次进餐较好,即 3 餐加上午、下午点心各一次,临睡前吃一次奶,适合幼儿生长需要和消化道功能水平,全日热量在 6 餐中合理分配利于生长发育。平均能量需要为[5 439 kJ(1 300 kcal/d)],其中乳类功能不应低于 1/3 总能量[约 125 kJ(30 kcal/ kg)],一般 1 天热量的分配是:早餐占 25% ,午餐占 35% ,点心占 10% ,晚餐占 30% 。

2. 进食时间 合理安排进食时间。一般是早餐在上午 7:00 左右,午餐在 11:00,晚餐在 18:00,在早、中、晚餐之间适当安排点心餐。

3. 进食技能 幼儿自行进食技能与婴儿期的训练有关,应发展独立进食行为,鼓励幼儿自己进食,防止强迫进食。

4. 进餐前 避免过多摄入液体量或吃零食而影响进食。就餐前 15 分钟使幼儿做好心理和生理上的就餐准备,避免过度兴奋或疲劳。

5. 进餐时 不玩耍,鼓励和培养其自用餐具,养成不吃零食、不挑食、不偏食、不撒饭菜等良好习惯。成人自己要改正不良饮食习惯,为小儿树立良好的榜样。

6. 注意培养幼儿的就餐礼仪 如吃饭时不讲话,不要将自己喜欢的菜拿到自己面前等。

7. 生理性厌食 由于幼儿期生长速度较婴儿期减慢,需要量相对下降,以及受周围环境的吸引,18 个月左右可能会出现生理性厌食,幼儿明显表现出对食物缺乏兴趣和偏食。因此,保健人员应帮助家长了解小儿进食的特点,指导家长掌握合理的喂养方法和技巧。例如:幼儿自主性增加,应鼓励自己进食,并为其提供小块、可以用手拿的食物;在幼儿碗里不要一次放入大量的食物,有效的方法是先放少量食物,吃完后再添加;保持愉快、轻松的就餐环境,不要惩罚小儿,使其不感到家长的强迫,以免影响食欲。幼儿还喜欢将各种食物分开,先吃完一种再吃另一种;就餐时比较注重仪式,如喜欢用固定的碗、杯和汤匙等,并喜欢按固定时间进食。

二、日常护理

由于幼儿的自理能力不断增加,家长既要培养其自我生活的能力,促进小儿的独立性,又要保证幼儿的安全和卫生,为适应幼儿园生活做准备。

1. 衣着 幼儿衣着应颜色鲜艳便于识别,穿脱简便易于自理。幼儿 3 岁左右应学习穿脱衣服、整理自己的用物。家长应为他们创造自理条件,如鞋子不用系带式。

2. 睡眠 幼儿的睡眠时间随年龄的增长而减少。一般每晚可睡 10 ~ 12 小时,白天可小睡 1 ~ 2 次。幼儿睡前常常需要有人陪伴,或带一个喜欢的玩具上床,以使他们有安全感。就寝前不要给幼儿阅读紧张的故事或做剧烈的游戏,可用低沉的声音重复讲故事帮助其入睡。

3. 口腔保健 幼儿不能自理时,家长可用软毛巾、指套牙刷或软毛牙刷轻轻清洁幼儿牙齿表面,预防龋齿。3 岁后,幼儿应该能在父母的指导下自己刷牙,早晚各一次,并做到饭后漱口。为保护牙齿应少吃易致蛀齿的食物,如糖果、甜点等,并及时纠正不良习惯,如喝着牛奶或果汁入睡。1 岁后应脱离奶瓶,预防错颌畸形。家长还应带幼儿定期进行口腔检查。

4. 体格锻炼

(1)日光浴:日光中的紫外线能使皮肤中的 7-脱氢胆固醇转变为维生素 D,可以预防小儿佝偻病的发生;日光中的红外线可促进皮肤中的血管扩张,使血液循环加速,并能够增强小儿的心肺功能。日光浴适用于 1 岁以上小儿。适宜在气温 22℃ 以上且无大风时进行。夏季以早餐后 1 ~ 1.5 小时最佳;春、秋天可在上午 10 ~ 12 时进行。每次日光浴时间不超过 20 ~ 30 分钟。日光浴时注意观察小儿的反应,如出现头晕、头痛等时应限制日光照射量或停止进行。

(2)主动操:此阶段小儿模仿能力强,可配合儿歌或音乐进行有节奏的运动,有益于手脚动作的协调性、骨骼肌肉的发育。

三、早期教育

幼儿期要结合小儿的年龄特点和每天生活,培养幼儿良好的生活卫生习惯。幼儿 1 ~ 1 岁半学会走路,2 岁以后能够并且喜欢跑、跳、爬高。与此同时,手的精细动作也发展起来,初步学会用玩具做游戏。因此,生后第 2、3 年是幼儿的动作和语言发展的重要时期,在早期教育方面要特别注意以下几点。

(一)大小便训练

18 ~ 24 个月时,幼儿开始能够自主控制肛门和尿道括约肌,而且认知能力的发展使他们能够表示便意,理解应该在一定的时间和固定的地方排泄,为大小便训练做好了生理和心理上的准备。因此,在训练过程中,家长应注意多采用赞赏和鼓励的方式,训练失败时不要表露出失望的表情或责备幼儿。大便训练常较小便训练先完成,因为它较有规律性,而且幼儿对排大便的感觉更强烈。在环境突然变化时,幼儿已经形成的排泄习惯会改变,但当幼儿情绪平稳后,排泄习惯会恢复。

(二)动作的发展

幼儿开始自己走路时走不稳,头向前,步子显得很僵硬,走得很快,常常会发生跌倒,需要家长牵着一只手领着走。同时应注意预防跌倒,防止发生意外事故。因此,应该为小儿学走路腾出一定的空间,刚学走路时穿软底鞋,利于脚趾和脚板的发育。

1. 玩具可促进动作的发展 应根据不同的年龄选择合适的玩具,玩具是早期教育的工具,可以促进小儿感官、动作和语言的发展,也可以帮助小儿更快的认识周围事物。

(1)走路可以使 12 ~ 15 个月幼儿感到心情愉快,他们以扔和拣东西,或放东西到袋中摘取出为乐。18 个月大的幼儿喜欢能推拉的玩具。因此,对于 1 ~ 2 岁幼儿,要选择发展走、跳、投掷、攀登和发展小肌肉活动的玩具,比如球类、拖拉机、积木、木马、小瓶、滑梯等。

（2）2岁以后的幼儿开始模仿成人的活动,喜欢玩水、沙土、橡皮泥等,还喜欢奔跑、蹦跳等剧烈的运动,并喜欢在纸上随意涂画。因此,对于2~3岁幼儿,要选择能适合发展动作、注意、想象、思维等能力的玩具,比如球类、形象玩具(积木、娃娃等)、能拆装的玩具、三轮车、攀登架等。

（3）玩玩具时,家长可在旁边引导或帮助幼儿玩耍,并教会幼儿对不同玩具的玩法,注意不要同时给幼儿玩太多的玩具,可以经常多次更换玩具。鼓励幼儿独自活动,以发展其动作的协调性。

2. 要经常改变游戏内容或运动方式　幼儿大脑皮质细胞脆弱,不要持续做一个动作或游戏,以免小儿陷入疲劳而哭闹。

（三）语言的发展

生后第2、第3年是小儿语言发展的关键时期,及时教会小儿说话是幼儿期的重要任务。幼儿有强烈的好奇心、求知欲和表现欲,喜欢问问题、唱简单的歌谣、翻看故事书或看动画片等。成人应满足其欲望,经常与其交谈,鼓励其多说话,通过游戏、讲故事、唱歌等促进幼儿语言发育,并借助于动画片等电视节目扩大其词汇量,纠正其发音。

1. 1岁以后　小儿理解语言的能力发展很快,如果成人用同样的词来反复说明某个动作或一个物体,经过多次训练幼儿虽说不出但能理解。因此,要结合日常生活中接触到的人和事物多与小儿说话,教他说话,鼓励他模仿着说话。

2. 2岁左右　说话的积极性很高,小儿能用2~5个词组成一句话,但经常用词不当,发音也常常不正确。家长应面对面示范并予以纠正。

3. 2~3岁　是小儿掌握基本语言的重要阶段。随着日常生活经验的积累,在成人的教育指导下掌握的词汇迅速增多,3岁时能够说一些复合句,理解水平也有所提高,如开始懂一些道理,很爱问"为什么"、"怎么了"等,家长要认真、正确地回答小儿提出的问题,一定要爱护小儿的求知欲、好奇心理。

4. 不要对小儿一连串地说"不可以"　比如小儿爬到椅子上,家长说:"不可以",要出去玩又说:"不可以"等。每个"不可以"都会在小儿大脑皮质上形成一个抑制过程,又没有一个兴奋过程来代替它,会使小儿神经细胞工作失常,陷入过度抑制或低下,甚至形成反常现象,在行动上就会出现越不让他做越要做的逆反心理。此外,家长如果要求小儿完成一件力所不能及的抑制状态,如"一直站着不要动","如果你不老老实实呆着,就不给你饭吃"这些对小儿成长都是有害的。

（四）卫生习惯的培养

家长要培养幼儿养成饭前便后洗手、不喝生水、不吃未洗干净的瓜果、不随便吃掉在地上的食物、不随地吐痰和大小便、不乱扔瓜果纸屑等习惯。

（五）品德教育

幼儿应学习与他人分享、互帮互助、团结友爱、尊敬长辈、使用礼貌用语等。由于幼儿模仿能力极强,成人要给小儿树立良好榜样。对幼儿教育的态度和要求应该一致,要平等对待每个幼儿,以免引起心理紊乱和造成幼儿缺乏信心或顽固任性。当幼儿破坏了家长给予一再强调注意的某些规则时,如安全注意事项等,应当给予适当的惩罚。

四、预防疾病

定期检查,预防疾病。继续加强预防接种和防病工作,通过健康检查,做好疾病筛查。

1. **定期健康检查** 每3~6个月为幼儿做健康检查一次,预防营养不良、单纯肥胖;配合医生,继续进行生长发育系统监测,如儿童身高生长速度等,检查中,注意保护儿童隐私。

2. **预防疾病** 2~3岁小儿消化能力虽强,但由于饮食种类增多,如果质量不合适,将会导致消化紊乱,要特别注意食物的质量;幼儿活动增多,与周围环境、外界接触渐广,其患急性传染病的机会也会增加,如易患感冒、水痘等,因此尽量少带幼儿到人口密集的公共场所。

3. **预防接种** 1.5~2岁进行百白破疫苗强化接种;根据传染病流行病学、卫生资源、经济水平及家长的自我保健需求接种乙脑、风疹、流脑、腮腺炎、水痘、肺炎等疫苗。

4. **疾病筛查** ①缺铁性贫血:每年健康检查时应作1~2次Hb筛查;②视力:每年进行一次视力筛查;③泌尿系感染和寄生虫感染:每年健康检查时应作一次尿、大便常规检查;④佝偻病:幼儿出现下肢弯曲畸形等表现时,通过骨X线与血生化检查等检查;⑤外生殖器:检查2岁后的男童外生殖器发育有无包茎、小阴茎。

五、防止意外

3岁以下儿童尽量不要食瓜子、花生等坚果类食物,预防异物吸入引起窒息;由于幼儿可自由行走,好奇心强,不要让幼儿独自外出或单独留在家中,以免发生事故;家中危险物品一定要放在远离幼儿的地方,家长应注意避免幼儿活动环境与设施中有致幼儿烫伤、跌倒、溺水、触电、中毒的危险因素,比如:幼儿居室的窗户、楼梯、阳台、睡床应设有栏杆,室内设施应无棱角,防止坠床、碰伤、高处跌落;远离厨房,避免开水、油汤等烫伤;药物应放置到幼儿够不到的地方,内、外用药分开放置等等。

六、防治常见的心理行为问题

幼儿常见的心理问题包括违拗、发脾气和破坏性行为等,家长应针对原因采取有效措施。

(一)违拗、发脾气

当愿望与环境发生冲突使幼儿受到挫折时,常常会发生违拗或发脾气来释放他们的情绪。

1. **表现** 小儿常常是躺在地板上踢腿、打滚并大声叫喊,有时候会摇头,父母如果以惩罚的方式对待则会增长小儿的对立情绪。

2. **处理方法** 父母应理解小儿的失控情绪是对待挫折的合情合理的一种反应,应给予其恢复情绪的时间和空间;发过脾气后可给予小儿玩具或活动来转移他的注意力;若小儿不能恢复而继续表现对立,父母可先不去理睬,但要注意防止小儿受伤,事后再进行语言上的规劝;父母要成为控制情绪的榜样,帮助小儿认识到控制情绪是最简单的、父母可以接受的选择。

(二)破坏性行为

1. **表现** 小儿因为好奇心、取乐、欲显示自己的能力或精力旺盛无处宣泄而无意中破坏东西,有的小儿甚至由于无法控制自己的愤怒、嫉妒或无助的情绪而有意采取的破坏行为。

2. 处理方法 作为父母,小儿出现这种行为应仔细分析原因,给予正确的引导和行为治疗,一定要避免对小儿进行斥责和惩罚。

第四节 学龄前期保健

3周岁后到6~7岁入小学前为学龄前期。学龄前儿童体格发育较前减慢,仍持续生长。神经精神发育仍较快,精细动作、共济运动发育接近协调;语言、思维、想象力日渐成熟、丰富,词汇量增加,能用语言和简单的文字表达自己的思想,具有好奇、多问的特点。与外界环境接触面日益增多,独立活动范围扩大,喜模仿而无经验,容易发生各种意外。此外,学龄前儿童的防病能力虽然较前有所增强,但仍易患急性肾炎、风湿病等免疫性疾病。学龄前期是小儿性格形成的关键时期,此期小儿具有较大的可塑性,应加强早期教育,培养其养成良好的道德品质和生活自理能力。

一、合理营养

为满足此期小儿生长发育的需要,要合理安排膳食。

(1) 学龄前儿童乳牙已出齐,咀嚼能力增强,消化吸收功能已经基本接近成人,膳食结构基本与成人相同。

(2) 食品制作要多样化,并做到粗、细、荤、素食品搭配,保证能量和蛋白质的摄入,以增进食欲。蛋白质供给量较婴儿期稍低,每日摄入优质蛋白质占总蛋白的1/2,其中乳类功能占总热量的1/3[约105 kJ(25 kcal/kg)]。

(3) 学龄前儿童与成人共进主餐,每日4~5餐(3餐主食,1~2餐点心)适合学龄前儿童生长需要和消化道功能水平。

(4) 注意培养小儿健康的饮食习惯和良好的进餐礼仪。由于学龄前儿童体力活动不断增加,消化力强,容易饥饿,必须坚持饭前便后洗手、勤剪指甲的卫生习惯,坚持定时进食,不随意吃零食和暴饮暴食,不吃腐烂变质的食物。

(5) 学龄前儿童喜欢参与食品制作和餐桌的布置,家长可利用此机会进行营养知识、食品卫生和防止烫伤等健康教育。

二、日常护理

1. 自理能力 学龄前儿童已有部分自理能力,如进食、刷牙、洗脸、穿衣、如厕等,但由于其动作相对缓慢、不太协调,常常需要他人协助,可能要花费成人更多的时间和精力,此时家长仍应鼓励小儿自理,不能包办。

2. 睡眠 学龄前期儿童保证每天睡眠时间为11~12小时。由于学龄前儿童想象力极其丰富,可导致小儿怕黑、做噩梦等,小儿不敢单独在卧室睡觉,常常需要家长的陪伴。因此家长可在小儿入睡前与其进行一些轻松、愉快的活动,以减轻紧张情绪。还可在卧室内开一盏小灯。

3. 体格锻炼

(1) 淋浴:这是一种较强烈的锻炼。每日一次,每次冲淋身体20~40秒钟,室温保持在

18～20℃,水温 35～36℃。淋浴时,小儿立于有少量温水的盆中,喷头不高于小儿头顶40 cm,从上肢到胸背、下肢,不可冲淋头部。待小儿适应后,可逐渐把水温降至 26～28℃,年长儿可降至 24～26℃,水温不低于 22℃。开始每次 1～2 分钟,逐渐延长。淋浴一般在早餐前或午餐后进行。

（2）游泳:有条件者可从小训练,但注意应有成人在旁照顾。选择水质清洁的游泳池,气温不低于 24～26℃,水温不低于 22℃。空腹或刚进食后不可游泳。

三、早期教育

1. 促进思维的发展　一般来说,小儿思维的真正形成是在 2 岁左右。幼儿思维的主要特点是具体形象性。

（1）2 岁左右小儿的思维方法是依靠展开的实际行动,思维的每一步都和实际行动是分不开的,而且常常是从行动的"顿悟"中解决问题。比如:2 岁左右的小儿把装小丸的瓶子倒翻了,他就蹲在地上捡小丸,每捡 1 粒,就站起来,放在桌上的瓶子里,如此几次之后,他待一会儿,把瓶子拿到地上,一粒一粒地将小丸捡到瓶子里。

（2）3 岁以后,小儿思维所依靠的行动逐渐概括化,在解决问题的过程中某些具体行动往往会压缩或省略。比如,在游戏中,小儿端起杯子来比划一下就算是喝水了。

（3）5 岁以后,出现了抽象逻辑思维的萌芽,表现在分析、综合、比较、概括等思维基本过程的发展,并包括理解能力发展等方面。

（4）家长为了促进此期小儿思维的发展,可以有计划地组织他们玩各种游戏。此期小儿的游戏有多种,比如:活动性游戏、建筑性游戏和角色性游戏等。活动性游戏有利于小儿的身体发育,锻炼他们机智、勇敢等性格;建筑性游戏有利于培养小儿的劳动习惯,可以发展他们的感知、记忆和综合思维能力;角色性游戏有利于丰富小儿的想象力,提高他们的创造性思维能力,促进小儿思维的发展。

2. 做好入学前的准备　从学龄前儿童到小学生是人生中的一个重要转折,使儿童的生活在很多方面发生了变化。入学前,儿童每天生活游戏占了大部分时间;在幼儿园虽然也有分班活动,但一般没有形成从事集体活动的习惯;儿童的生活由家长或幼儿园老师照料,他们依赖性大、独立性差等,为了帮助儿童尽快适应小学生活,家长和幼儿园老师要对儿童进行入学前的教育,做好入学前的准备。

（1）激发儿童愿意上学、喜欢学习、尊敬老师的情感:要向儿童将战斗英雄、科学家、模范工作者成长的故事,用具体事例告诉他们,激励、培养儿童对学校和学习向往的心情,对老师产生尊敬和爱慕的感情。

（2）培养儿童生活自理能力和良好的生活习惯:比如:刷牙、洗脸、穿脱衣服鞋袜和饭前便后洗手等。培养儿童学习遵守交通规则,教他们认识去学校的路,学会遵守学校和班集体的纪律,上课时要认真专心听老师讲课。

（3）教育儿童要培养良好的坐姿,注意保护视力:3 岁以后,小儿喜欢拿笔画画,看幼儿读物、看电视等,看近东西的负担日益加重,因此家长必须教育儿童保护视力,经常向儿童讲清楚近视眼的危害,使他们自觉养成良好的阅读习惯。在画画、看书时,眼睛离桌面上的距离要保持 30 cm 左右,坐的姿势要端正,桌椅的高度要适宜,光线应从左上方射来。一般要求儿童不要歪着头趴在桌子上或躺在床上看书或者看电视,不要在暗淡的光线下看书等。

（4）学习能力的准备：要逐渐培养儿童专心听家长讲话，并记住要点，培养他们认真听老师讲课的能力及用语言表达自己思想的能力。比如：小儿听完故事后可以锻炼他们复述，复述时，不重复、不结巴、不带口头语、语言要流畅清楚。给入学后的学习打好基础，创造良好条件。

（5）思想品德方面的准备：对儿童进行品德教育，培养儿童关心集体、遵守纪律、团结协作、热爱劳动等品质。针对儿童的弱点和缺点，着重进行礼貌、爱他人、爱集体和爱劳动的教育。在家中要教育他们使用礼貌用语，比如：再见、对不起、没关系、谢谢等文明用语；学习助人为乐，帮助老人、小朋友干事，学习扫地、收拾屋子；教育小儿不要随便拿别人的东西，借了别人的东西要归还，别人借自己的东西要热情主动地借给他人；要爱护公物和花草树木；不撒谎。

（6）培养兴趣、爱好：安排儿童学习手工制作、绘画、弹奏乐器、唱歌和跳舞、参观动物园、植物园和博物馆等活动，培养他们多方面的兴趣和想象、思维能力、陶冶情操。

（7）学习用具的准备：给儿童准备的各种文具要适用，不要过于艳丽新奇，书本最好用素纸包，以免上课时分散注意力。橡皮不要过硬，铅笔盒不要过大，书包最好要双背带的，有利于双肩平衡发展。

（8）智力发展：学龄前儿童绘画、搭积木、剪帖和做模型的复杂性和技巧性明显增加，且游戏的模仿性更强，如玩"过家家"等。一般活动时间以 20～25 分钟为宜，成人应有意识的引导小儿进行较复杂的智力游戏，活动安排内容应动静结合，游戏中学习的形式可增加儿童的兴趣，增强其思维和动手能力。

四、预防疾病和意外

学龄前期小儿机体抵抗力逐渐增强，但由于生活范围进一步扩大，接触病原体及受伤的机会也相对较多，集体机构特别注意预防传染性疾病，如：肝炎、麻疹、痢疾等，还可出现免疫反应性疾病，如：急性肾炎、风湿热等。应重视预防教育，进一步开展体质锻炼，加强防护性措施。

（一）定期健康检查

1. 健康检查和体格测量 每年进行 1～2 次健康检查和体格测量，记录结果，了解生长速度，如身高增长低于每年 5 cm，生长速度下降，应及早寻找原因。注意儿童正确的坐、走姿势，防止脊柱畸形。每次定期健康检查时，必须检查儿童的视、听力和牙齿，以便早期发现弱视、听力障碍、龋齿，并及时予以矫正。

2. 视力检查 用儿童视力表或标准对数视力表检查。一般每 6 个月检查 1 次，发现斜视或注视姿势异常者，要及时进一步检查与治疗。

3. 听力检查 儿童的正常听力一般为 0～20 dB 的响度。若听力在 21～35 dB 为轻度听力障碍；36～55 dB 为中度听力障碍；56～70 dB 为重度听力障碍；71～90 dB 为严重听力障碍；91 dB 以上为极重度听力障碍。如果发现听力障碍的儿童，应尽早佩戴助听器。

4. 牙齿检查 应每年检查 1～2 次，以便尽早发现龋齿，及时治疗。还要指导儿童保护牙齿，培养早晚刷牙、饭后漱口的良好口腔卫生习惯。3 岁以后儿童要学会自己刷牙，每次刷牙 2～3 分钟；帮助纠正不良的口腔卫生习惯，比如吸吮手指、咬唇或物，预防错殆畸形。

（二）预防接种

完成加强免疫,按计划免疫程序进行。具体详见本章第六节。

（三）做好疾病筛查

每年健康检查时作 1 ~ 2 次 Hb 筛查,Hb < 110 mg/L 时,应予治疗;每年作一次尿、大便常规检查,除外泌尿系统感染、肾脏疾病、寄生虫感染;5 岁以后仍有不随意排尿则应专科进一步治疗,以排除遗尿症。

（四）防止意外事故

对学龄前儿童开展安全教育,采取相应的安全措施,注意房屋、水、电、杀虫剂、药品管理,以预防外伤、溺水、中毒、交通事故等意外发生。

五、防治常见的心理行为问题

学龄前儿童常见的心理行为问题包括吮拇指和咬指甲、遗尿、手淫、攻击性或破坏性行为等,家长应针对原因采取有效措施。

1. 吮拇指和咬指甲　3 ~ 4 个月后婴儿生理上有吸吮要求,一般在安静、寂寞、身体疲乏、饥饿和睡前会出现,常常自己吸吮手指尤其是拇指,随着年龄的增长会消失。但有时因心理需求没有得到满足或未获得家长充分的爱,或是缺少玩具等视觉的刺激,小儿也会吮指或咬指甲。长期吮指会影响牙齿、牙龈及下颌发育,可能导致下颌前突、齿列不齐。家长应积极寻找原因,给孩子更多的关心和爱护,消除其抑郁、孤独的心理,当孩子吮指时,应及时提醒,将其注意力转移到其他事物上去。

2. 遗尿　5 岁以后的小儿仍发生不随意排尿即为遗尿症,大多数发生在夜间熟睡时。遗尿症可分为原发性和继发性两类。原发性遗尿症多因控制排尿的能力迟缓所致,大多有阳性家族史,男性多于女性,多发生在夜间,频率不一。健康欠佳、劳累、兴奋、情绪波动等都会导致病情加重。部分患儿持续遗尿直至青春期或成人。继发性遗尿症大多是由于全身性疾病或是泌尿系统疾病引起的,原发症处理后,症状即会消失。

对遗尿症患儿必须首先排除全身或局部疾病,详细询问病史,了解患儿所处环境的状况,训练小儿排尿,帮他们建立信心;指导家长合理安排小儿生活,坚持对小儿的排尿训练,晚餐后适当控制小儿饮水量并避免兴奋活动,睡前排尿,熟睡后父母可在其经常遗尿的时间唤醒小儿,使其习惯于觉醒时主动排尿,还可以采用警报器协助训练,必要时可给予药物治疗,使其减少排尿量。

3. 手淫　学龄前期小儿有时玩弄外生殖器,成人应检查原因。若处理不当,会造成儿童自恋、不愿意与他人接触、注意力不集中等问题。家长切忌对儿童责怪、体罚和讥讽,避免让其感到羞耻和恐惧。

4. 破坏性行为　小儿会经常无意或是有意破坏东西。对于这些破坏行为,家长要分析原因,应避免对孩子的斥责和体罚,而是给予更多的爱和正确的指导。

5. 攻击性行为　在游戏时有些小儿表现出咬、抓或打伤别人的攻击性行为,家长应帮助孩子使用社会能接受的适当方式发泄情绪,如玩一些增加体力的游戏等,帮助这些小儿获得团体的认同。

第五节 学龄儿童特点及保健

从入小学起(6～7岁)到进入青春期前为学龄期,相当于小学学龄期。此期除生殖器官外各器官外形均已与成人接近,大脑皮质功能发育更加成熟,对事物具有一定的分析、理解能力,认知和心理社会发展非常迅速。学龄期是小儿接受科学文化教育的重要时期,也是小儿心理发展上的一个重大转折期,同伴、学校和社会环境对其影响较大。此期的小儿应保证充足的营养,加强体育锻炼,确保睡眠充足。虽然学龄儿童机体抵抗力增强、发病率较低,但要注意用眼卫生和口腔卫生,端正坐、立、行姿势,促进学生德、智、体、美、劳全面发展。

一、合理营养

学龄儿童的膳食要求营养充分而且要均衡,以满足小儿体格生长发育、心理和智力发展、紧张学习等需求。要注重早餐和课间加餐,小学生常常因为晨起食欲不佳及赶时间而进食不足,要注意保证早餐的质和量。最好于上午课间补充营养食品,以保证体格发育,保持充沛的精力有益于儿童学习注意力集中;多食富含钙的食物,比如牛乳、豆制品等,加强运动,使骨骼发育达到最佳状态,减少成年期后骨质疏松、骨折的发生;同时,要特别重视补充强化铁食品,以减低贫血发病率。家长在安排饮食时,可让小儿参与制订菜谱和准备食物,以增加食欲。学龄儿童的饮食习惯和方式受大众传媒、同伴和家人的影响较大,学校应开设营养教育课程,进行营养卫生宣教,纠正挑食、偏食、吃零食、暴饮暴食等不良习惯。

二、体格锻炼

学龄儿童应每天进行户外活动和体格锻炼。系统的体育锻炼,如体操、跑步、球类活动、游泳等均能促进小儿体力、耐力的发展。课间参加户外活动还可清醒头脑,缓解躯体疲劳。劳动也可增强体质,促进生长发育,而且可养成学生爱劳动的习惯和思想,促进其全面发展。体格锻炼时,内容要适当,循序渐进,不能操之过急。

三、日常活动

1. 自理能力 此期的儿童生活已基本自理,但剪指甲、清洁耳朵和整理用物等方面仍需要帮助。

2. 睡眠 睡眠需求个体差异性较大,6～7岁平均每日睡眠10～12个小时,7岁以上为9～10个小时。

3. 游戏 学龄期小儿希望自己有更多的时间和同伴一起玩耍,多为竞赛性游戏。在游戏中制定一些规则,彼此遵守,并进行角色分工,以便完成某个目标。比如完成一项比赛或表演。

四、教育

加强品德、卫生、法制等方面的教育,培养良好的性情和品格,陶冶高尚情操。

1. 卫生教育 ①培养良好的生活习惯,包括注意饮食卫生、培养良好饮食习惯;注意口腔卫生、预防龋齿;培养良好的睡眠习惯;按时参加户外活动;不吸烟、不饮酒、不随地吐痰等。②注意培养良好的学习习惯和性情,加强素质教育,通过体育锻炼培养小儿的毅力和奋斗精神,通过兴趣的培养陶冶高尚情操。要充分利用各种机会和宣传工具,有计划、有目的地帮助小儿抵制社会上各种不良风气的影响。

2. 进行法制教育 增加儿童法律知识,认识家庭与自己必须遵纪守法的重要性。

3. 性知识教育 按不同年龄进行教育,包括对自己的保护,正确认识到性发育对青少年心理生理的影响,学习有关性病、艾滋病等危险因素的科普知识。

五、预防疾病和意外

(一)预防疾病

至少每年体格检查一次,监测生长发育,及时发现体格生长偏离及异常,并及早进行干预;继续按时进行预防接种与健康检查,预防传染性疾病;预防脊柱弯曲等畸形的发生;每年作眼、口腔检查一次,预防近视眼及龋齿,预防肠道寄生虫病,养成良好的卫生习惯。宣传常见传染病的知识,并对传染病做到早发现、早报告、早隔离、早治疗。具体措施如下。

1. 培养良好的睡眠习惯 养成按时上床和起床的习惯,有条件者保证午睡片刻,以保证学龄儿童精力充沛,身体健康。

2. 注意口腔卫生 培养小儿每天早晚刷牙、饭后漱口的习惯,预防龋病。

3. 预防近视 学龄儿童应特别注意保护视力,教育小儿写字、读书时书本和眼睛应保持30 cm左右的距离,保证正确姿势。课堂桌椅要配套,并定期更换座位。教室光线充足,避免小儿在太弱的光线下看书、写字。读书、写字的时间不宜太长,课间要到户外活动,进行远眺以缓解视力疲劳。教导学生写字不要过小过密,并积极开展眼保健操活动。一旦小儿发生近视,要及时到医院进行检查和治疗。

4. 培养正确的坐、立、行等姿势 学龄期是骨骼生长发育的重要阶段,小儿骨骼的可塑性很大,如果小儿经常保持某些不良姿势,如听课、看书、写字时弯腰、歪头、扭身,以及站立和行走时歪肩、驼背等,可影响胸廓的正常发育,造成骨骼畸形。

(1)听课、阅读时应抬头,两肩放平,躯干挺直,两臂自然下垂,大腿平放椅面上,腰部靠在椅背上,两小腿与地面垂直或稍向前伸,脚平放地上,这样使身体舒适,不易疲劳。阅读时,书本应与桌面成30°~40°角,使书本与视线成直角,可避免颈肌的疲劳。

(2)写字时,头稍向前倾,两臂等长地放在桌上,前胸与桌沿保持1拳的距离,眼与书本也要保持一定距离,不要过近。

(3)站立时,两臂自然下垂,挺胸收腹。休息时两足交替伸出,不要固定一侧。

(4)走路时,双足勿向内或向外撇。背书包时要双肩交换,避免形成歪肩。最好用双肩背带的书包。

5. 做好疾病筛查 如骨骼畸形,注意检查脊柱,除外脊柱侧弯、后突畸形;性发育异常,性早熟或性发育延迟;单纯肥胖症,让儿童学会计算自己身体质量指数(BMI),当超过上限时应到医院专科检查;学习困难,学习失败可能因为多动、情绪和行为问题、特殊发育障碍(学习障碍)等方面引起,应到专科诊治。

(二)防止意外事故

学龄期儿童常发生意外,包括车祸、溺水,以及在活动时发生擦伤、割伤、挫伤、扭伤或骨折等,保健人员应对儿童、家长和教师进行预防疾病和意外伤害的健康教育,学习交通安全规则和事故的防范知识,减少伤残发生。主要预防措施有:

(1)妥善存放易燃、易爆、易损品,如鞭炮、烟火、玻璃器皿等。教育年长儿不可随意玩火柴、打火机、煤气等。

(2)室内电器、电源应有防止静电的安全装置;雷雨时,勿在大树下、电线杆旁或高层的屋檐下避雨,以免触电。

(3)大型玩具如滑梯、跷跷板、攀登架等,应定期检查、及时维修。

(4)户外活动场地应平整,无碎石、泥沙,最好是草地;室内地面宜用地板或铺有地毯。

(5)教育小儿不可独自或结伴去无安全措施的池塘、江河玩水或游泳。

(6)教育小儿应遵守交通规则,识别红绿灯,勿在马路上玩耍。

六、防治常见的心理行为问题

学龄儿童对学校不适应是比较常见的问题,是指学龄儿童恐惧和拒绝上学,儿童在上学时经常表现出焦虑不安、易惊恐,以及恶心、呕吐、腹泻、头痛或腹痛等症状。其原因较多,例如不愿意与父母分离,上学时产生分离性焦虑;不喜欢学校的环境;害怕某位老师;与同伴关系紧张;害怕考试等。家长一定要查明原因,采取相应的措施,帮助孩子适应学校生活。

第六节　计 划 免 疫

儿童计划免疫是根据小儿的免疫特点和传染病疫情的监测情况制定的免疫程序,是有计划、有目的的将生物物品接种到婴幼儿体内,严格实施基础免疫(即全程足量的初种)和随后适时的"加强"免疫(即复种)。根据疾病预防控制规划,按照国家和省级规定的免疫程序,由合格的接种单位和接种人员给适宜的接种对象进行接种疫苗,以确保小儿获得可靠的抵抗疾病的能力,提高特异性免疫水平,从而达到预防、控制乃至消灭相应传染病的目的。预防接种是计划免疫的核心。

一、免疫方式及常用制剂

1. 主动免疫及常用制剂

(1)定义:指给易感染者接种特异性抗原,刺激机体产生特异性抗体,从而产生相应的免疫力。这是预防接种的主要内容。但主动免疫制剂在接种后经过一定限期产生的抗体,在持续1~5年后逐渐减少,因此还要适时地安排加强免疫,以便巩固免疫效果。

(2)主动免疫常见制剂包括

1)用细菌菌体或细菌多糖体制成的菌苗;

2)用病毒或立克次体接种于动物、鸡胚或在组织中培养,经处理后形成的疫苗;

3)用细菌所产生的外毒素加入甲醛变成无毒性而仍有抗原性的类毒素。我们统称各种免疫制剂为"疫苗"。

(3)疫苗的分类

1)按疫苗的生物性质分类:可将疫苗划分为死疫苗和活疫苗。

a. 死疫苗又称灭活疫苗,是指用物理或化学方法将细菌、病毒的培养物灭活而制成。其特点是性质稳定、安全,在冷暗处保存,可多种疫苗联合使用。由于死疫苗进入体内不能生长繁殖,对人体刺激时间短,产生免疫力不高,因此,需多次重复注射,且接种量大,如霍乱菌苗、乙型脑炎疫苗、百日咳疫苗、流脑疫苗、甲肝疫苗等。

b. 活疫苗是指用人工定向变异或从自然界筛选获得毒力高度减弱的病原微生物而制成,但仍保留一定的剩余毒力、免疫原性和繁殖能力,接种人体后会使机体产生一种亚临床感染而获得免疫力。其特点是产生免疫力持久且效果好,接种量少,次数少,不良反应少。如卡介苗、骨髓灰质炎疫苗、麻疹疫苗等。但此类疫苗,有效期短,需冷藏,死后失效。

c. 除以上两种之外,还有类毒素疫苗如白喉类毒素疫苗,组分疫苗如流脑疫苗,基因工程疫苗如乙肝疫苗。

2) 按疫苗接种的提供性质分类:分为一类疫苗和二类疫苗。

a. 一类疫苗指政府免费向公民提供的规定疫苗,如卡介苗、乙肝疫苗等。

b. 二类疫苗指公民自费并自愿受种的其他疫苗,如水痘减毒活疫苗、轮状病毒疫苗等。

2. 被动免疫及常用制剂

(1) 定义:未接受主动免疫的易感者在接触了传染源后,被给予相应的抗体,从而获得免疫力,称之为被动免疫。由于抗体留在机体内的时间短暂(一般约3周),故主要用于应急预防和治疗。例如,给未注射麻疹疫苗的麻疹易感儿注射丙种球蛋白以预防麻疹;受伤时注射破伤风抗毒素以预防破伤风。

(2) 常用制剂:用于人工被动免疫的生物制品称被动免疫制剂,包括特异性免疫血清、丙种球蛋白、胎盘球蛋白等,其中特异性免疫血清又包括抗毒素、抗菌血清和抗病毒血清。此类制剂来源于动物血清,对人体是一种异型蛋白,注射后容易引起过敏反应或血清病,特别是重复使用时,更易发生。

二、免疫程序

免疫程序是指接种疫苗的先后顺序及要求。我国卫生部规定,小儿1岁内必须完成卡介苗、骨髓灰质炎疫苗、百白破混合制剂、麻疹疫苗和乙肝疫苗的接种。此外,小儿还可根据当地疾病的流行情况、家长的意愿选择疫苗进行接种,如流行性脑脊髓膜炎疫苗、流感疫苗、腮腺炎疫苗、风疹疫苗、甲型肝炎疫苗等。我国卫生部规定的儿童计划免疫程序见表5-4。

表5-4 儿童计划免疫程序

预防疾病	结核病	脊髓灰质炎	麻疹	百日咳 白喉 破伤风	乙型肝炎
接种疫苗	卡介苗	脊髓灰质炎三价混合减毒活疫苗	麻疹减毒活疫苗	百日咳菌液、白喉类毒素、破伤风类毒素混合制剂	乙型肝炎疫苗
初种次数	1	3	1	3	3
初种年龄	生后2~3天	第一次2个月 第二次3个月 第三次4个月	8个月以上易感儿	第一次3个月 第二次4个月 第三次5个月	第一次出生时 第二次1个月 第三次6个月

预防疾病	结核病	脊髓灰质炎	麻疹	百日咳　白喉　破伤风	乙型肝炎
接种方法	左上臂三角肌中部皮内注射	口服	上臂外侧皮下注射	有吸附制剂者臀部或三角肌注射,无吸附者三角肌下缘皮下注射	三角肌内注射
每次剂量	0.1m	1 丸	0.2 ml	0.5 ml	5 μg
复种		4 岁时加强一次	4 岁时加强一次	1.5~2 岁用百白破混合制剂,7 岁用吸附白破二联类毒素各加强一次	
禁忌	出生体重<2.5 kg、患结核、急性传染病、肾炎、心脏病、湿疹、其他皮肤病、免疫缺陷者	免疫缺陷、免疫抑制剂治疗期间、发热、腹泻、急性传染病者	发热、鸡蛋过敏、免疫缺陷者	发热、有明确过敏史、神经系统疾病、急性传染病者	肝炎、急性传染病(包括有接触史而未过检疫期者)、其他严重疾病者
注意事项	2 个月以上婴儿接种前作 PPD 试验,隐性者12 个月才能接种	冷开水送服或含服,附后 1 小时内禁热饮	接种前 1 个月及接种后 2 周避免用胎盘球蛋白、丙种球蛋白制剂	两次接种可间隔4~12 周	

三、预防接种的准备及注意事项

1. 接种前要查体　接种前一定要严格掌握禁忌证。

(1) 询问:如新生儿要了解出生情况,有无窒息、颅内出血等,而较大儿童需要了解过敏史、惊厥或抽风病史,近期有无发热、腹泻、传染病等。免疫缺陷病、免疫抑制剂使用者禁用活疫苗;惊厥史、脑损伤者禁用流脑疫苗、乙脑疫苗、百白破疫苗;严重慢性病、活动性肺结核禁接种;发热、急性传染病密切接触、重症腹泻暂缓接种;过敏体质要慎接种。

(2) 检查:如有无先天性心脏病、肝脾肿大、黄疸、湿疹,以及神经系统发育是否正常等。

2. 环境准备　接种场所光线明亮,空气新鲜,温度适宜;接种及急救物品摆放有序。

3. 心理准备　做好解释、宣传工作,消除家长和小儿的紧张、恐惧心理;接种宜在饭后进行,以免昏厥。

4. 严格执行免疫程序　掌握接种的剂量、次数、间隔时间和不同疫苗的联合免疫方案。

(1) 联合免疫指两种或多种疫苗同时接种。

(2) 在联合免疫时多种疫苗绝不能在同一部位接种,更不能将几种疫苗混合到一个注射器中一起接种到人体。

(3) 卡介苗、乙肝疫苗、百白破疫苗、脊髓灰质炎疫苗、麻疹疫苗可以两种以上疫苗联合免疫,有些疫苗则不能。

(4) 间隔时间:两次疫苗接种的间隔时间一般为 1 个月或以上。加强免疫的疫苗接种要按照同种疫苗基础接种时间的间隔要求,比如乙脑疫苗要在 12 个月以后才能加强;麻疹疫苗、百白破的加强要在基础免疫半年以后。

5. 严格执行查对制度及无菌原则 接种活疫苗时,只用75%乙醇消毒;抽取后如有剩余药液,放置不能超过2个小时,接种后剩余活疫苗应烧毁。

6. 接种后的观察 疫苗接种后的不良反应一般发生在接种以后48小时以内,大部分发生在接种当天。因此,不要带刚刚接种过疫苗的小儿到太远的地方玩耍,要让小儿适当的休息,尽量避免剧烈的活动,夏季要多饮水,保证身体有一个合适的内环境。

7. 疫苗的补种 如果小儿由于疾病或其他原因耽误了基础免疫或加强免疫的接种,等疾病痊愈后应尽快给小儿补种所延误的疫苗。

四、预防接种的反应及处理

若预防接种的反应超过了一定限度就属于异常反应,即不良反应。

(一) 一般反应

1. 局部反应 是指在预防接种后由疫苗本身所固有的特性引起,对机体只是一过性的,主要发生在接种后数小时至24小时左右,注射部位出现红、肿、热、痛,有时还可伴有局部淋巴结肿大或淋巴管炎。红晕直径在2.5 cm以下者为弱反应,2.6~5 cm为中等反应,5 cm以上为强反应。局部反应一般持续2~3天可自行恢复。如接种活疫苗,则局部反应出现较晚,持续时间较长。

2. 全身反应 一般于接种后24小时内出现不同程度的体温升高,多为中、低度发热,持续1~2天。体温37.5℃以下为弱反应,37.5~38.5℃为中等反应,38.6℃以上为强反应。但接种活疫苗需经过一定潜伏期(5~7天)才有体温升高。此外,还伴有爱哭闹、食欲减低、倦怠、乏力、头晕、恶心、呕吐、腹泻、全身不适等反应。个别小儿接种麻疹疫苗后5~7天出现散在皮疹。

多数小儿的局部或全身反应是轻微的,无需特殊处理,适当休息、多饮水即可。局部反应较重时,可用清洁毛巾热敷;全身反应严重者可对症处理。如局部红肿继续扩大、高热持续不退,应及时到医院就诊。

(二) 异常反应

少数人在接种后出现并发症,如晕厥、过敏性休克、过敏性皮疹、血管神经性水肿等。若遇到异常反应时应及时抢救和治疗。

1. 局部化脓 分有菌性化脓感染与无菌性脓肿,前者在疫苗分装时导致病菌污染,或因注射器、接种局部消毒不严所致,后者多因接种含有吸附剂疫苗,或注射部位选择不正确、注射过浅、剂量过大等。处理方法:早期均可用热敷,每天3~5次,每次20分钟。化脓性脓肿可用抗生素治疗。无菌性脓肿切忌切开排脓,可用注射器抽脓。

2. 晕厥(晕针) 个别小儿在接种时或接种后数分钟突然昏厥,多因精神过度紧张和恐惧心理而造成暂时性脑缺血,引起短时间失去知觉和行动能力的现象,在空腹、疲劳或室内闷热等情况下更易发生。轻者有心慌、恶心、手足发冷、发麻等,经短时间即可恢复正常。严重者面色苍白、恶心、呕吐、心跳缓慢、脉搏无力、血压下降伴失去知觉,数十秒至数分钟后清醒。处理方法:患者平卧,头部放低,注意保暖,给予少量热开水或糖水,亦可针刺人中、合谷穴等穴位。数分钟后仍不能恢复正常者,皮下注射1:1 000肾上腺素。如仍未见好转者应送医院抢救治疗。

3. 超敏反应　可表现为过敏性休克、过敏性皮疹等。

（1）过敏性休克：一般在注射免疫制剂后数秒或数分钟内发生，也有少数延至 30 分钟或 1～2 小时发作。表现为突然感到全身发痒、胸闷、气急、烦躁、面色苍白、出冷汗、四肢发凉、呼吸困难、血压下降、心率减慢、脉细或无口周青紫、惊厥、大小便失禁以至昏迷。死亡原因多为窒息和末梢循环衰竭，如不及时抢救，死亡常发生于抗原进入机体后 15～20 分钟。处理方法：此时应使患儿平躺，头部稍低，注意保暖，吸氧，以及皮下或静脉注射 1：1 000 肾上腺素，必要时可重复注射，病情稳定后，应尽快转至医院继续治疗。过敏性皮疹以荨麻疹最多见，一般接种后几小时至几天内出现，

（2）过敏性皮疹：各种疫苗接种后均可使一些过敏体质的人发生过敏性皮疹，常在接种后数小时或数天发生，多少不一，大小不等，色淡或深红，周围呈苍白色。处理方法：服用抗组胺药即可。

4. 急性精神反应　为精神或心理因素所致，较少见。最常见表现为急性休克性反应和癔症性发作，这类病人最大特点是临床表现与主观症状和客观体征不符，而且意识不丧失。各种症状常在患者注意力转移或进入睡眠后明显减轻，预后一般良好。一般不需特殊治疗，大多数用针灸、暗示疗法即可恢复，严重者可给予镇静剂。

5. 全身感染　有严重原发性免疫缺陷或继发性免疫功能遭受破坏者，接种活疫苗后可扩散为全身感染，如接种卡介苗后引起全身播散性结核。应按相关疾病治疗。

同步练习题

一、A1 型单项选择题

1. 新生儿保健的重点应放在（　　）
   A. 生后第 1 周　　　　　　　　B. 生后 10 天内
   C. 生后第 2 周　　　　　　　　D. 生后第 3 周
   E. 生后第 4 周

2. 有关婴儿死亡情况及保健，以下哪一项是错误的（　　）
   A. 生后第 1 周死亡率最高
   B. 婴儿死亡中，1/3 死于生后 28 天内
   C. 死因中以畸形、早产、重度缺血缺氧性脑病占首位
   D. 新生儿保健特别强调护理
   E. 婴儿期需要有计划地接受预防接种

3. 关于婴幼儿保健工作的重点下列哪项不正确（　　）
   A. 喂养指导　　　　　　　　　B. 定期健康检查
   C. 按时进行预防接种　　　　　D. 合理安排生活制度
   E. 多听轻音乐，教其看图识字

4. 学龄前儿童下列保健重点哪项不妥（　　）
   A. 继续进行生长发育的监测　　B. 预防意外事故的发生

C. 加强体格锻炼　　　　　　　　　D. 多吃营养品,尤其是优质蛋白

E. 重视早期教育

5. 百白破疫苗初种年龄应何时开始(　　　)

A. 生后 2~3 天　　　　　　　　　B. 2 个月

C. 3 个月　　　　　　　　　　　　D. 4 个月

E. 5 个月

6. 关于麻疹疫苗的初种时间,下列哪项是正确的(　　　)

A. 生后 2~3 天　　　　　　　　　B. 生后 2 个月

C. 生后 5 个月　　　　　　　　　　D. 生后 8 个月

E. 生后 11 个月

7. 有关计划免疫,下列哪项是错误的(　　　)

A. 预防接种可提高易感者非特异性免疫力

B. 是预防小儿传染病的关键措施

C. 大多接种特异性抗原,使易感者产生免疫抗体

D. 部分小儿接种后有低热

E. 免疫功能缺陷的小儿不宜接种减毒活疫苗

8. 下列哪种疾病不属于基础免疫的范围(　　　)

A. 麻疹　　　　　　　　　　　　　B. 白喉

C. 结核病　　　　　　　　　　　　D. 破伤风

E. 流行性腮腺炎

9. 有关计划免疫,下列哪项正确(　　　)

A. 易感者接触传染病后给予丙种球蛋白属于主动免疫

B. 给易感者接种特异性抗原属被动免疫

C. 对流行性乙型脑炎,因无疫苗,主要采用综合性预防措施

D. 麻疹的预防目前采用被动免疫

E. 百白破疫苗为混合疫苗

10. 关于下列疫苗的初种时间,哪项是错误的(　　　)

A. 脊髓灰质炎疫苗在 2 个月以上　　B. 卡介苗在生后 2~3 个月

C. 百白破混合制剂在 3 个月以上　　D. 麻疹减毒活疫苗在 8 个月以上

E. 乙脑疫苗在 1 岁以上

11. 卡介苗初种的月龄应是(　　　)

A. 出生至 2 个月　　　　　　　　　B. 3~4 个月

C. 5~6 个月　　　　　　　　　　　D. 7~8 个月

E. 9~10 个月

12. 麻疹疫苗初种的月龄是(　　　)

A. 新生儿　　　　　　　　　　　　B. 2 个月

C. 4 个月　　　　　　　　　　　　D. 6 个月

E. 8 个月

13. 基础免疫接种的疫苗不包括(　　　)

A. 卡介苗   B. 麻疹疫苗

C. 乙脑疫苗   D. 乙肝疫苗

E. 脊髓灰质炎疫苗

14. 预防接种引起的反应较少见的是(   )

A. 注射局部红肿   B. 心慌出虚汗

C. 过敏性休克   D. 病理性黄疸

E. 体温升高

15. 下列预防接种的做法正确的是(   )

A. 接种时可选择同一部位注射多种疫苗

B. 使用免疫抑制剂期间应加大剂量接种

C. 有传染病接触史而未过检疫期者可接种

D. 严重的心脏病及哮喘患儿应及时预防接种

E. 注射丙种球蛋白一个月内不能接种活疫苗

16. 婴幼儿日光浴的最佳时间是(   )

A. 春季 9 ~ 10 时   B. 夏季 8 ~ 9 时

C. 秋季 9 ~ 10 时   D. 冬季 10 ~ 12 时

E. 夏季 16 ~ 17 时

17. 儿童体格锻炼正确的是(   )

A. 活动量应大   B. 从幼儿期开始

C. 锻炼宜空腹进行   D. 锻炼方式要多样化

E. 每年春秋两季锻炼

18. 婴幼儿与学龄前以上儿童体格锻炼的不同点主要是(   )

A. 是否乐于接受   B. 锻炼时间的长短

C. 锻炼强度的大小   D. 有无血液循环增快

E. 锻炼后是否愉快

19. 儿童习惯培养开始的时间最好是(   )

A. 婴儿期   B. 幼儿期

C. 学龄前期   D. 学龄期

E. 青春期

20. 儿童教育正确的做法是(   )

A. 教育要不断奖励和惩罚   B. 对所有儿童要一视同仁

C. 要经常指出存在的缺点   D. 家庭成员中要有严、有松

E. 不管动机如何只以结果论对错

21. 婴儿意外窒息常见的原因是(   )

A. 哺乳时乳汁流速过快   B. 母亲搂着小婴儿同睡

C. 呼吸系统发育不良   D. 婴儿落入水中

E. 婴儿包裹过严

22. 儿童中毒事故发生率最高的年龄是(   )

A. 1 岁以内   B. 1 ~ 3 岁

C. 3～5 岁   D. 5～7 岁

E. 7～10 岁

23. 我国规定的计划免疫程序中,小儿在 5 个月时要接种的疫苗是(　　)

    A. 脊髓灰质炎混合疫苗   B. 脊髓灰质炎混合疫苗,百白破混合疫苗

    C. 百白破混合疫苗   D. 麻疹减毒活疫苗

    E. 卡介苗

24. 语言和运动协调能力的培养从哪个发育期开始(　　)

    A. 幼儿期   B. 婴儿期

    C. 新生儿期   D. 学龄前期

    E. 学龄期

25. 下列哪一项不是预防儿童意外伤害的措施(　　)

    A. 不让儿童游泳   B. 制定相关法律

    C. 不给婴儿吃果冻   D. 不用食具装有毒物品

    E. 药品放到高处或上锁

26. 不属于 1 岁以内婴儿计划免疫的是 (　　)

    A. 脊髓灰质炎疫苗   B. 肺炎链球菌疫苗

    C. 麻疹疫苗   D. 百日咳疫苗

    E. 乙肝疫苗

27. 我国规定 1 岁内必须完成的计划免疫是(　　)

    A. 卡介苗   B. 乙脑疫苗

    C. 流脑疫苗   D. 流感疫苗

    E. 甲肝疫苗

28. 下列哪项不是母乳的特点(　　)

    A. 含白蛋白少   B. 含不饱和脂肪酸多

    C. 含乙型乳糖多   D. 钙磷比例适宜

    E. 含有脂肪酶

29. 开始给小儿添加鱼肝油的时间是(　　)

    A. 生后即给予   B. 出生后 2～4 周

    C. 出生后 1～3 个月   D. 出生后 4～6 个月

    E. 出生后 7～9 个月

30. 下列辅食中哪组可于小儿 4 个月时添加(　　)

    A. 果汁、饼干   B. 鸡蛋、肉末

    C. 蛋黄、稀粥   D. 豆腐、碎菜

    E. 各种软食

31. 婴儿膳食中蛋白质、脂肪、碳水化合物所供给的热量应占总热量的百分比为(　　)

    A. 15%、50%、35%   B. 35%、15%、50%

    C. 50%、35%、15%   D. 35%、50%、15%

    E. 15%、35%、50%

32. 母乳中的钙磷比例为(　　)

A. 1:2   B. 1.5:1
C. 2:1   D. 1.2:1
E. 1.5:2

33. 训练小儿控制大、小便宜从(   )

A. 1个月开始   B. 3个月开始
C. 6个月开始   D. 9个月开始
E. 12个月开始

34. 幼儿期保健的重点是(   )

A. 保暖及预防感染   B. 定期进行家访
C. 预防意外发生   D. 预防近视眼发生
E. 培养良好的品德

二、A2 型单项选择题

35. 2个月婴儿,足月平产,母乳喂养,夜间喜哭,易惊,从未预防接种。目前进行下述哪项接种是正确的(   )

A. 卡介苗和脊髓灰质炎疫苗   B. 卡介苗和麻疹减毒活疫苗
C. 卡介苗和百白破混合疫苗   D. 脊髓灰质炎疫苗和百白破混合疫苗
E. 卡介苗、百白破混合疫苗和脊髓灰质炎疫苗

36. 4个月婴儿,生长发育良好,无发热,无盗汗,未种过卡介苗,为补种卡介苗,应先进行哪项检查(   )

A. 胸片   B. 肝功能
C. 肝脾B超   D. 免疫球蛋白
E. 结核菌素试验

37. 4个月婴儿,昨日种了百白破混合疫苗,今日有轻度发热,稍哭吵不安。查:体温38.2℃(肛表),右上臂外侧注射部位有轻微红肿。咽不充血,心、肺无异常发现,下列哪项处理最恰当(   )

A. 暂不用药   B. 口服抗生素
C. 口服退热药   D. 口服抗病毒药
E. 同时口服抗生素和抗病毒药

38. 5个月的婴儿,生长发育良好,足月平产,母乳喂养,一直按照预防接种程序进行接种,那么他现在还有哪项疫苗没接种过(   )

A. 卡介苗   B. 脊髓灰质炎减毒活疫苗
C. 麻疹减毒活疫苗   D. 百白破混合疫苗
E. 乙肝疫苗

39. 4岁小儿,2天前注射了丙种球蛋白,现儿保门诊通知要进行预防接种,该儿童不能接种的疫苗是(   )

A. 乙脑疫苗   B. 流脑疫苗
C. 霍乱疫苗   D. 百白破疫苗
E. 脊髓灰质炎疫苗

40. 女孩,3个月。接种百白破三联疫苗后,当天下午体温38.5℃,并伴有烦躁、哭闹等表现。

此时,护士应采取的措施是( )

A. 用湿毛巾冷敷
B. 给予氧气吸入
C. 让婴儿休息,多饮水
D. 立即注射肾上腺素
E. 服用抗组胺药物

41. 女婴,6个月。今年立春时出生,母乳喂养,发育良好,已会独坐,现要为婴儿进行日光浴,最佳的时间是( )

A. 8～10时
B. 10～12时
C. 12～14时
D. 14～16时
E. 16～18时

42. 男婴,6个月。母乳喂养,发育正常,白天妈妈一人在家照顾宝宝,因宝宝不让妈妈离开,无法料理家务。此时最佳的处理方法是( )

A. 抱着婴儿干活
B. 背着婴儿干活
C. 将婴儿放到玩具筐内
D. 用婴儿车拉着宝宝干活
E. 用婴儿吊带背着宝宝干活

43. 男孩,2岁。因想要玩具但妈妈没有买,就在地上打滚哭闹,此时妈妈应采取的最佳处理方式是( )

A. 立刻答应他的要求
B. 蹲下来耐心哄他
C. 严厉斥责他
D. 拉起来打他
E. 不理睬他

44. 女孩,3岁。在进餐时发现少了一个勺,她飞快地去厨房取,回来时由于跑得太快,头撞到了拐角的墙上,于是大哭起来,此时家长应采取的处理方式是( )

A. 立即抱孩子到医院
B. 立即进行局部按摩
C. 训斥孩子跑得太快
D. 谴责墙角砌得有问题
E. 告诉孩子撞头的原因

45. 小兵,男,5个月。接种疫苗出现过敏性休克,护士应安置小儿的体位是( )

A. 平卧位,头稍低
B. 侧卧位,头稍高
C. 膝胸卧位,头稍低
D. 仰卧位,头稍高
E. 仰卧位,头稍高

46. 小琴,女,1岁。接种疫苗后即刻出现晕针,护士采取的措施应除外( )

A. 大声叫喊
B. 头稍低
C. 饮少量热开水
D. 平卧位
E. 针刺人中穴

47. 小林,女,8个月。护士刚为其进行预防接种,5个小时后小儿出现全身反应,表现为体温38℃,有恶心、呕吐等。此时,不合适的护理措施是( )

A. 给予休息
B. 对症处理
C. 注射肾上腺素
D. 多饮水
E. 持续高热应送医院

48. 小宁,男,8个月。护士为该小儿接种麻疹疫苗。接种前,护士所做的准备工作应除外( )

A. 检查接种场所的环境准备　　　　　B. 做好小儿和家长的解释工作

C. 消除紧张、恐惧心理　　　　　　　D. 待小儿不适时再准备急救药品

E. 取得小儿及家长的合作

三、A3 型单项选择题

(49~53 题共用题干)

　　婴儿,男,3 个月,体重 6 kg。10 月 1 日出生,出生后即接种了卡介苗和乙肝疫苗。母乳喂养,现婴儿看到人脸时会笑,听到声音会转头寻找,俯卧位时能抬头。

49. 该婴儿应添加的食品是(　　　)

　　A. 鱼肝油　　　　　　　　　　　B. 豆浆

　　C. 蛋黄　　　　　　　　　　　　D. 菜泥

　　E. 米糊

50. 该婴儿水浴锻炼的方式应选择(　　　)

　　A. 擦浴　　　　　　　　　　　　B. 淋浴

　　C. 游泳　　　　　　　　　　　　D. 温水浴

　　E. 冷水浴

51. 该婴儿还应接种的疫苗是(　　　)

　　A. 卡介苗复种　　　　　　　　　B. 乙肝疫苗第二针

　　C. 百白破三联疫苗　　　　　　　D. 乙型脑炎疫苗

　　E. 麻疹减毒活疫苗

52. 假设未添加任何辅食,最有可能发生(　　　)

　　A. 出血　　　　　　　　　　　　B. 佝偻病

　　C. 眼干燥症　　　　　　　　　　D. 发育落后

　　E. 末梢神经炎

53. 假设为单纯羊乳喂养可能会发生(　　　)

　　A. 佝偻病　　　　　　　　　　　B. 夜盲症

　　C. 末梢神经炎　　　　　　　　　D. 缺铁性贫血

　　E. 巨幼细胞性贫血

(54~56 题共用题干)

　　小雪,女,3 岁。其体格和智能发育正常,护理体检结果为体重 14 kg,身高 93 cm。

54. 该小儿的心理发育特征(　　　)

　　A. 明显的自主性　　　　　　　　B. 发展勤奋的个性

　　C. 确认自我认同感　　　　　　　D. 与母亲产生依恋感

　　E. 有冒险精神和丰富的想象力

55. 对该小儿最适当的体育方式是(　　　)

　　A. 广播体操　　　　　　　　　　B. 主动操

　　C. 模仿操　　　　　　　　　　　D. 田径活动

　　E. 被动体操

56. 与游戏活动不相符的一项是(　　　)

　　A. 唱简单的儿歌　　　　　　　　B. 做复杂的模型

C. 玩水、沙土、橡皮泥等　　　　　　D. 随音乐手舞足蹈

E. 在纸上随意涂画

(57~60题共用题干)

小倩,女,日龄8天。现给予家庭护理。

57. 居室的温度和湿度应保持在(　　　)

A. 16~18℃,25%~35%　　　　　　B. 24~26℃,55%~65%

C. 18~20℃,35%~45%　　　　　　D. 20~22℃,45%~55%

E. 22~24℃,55%~65%

58. 护士应对该小儿做家庭访视的次数是(　　　)

A. 每1个月1次　　　　　　B. 每2个月1次

C. 每年4次　　　　　　D. 每个月1~2次

E. 每个月2~3次

59. 预防意外事故的重点应避免(　　　)

A. 跨床栏跌伤　　　　　　B. 相互打闹

C. 玩电源插座触电　　　　　　D. 倒开水烫伤

E. 喂乳后窒息

60. 应使家长了解小儿应接种的疫苗是(　　　)

A. 卡介苗　　　　　　B. 麻疹减毒活疫苗

C. 脊髓灰质炎减毒活疫苗　　　　　　D. 百白破三联混合制剂

E. 乙型脑炎疫苗

参考答案:

1. A　2. B　3. E　4. D　5. C　6. D　7. A　8. E　9. E　10. B

11. A　12. E　13. C　14. D　15. E　16. B　17. D　18. C　19. A　20. B

21. E　22. B　23. C　24. A　25. B　26. B　27. A　28. A　29. B　30. A

31. E　32. C　33. E　34. C　35. A　36. E　37. A　38. C　39. E　40. C

41. A　42. E　43. B　44. E　45. A　46. A　47. C　48. D　49. A　50. D

51. C　52. B　53. E　54. A　55. B　56. B　57. E　58. E　59. E　60. A

(李　丹)

第六章 青春期保健

从第二性征出现到生殖功能基本发育成熟,身高停止增长的时期称青春期,一般女孩从11～12岁开始到17～18岁,男孩从13～14岁开始到18～20岁。但个体差异较大,有时相差2～4岁,也有种族的差异。青春期是个体从童年期向青年期过渡的阶段,是一生中决定体格、体质、心理、智力发育和发展的关键时期。青春期保健是从青春期发育征象开始出现到生殖功能发育成熟为止的一段时期所开展的一系列有关保健活动。此期保健重点是保证充足的营养;加强青春期生理和心理卫生教育,形成健康的生活方式;培养良好的品德。

第一节 青春期的生理特征

青春期生理上的发展变化是多种多样的,主要表现为身体外形、内脏功能和性的成熟三大类变化,总称为"三大变化",由于这三大变化的可塑性,在社会经济发展、人民生活水平提高的背景下,青少年的各项生理指标也都表现出超前的趋势。

一、身体外形变化

青春期是一个量和质的突变时期,尤其表现在身体量的变化,身体迅速地长高,是青春发育期身体外形变化量最明显的特征,称为青春期生长陡增(puberty growth spurt),简称生长陡增(growth spurt),是个体生长发育的第二个高峰期。在青春发育期之前,无论男女,每年的身高都在增长,平均每年增高3～5 cm,且同龄女生比男生一般来说长得矮一些,在青春期发育前期,同龄女生的身高就普遍逐渐地超过男生。但在青春发育期,每年长高少则6～8 cm,多则11～12 cm。大约在11～12岁,女生比男生长得高而重。但在14岁左右,同龄男生的成长又会超过女生,医学上将其称为"两次交叉"。

童年期,个体每年体重增加不超过5 kg,到了青春期,体重增加十分明显,每年可增加5～6 kg,突出的可增加8～10 kg。男女体重的增加也有差异,10岁之前,男女体重相近,10岁之后,女生发育较快,体重增加多于男生,一般于2年后左右,男生会赶上并超过女生。

二、内脏功能变化

青春期人体在内脏功能方面的变化主要表现在发育加快且功能逐渐完善。

（一）心脏的发育

初生时心脏的重量为 20～25 g，到青春期时可增长 12～14 倍，达到 300～350 g，而且心脏纤维的弹力变大、收缩力增强，每次搏动时输出的血液量大大增加，与成人相接近。这时候，虽然每分钟心脏搏动次数有所减少，但心脏的供血能力却显著提高。

（二）肺的发育

青春期胸廓增大，肺的容积也同时增大，加之呼吸肌的力量增强，每次呼吸的深度加大，结果使得每分钟呼吸的次数减少，但吸进和呼出的气体量却显著增多。比如肺活量，在 10 岁时平均约有 1 400 ml，到青春期时就增加到 2 000～2 500 ml。由于心脏和肺的迅速发育及功能完善，就使人体从外界吸取氧气和排出体内废气的能力大大提高，从而满足了青春期身体快速增长和新陈代谢旺盛的需要。

（三）脂肪、肌肉与骨骼的发育

脂肪组织的发育主要是细胞数目增加和体积增大。在青春前期体格生长突然加速时，脂肪组织占体重比例上升，尤以女孩显著。故青春期女孩大多显得丰满，测量皮下脂肪厚度可反映全身脂肪量的多少、肥胖和营养不良的程度。

童年期时个体体重增加很慢，每年平均增加 2～4 kg，到了青春期，每年可增加 6～7 kg，甚至达 10 kg。进入青春期后的体重增加，除反映个体内脏增大外，还反映了肌肉的发育、骨骼的增长与变粗。肌肉的发育大致和身高的发育一致，随着身高的增长，肌肉的长度增加，肌肉纤维变粗，总重量也在加大。在 8 岁时全身肌肉的重量只占体重的 27.2%，到 15 岁时便增加到 32.6%，而到 17～18 岁时，肌肉的重量几乎可以占体重的一半，达到 44.2%。肌肉的增长在男孩身上表现得更为明显。在肌肉重量增加的同时，肌肉的收缩力、耐力也相应地增强，逐渐能够承担比较重的体力活动。肌肉的发育与营养、运动等密切相关，运动可使肌肉发达，避免体内脂肪积累过多而致肥胖，使个体变得灵活健壮。故在保证个体营养供给的同时，鼓励多进行体育锻炼。

（四）脑的发育

脑对全身各系统各器官的功能活动起着调节支配的作用，所以脑的发育比其他各器官的发育要早要快，一直处于领先地位。8 岁时脑的平均重量已达 1 320 余克，12 岁时脑部平均重量为 1 400 g 左右，10 岁时的脑容积为成人的 95%，容积也接近成人水平，内部结构不断分化完善，功能更加精细和复杂，大脑皮质的沟回组合已经基本完善、分明，神经元细胞也完善化和复杂化，信息传递的神经纤维的髓鞘化基本完成，可保证信息传递畅通，不互相干扰。14～15 岁时，大脑功能其他部分发育逐步趋于成熟，兴奋和抑制逐步趋于平衡。这时候的青少年的理解、判断、推理、思考的能力都比儿童时期大大提高，有了很大的飞跃。因此，青春期是学习文化知识、发展智力的最佳时期。

（五）免疫系统功能的健全

人的免疫系统是机体自我保护的重要防御结构，由淋巴器官、淋巴组织、各种白细胞和抗体组成。它的功能是以各种方式直接或间接清除侵入体内的微生物、病毒等异物，防止对机体的侵害。幼儿时抵抗力差，容易患感冒、扁桃体炎等疾病，青春期免疫力增强，不容易患病。

（六）生殖系统的发育

生殖器官在青春发育期之前几乎没有什么发展，因此很少引起人们的注意，但随着青春发育期的到来，由于性激素的作用，生殖器官开始迅速发育，并完成了性器官和性功能的成熟。青春期一般持续 6～7 年，可划分为 3 个阶段：①青春前期：10～13 岁，女孩比男孩平均早 2 年开始，体格生长明显加速，出现第二性征；②青春中期：14～16 岁，体格生长速度达高峰，第二性征全部出现，性器官在解剖和生理功能上均已成熟；③青春后期：17～20 岁，体格生长停止，生殖系统发育完全成熟。青春期开始和持续时间受多种因素的影响，个体差异较大。

女性生殖器官如卵巢、子宫、阴道等在青春期前基本上处于静止状态。出生时卵巢发育已较完善，但其卵泡处于原始状态；8～10 岁卵巢发育开始加速；17～20 岁发育最快，卵巢增大，皮质内有不同发育阶段的卵泡，使其表面稍有不平。13 岁左右出现月经初潮（menarche），但不规则，月经初潮时卵巢只达成熟重量的 30%，所以月经初潮并不意味着卵巢发育完全成熟，一般 1～2 年后待卵巢成熟，月经（menstruation）便逐渐转为正常。随着卵巢发育与性激素分泌的逐步增加，生殖器各部分也有明显的变化，称为第一性征。外生殖器从幼稚型变为成人型，阴阜隆起，大阴唇变肥厚，小阴唇变大且有色素沉着，阴道增长，宽度增加，阴道黏膜变厚，出现皱襞，黏液腺发育并分泌稀薄、糊状、乳白色阴道液，有防止致病菌繁殖的作用；子宫发育在 10～12 岁时呈直线上升，长度增加 1 倍，子宫体增大，约占子宫全长的2/3，形似鸭梨，头朝下底向上倒置在骨盆中间；输卵管变粗，弯曲度减少。

男性青春期开始时，在促性腺激素水平的作用下，睾丸逐渐发育，12～16 岁期间逐渐增大，曲细精管发育完善，生精细胞发育成熟，并产出精子，同时，睾丸的间质细胞发育，产生男性激素——睾酮，促进男子生殖器官进一步发育和第二性征的发育。此期，男性阴茎增大增粗，17～18 岁达到正常成人水平；性腺发育逐渐成熟，并开始出现遗精现象，首次遗精（seminal emission）意味着男性生殖腺开始走向成熟，性功能成熟，能够产生精子。首次遗精的年龄，不同国家和不同地区有所不同，一般在 12～18 岁之间，与经济发展和生活水平相关。

青春期时个体的身体抵抗力比童年时期有所增强，但一些疾病如结核病、病毒性心肌炎、肾炎、心肌炎等较为常发，自主神经功能紊乱、散发性甲状腺肿、甲状腺功能亢进症、神经官能症等明显比童年期增多。

三、男女性征差异

儿童时期，男孩与女孩身体中雄性激素与雌性激素的分泌量一直处于平衡状态，下丘脑-垂体-性腺轴自出生后 2～3 年发育成熟，在青春期之前，这一系统一直处于抑制状态，到了青春期，此系统由抑制转为兴奋，各级活动依次加强，导致性腺的发育和生殖功能的成熟，机体出现一些与性别有关的显著特征即为第二性征。第二性征又称次性征（secondary sex characteristics），是指性发育的外部表现。

女性的第二性征发育主要表现为乳房、阴毛、腋毛的增长，声带增长变窄致声调变高。乳房发育最早，月经初潮前 10～12 岁之间乳晕增大，以后乳房逐渐增大，乳头突出。阴毛长出的时间大多为月经初潮前，腋毛则晚半年到一年长出。同时皮下脂肪增多、骨盆变大、臀部变圆，出现女性特有的体形和身材。

男性的第二性征主要表现为喉结突起，声音变粗；阴毛、腋毛、胡须的生长；阴囊皮肤逐渐出现皱褶和色素沉着。

青春期均会出现男女声音的变化阶段即变声期,变声期是指在男、女性青春发育期,由于体内性激素分泌增加,喉部迅速生长发育时所出现的男性声调变低、女性声调变高的过程,即声音由童声变为成人的时期。变声是青春期发育的一种自然生理现象,出现时间的早晚受多种因素的影响,男孩的变声期一般在 13~15 岁之间,女孩的变声期一般在 12~14 岁之间,通常男生变声期的时间较女生长,少则几个月,多则需 1~5 年,而女生较短,6~10 个月即可完成。

根据嗓音和生理特点,一般可以把变声分为三个阶段。

1. 变声早期 在这个时期,声带呈轻度充血,分泌物增多,声门闭合不严,虽然说话、唱歌仍是童声,但个体已开始感觉嗓音控制不自如,出现怪音,失去高音和亮音。

2. 变声中期 嗓音开始出现明显、急剧变化,男声较女声明显,在这个时期,声带多出现充血,分泌物增多,声带变长。音色显得低暗、嘶哑,发高音困难,发声不受控制,声音逐渐向成人声转变。

3. 变声后期 喉部组织结构发育完成,声音逐步由沙哑转向明亮,出现中低音,时有高音出现,发声由不稳定逐步变为可控,音调较前阶段显著提高。

每位个体的具体变音现象具有差异性,变声后男声音调降低一个八度,女声减低 1~3 个音。

第二节 青春期的心理特点

从儿童过渡到青年的青春期,是"人生的第二次诞生",心理学家称这一期为"第二次危机"。如果说人生的第一次危机——"断乳危机"是在温暖的襁褓中渡过的,幼儿的反抗充其量也不过是无力的挣扎、无望的哭闹,那么,人生的第二次危机——从精神上脱离父母的心理"断乳",却来势凶猛,锐不可挡。

在认知心理学里,认知(cognition)、思维(thinking)、智力(intelligence)被看作同义词。随着青少年身心发展日趋成熟,社会交往日益丰富,以及学习内容和要求日渐复杂,这种主客观条件的变化,不仅为他们的认知发展创造了更为有利的条件,同时对其认知发展提出了更高的要求,对于青少年认知发展的研究,国际上强调更多的是皮亚杰的认知发展理论。皮亚杰认为,12 岁以后,青少年思维能力超出了只感知具体事物,表现出能进行抽象的形式推理,这就进入了形式运思期(formal operation stage)。此阶段儿童的思维能力开始接近成人水平,他们不仅思考具体的(现存的)事物,也能思考抽象的(可能发生的)情境,并具有综合性的思维能力、逻辑推论能力及决策能力。根据林崇德等的研究,将青少年认知发展特点归为以下三个方面。

一、抽象逻辑思维处于优势地位

抽象逻辑思维是一种通过假设的、形式的、反省的思维,这种思维具有五方面特征:①通过假设进行思维。这一思维方式使思维者按照提出问题、明确问题、提出假设、检验假设的途径解决问题。②思维具有预计性。思维的"假设"必然使主体在复杂活动前,可先有了注人打算、计谋、计划、方案和策略等预计因素,即表现为思维的预计性。③思维形式化。在环境特别是教育条件的影响下,思维的成分中,逐步地由具体运算思维占优势发展到由形式运算思维占优势,这就是形式化。④思维活动中自我意识和监控能力明显化。即内省(introspection)、元认知(metacognition)的思维特点越来越明显。⑤思维能打破陈旧模式。

青少年抽象逻辑思维的发展有一个过程。少年期和青年初期的思维是不同的。在少年期的思维中,抽象逻辑思维虽然开始占优势,可是在很大程度上,还属于经验型(experience type),他们的抽象逻辑思维需要感性经验的直接支持。而青年初期的抽象逻辑思维,则属于理论型(theoretical type),他们已经能够用理论做指导来分析综合各种事实材料,从而不断扩大自己的知识领域。在青年初期的思维过程中,它既包括从特殊到一般的归纳过程,也包括从一般到特殊的演绎过程,也就是从具体提升到理论,又用理论指导去获得知识的过程。从中我们可以看出青少年思维的过渡型,即处于由经验型向理论型的转化,于是,抽象与具体获得了高度的统一,抽象逻辑思维也获得高度的发展。青少年阶段处于抽象逻辑思维的发展特点,构成我们工作的出发点。初中二年级是青少年认知或思维发展的一个转折点,它既可能成为学生学习成绩分化的认知基础,又可能成为引起学生思想道德变化的认知机制,重视初中二年级的教育教学工作是非常关键的;高中一年级的认知或智力表现和学习成绩变化的可塑性还是较大的,道德认识和思想变化也是起伏不定的,而高二、高三的学生则比较稳定,因为其基础高中二年级是认知发展的成熟期,所以,抓住成熟前的各种认知、思维能力的提高是相当重要的。

二、青少年辩证思维的发展

所谓辩证思维,就是反映客观现实的辩证关系,自觉不自觉地按照辩证法去进行思维。辩证思维是人类思维的最高形态。在人类认知或思维发展的过程中,形式逻辑思维(上述的抽象逻辑思维主要是从形式逻辑思维角度上来分析的)和辩证思维都是十分重要的,但在认知或思维发展心理学中,对后者的研究显然是不够的。在国际上,最早对儿童青少年的辩证思维发展进行心理学研究的是皮亚杰。从1928年研究儿童"左右"概念发展特点起,他先后研究了儿童"长短"、"大小"、"兄弟"等概念,并作了辩证思维发展的解释。在中国心理学界,较早地对这个问题进行研究的是朱智贤教授,20世纪80年代后,我们对中小学生辩证思维展开的系统研究,也是他领导的工作。形式逻辑思维和辩证思维尽管有一致性,但两者的区别很多。从思维的过程,即从思维心理学的角度来分析,它们是人的理性认识发展的两个阶段。前者是完整的表象过渡为抽象的规定阶段,其基本特征是反映客观现实的基础上,以感性认识为前提,建立上升式抽象,在形式逻辑法则的支配下,坚持固定分明的界限,坚持思维的确定性、无矛盾性和论证性;后者是抽象的规定在思维中导致具体的再现的阶段,其基本特征是以形式思维为基础,在对立统一规律的指导下,溶解形式思维固定分明的界限,使认识与客观现实相吻合,所以它是理性认识的高级阶段。

青少年辩证思维发展,固然是由中学阶段知识学习所奠定的基础,然而,由于它是认识或思维发展的高级阶段,发展的滞后性也是必然的。青少年辩证思维发展的不足,不仅影响其看问题的方法,即影响思想方法的全面性,易带盲目性,而且也影响他们的人生观和世界观的形成。在他们的心目中,什么是正确的幸福观、友谊观、英雄观、自由观和价值观,都还是个谜。所以,加强对他们辩证思维技能的训练,对于他们形成科学的人生观和世界观具有重要的意义。

三、青少年思维品质的矛盾表现

思维的发生和发展，服从于一般的、普通的规律，又表现出个性差异。这种差异表现为个体思维活动中的智力特征，这就是思维品质（thinking traits），又叫思维智力品质（intelligence traits of thinking）。思维品质的成分及其表现形式有很多，诸如独立性、广阔性、灵活性、深刻性、创造性、批判性、敏捷性等。在不同的年龄阶段，思维品质的各成分及表现形式体现着不同的发展水平，这就构成了思维的年龄特征。在青少年期其思维品质的最突出特点是矛盾表现。

由于社会对青少年有独立思考的要求，青少年思维品质的发展表现出新的特点，最为突出的是其独立性（independence）和批判性（criticism）有了显著的发展。但他们对问题的看法还常常是只顾部分，忽视整体；只顾现象，忽视本质，即容易片面化和表面化。这里，我们常常会发现和提出两个问题：一是青少年为什么有时要"顶撞"成人？二是青少年看问题为何容易带片面性和表面性？这是思维品质矛盾交错发展呈现出的问题。从中学阶段开始，青少年思维的独立性和批判性有了显著的发展。青少年由于逐步掌握了系统知识，开始能理解自然现象和社会现象中的一些复杂的因果关系，同时由于自我意识（self-consciousness）的自觉性有了进一步的发展，常常不满足于教师、父母或书本中关于事物现象的解释，喜欢独立地寻求或与人争论各种事物、现象的原因和规律。这样，他们独立思考的能力就达到了一个新的、前所未有的水平。有人说，从少年期开始，孩子进入一个喜欢怀疑、辩论的时期，不再轻信成人，如教师、家长及书本上的"权威"意见，而且经常要独立地、批判地对待一切。这确实是中学阶段的重要特点之一。青少年不但能够开始批判地对待别人和书本上的意见，而且开始能够比较自觉地对待自己的思维活动，开始能够有意识地调节、支配和论证自己的思维过程，这就使青少年在学习和生活上有了更大的独立性与自觉性。我们应该珍视他们这种思维发展上的新的品质。因为独立思考能力是一件极为可贵的心理品质，决不能因为他们经常提出不同的或怀疑的意见，就认为他们是故意"反抗"自己，因而斥责他们，甚至压制他们。当然，这不是说，我们允许青少年随便顶撞长辈或师长，而是说，我们要正确地对待这个年龄阶段心理发展的特点。我们要启发青少年在积极主动地思考问题的同时，还要尊重别人，懂得文明礼貌，学会以商量的态度办事。对那些确实无理顶撞的言行，我们也要适当给予批评。

青少年看问题容易片面化和表面化，这是其年龄阶段的一个特点，是正常的现象。尽管青少年开始能够逐步地比较自觉地对待自己的思维活动，开始能够有意识地调节、支配、检查和论证自己的思维过程，使他们在学习上和生活上有更大的独立性和自觉性。然而，青少年思维的片面性与表面性的表现是各种各样的：有时表现为毫无根据的争论，他们怀疑一切，坚持己见但又是常常论据不足；有时表现为孤立、偏执地看问题，例如，把谦虚理解为拘谨，把勇敢理解为粗暴或冒险；有时明于责人而不善于责己；有时好走极端，往往肯定一切或否定一切。在学习上也有同样情况，以致产生公式主义和死守教条的毛病。青少年在独立思考能力发展上的这些缺点，是与他们的知识、经验不足以及辩证思维尚未发展成熟相联系的。我们一方面要大力发展他们的独立思考的能力，随时加以引导、启发；另一方面，还要对他们在独立思考中出现的缺点给予耐心的、积极的说服教育。对他们的缺点，采取嘲笑的或者斥责的态度是不对的,同样的,采取放任不管或者认为年龄大一点自然会好起来的想法也是不正确的。

根据弗洛伊德的性心理发展理论,大约12岁之后,个体进入生殖期,此期深藏在潜意识中的性欲冲动,随青春期的到来开始涌现。个体对异性发生兴趣,注意力由父母转移到所喜爱的性伴侣,有了与性别相关的职业计划、婚姻理想。对女方产生爱慕之情,这完全属青春发育过程中伴随着生理发育所产生的一种心理变化,属正常现象,但处理不好,缺乏应有的性知识,不讲究性道德时,就容易犯错误,所以有人又把这一时期称为"青春危险期"。

对于心理社会发展方面,艾瑞克森认为青少年此期应完成"角色认同"的转变。此期的青少年关注自我,探究自我,经常思考我是怎样一个人或适合怎样的社会角色的问题,他们极为关注别人对自己的看法,并与自我概念相比较,一方面要适应他们必须承担的社会角色,同时又想扮演自己喜欢的新潮形象。因此,他们会为追求个人价值观与社会观念的统一而不断奋斗。正常的社会心理发展主要来自于建立其独立自主的人生观念,并完善自己的社会能力和发展自身的潜能。如无法解决上述冲突,则会导致角色混淆、没有自控力、没有安全感。

青春期作为一个过渡期,心理发展走向成熟而又尚未成熟,常表现为自我意识的矛盾。一方面青少年逐渐意识到自己已长大成人,要求把他们当"成人"看待,希望独立,不喜欢老师、家长过多的灌输,常表现出不听话、不接受成人的意见,好与同龄人集群;另一方面,他们阅历还浅,涉世不深,在许多方面还不成熟,生活上、学习上都还有较大的依赖性。性意识开始觉醒,产生对异性的好奇、关心和接近倾向,由于社会环境的制约,他们在异性面前可能感到害羞或以恶作剧来招引异性的注意。

第三节　青春期的健康教育

青春期是每个人生长发育过程中非常重要的时期,关系到每个学生的身体发展、智力发展、技能提高及心理变化等,随着生理器官的成熟,必然产生对异性的兴趣、对青春期知识的渴望。青春期的学生心理不成熟和道德不完善,不易把握男女之间友谊与爱情的界限,少数学生不能正确对待月经、遗精等现象,从而对以后的结婚和生育造成不良影响,这些都要求青春期的健康教育应予高度重视并加以正确引导。吴阶平教授对于青春期教育有过精辟的阐述:"青春期教育是针对青少年进入青春期生理和心理的特点进行的,从总体上说是人格教育、人生教育、思想道德教育、爱国主义教育、遵纪守法教育、性知识和性道德教育等方面的综合教育"。有学者提出建立"青少年青春期健康教育工程",通过在全国建立一套具有先进理念的青少年青春期健康教育模式,让青少年了解生殖保健知识和人口政策,增强自我保护意识,以教育和服务为手段,积极引导青少年的健康成长;也有专家提出,"专业化发展"是青春期教育的必由之路。

青春期健康教育的目的主要有:使学生获得青春期必要的生理知识;消除青春期生理和心理上的困惑,获得身心健康;学会保护自己,避免性犯罪及艾滋病等性疾病的发生;正确认识与处理男女同学之间的关系,更好地适应社会;进行道德与法律教育,加强自身修养,增强社会责任感。对于此阶段健康教育的开展,学校与家庭负有同样的责任与义务。健康教育的开展可以从以下几个方面进行。

一、注意补充充分的营养

青春期个体因生长发育迅速,对营养要求较高,需要充足的营养来满足生理、心理及智力等一系列变化的需求。因此,青春期营养状况对青少年生长发育极其重要。如果通过饮食所获得营养的质和量不能满足机体需要,便会影响到正常的生长和发育。

(一)蛋白质

青春期机体对蛋白质的需求很大,由于身体细胞大量繁殖,而细胞的构成需要主要以蛋白质为原料,其次,个体体内某些特殊物质如激素、抗体、参与各种化学反应的酶的生成无不依赖蛋白质的参与。另外,性腺的发育、神经兴奋能力的加强等都少不了蛋白质的参与,故此阶段应特别注意蛋白质的供给量。

对于蛋白质的供给,既要保证数量,又要保证质量,并应充分发挥蛋白质的互补利用,提高蛋白质的利用率。蛋白质的摄取量应占膳食总热量的 12% ~ 15%,男性每天供给量为 80 ~ 90 g,女性为 80 g,其中优质蛋白质应占 40% ~ 50%。所以,膳食中应有足够的动物性食物如鸡蛋、鱼、虾、动物肝、瘦肉等,植物性食物以大豆为佳。

(二)矿物质

青春发育期为预防骨骼发育不良、缺铁性贫血、甲状腺肿大等病症的发生,应提供充足的钙、磷、铁、锌、碘等矿物质。钙和磷是生成骨骼和牙齿的主要原料,每天的供给量均为 1 000 ~ 1 200 mg。牛奶营养比较全面,是人体钙的最好来源;小虾皮、小鱼干、海带、芝麻和豆类等均含钙较多,可供食用。磷的来源广泛,一般食物都能满足需要。铁是血液中红细胞的主要成分,铁的供给男性每天为 15 mg,女性因月经失血等原因,铁的供给应高于男性,每天为 20 mg。含铁丰富的食物有猪肝、动物血、黑木耳、芝麻等。锌的需求男女每天均为 15 mg,动物性食品如牡蛎、蟹、动物肝、瘦肉等含锌较多;植物性食物,常由于植酸、植物纤维、草酸等的影响,其锌的吸收较差。碘每日需求为 150 μg,含碘丰富的食物有海带、紫菜、海鱼等。

(三)维生素

维生素 A 与维生素 C 的需求量与成年人相同,前者为 800 μg,后者为 60 mg。含维生素 A 丰富的食物有动物肝、奶油、蛋类等,有些蔬菜和水果含有较多的能转变为维生素 A 的胡萝卜素,这些食物有胡萝卜、菠菜、小白菜、芒果、柑橘、枇杷等。维生素 C 主要来源于新鲜的蔬菜和水果,尤以青椒、鲜枣、鲜桂圆、草莓含量丰富。青春期维生素 D 的需求量为每天 5 ~ 10 μg,含维生素 D 丰富的食物有动物肝、蛋黄、海鱼、鱼肝油等。皮肤中的 7-脱氢胆固醇在紫外线的照射下可转变为维生素 D3,这是人体获得维生素 D 的重要途径。随能量摄入及代谢的增加应及时补充 B 族维生素,尤其是维生素 B1、维生素 B2 和维生素 PP(烟酸)。维生素 B1 广泛存在于天然食物中,含量较高的有动物内脏、猪瘦肉、禽蛋、花生等;粮谷类是维生素 B1 的主要来源。维生素 B2 在动物性食物中含量较多,以动物内脏肝、肾、心等含量较丰富,维生素 PP 在动物内脏、瘦肉、花生、粮谷类等食物中含量较多。

(四)水分

身体的 70% 是由水组成,青少年体内总液量比成人要多 7% 左右,且新陈代谢以及废物的排出都需要水分的支持,故要鼓励青少年养成多饮水的好习惯。

（五）能量

由于生长发育迅速,青少年对能量的需要较高。13～16岁的男性每天约需10 042 kJ(2 400 kcal),女性9 623 kJ(2 300 kcal);16～18岁的男性每天应增至11 715 kJ(2 800 kcal),女性为10 042 kJ(2 400 kcal)。但热能也不宜摄入过多,否则容易肥胖;摄入不足则会消瘦,抵抗力下降。

（六）碳水化合物

青少年期碳水化合物摄取的热量百分比逐渐接近成年人,占总热量的50%～60%,每天应供给300～400 g的碳水化合物,以满足热能需要。碳水化合物主要由谷类、干豆类、薯类食物提供。

（七）脂肪

脂肪的摄取除了能供应较高的热量外,还能提供必需脂肪酸,促进脂溶性维生素的吸收。但不宜摄取过多,因长期过量摄入脂肪,会增加日后罹患心血管疾病的概率。每天脂肪的供应量应控制在占总能量的25%～30%。

二、培养良好的卫生习惯

青少年应懂得珍惜自己,保护自己,培养良好的个人卫生习惯和行为习惯。合理安排生活、工作和学习,积极锻炼身体,抵制烟酒等不良嗜好。

青春期卫生不容忽视,应做好少女的经期卫生指导,包括保持生活规律,避免受凉、剧烈运动及重体力劳动,注意会阴部卫生,避免坐浴等。女性阴道口在阴道上方,是细菌潜伏的地方,细菌进入尿道容易引起尿道感染,故应注意清洁卫生。

三、养成健康的生活方式

保证充足的睡眠时间,13～15岁的青少年应睡足9小时,15岁以后应睡足7～9小时。应坚持体育锻炼,青少年每天应锻炼以保持体格健壮,并以此作为放松或减轻压力的方法。但在运动或比赛前应做好预备动作,以防止运动时受伤。平时合理安排生活、工作和学习。避免在社会不良因素的影响下,沾染吸烟、饮酒等不良行为习惯。抽烟的习惯往往会在青少年时养成,有的青少年甚至会染上酗酒、吸毒及滥用药物的恶习,应加强正面教育,从小学高年级开始,可利用广告画、展览和试听资料等多种方法大力宣传吸烟、酗酒、吸毒及滥用药物的危害作用。进行健康教育时应强调青少年要开始对自己的生活方式和健康负有责任。

四、进行法制和品德教育

青春期道德教育是青春期健康教育的核心,是对学生进行生理和心理教育要到达的最终目的。在整个中学阶段,青少年的品德,即道德品质,迅速发展,他们处于伦理观形成的时期。在少年期品德形成的过程中,伦理道德观已开始形成,但在很大程度上却表现出两极分化的特点。而青年初期的伦理道德规则带有很大程度的成熟性。他们可以比较自觉地运用一定的道德观念、原则、信念来调节自己的行为,伴之而来的是世界观的初步形成。

1. 青少年个体的伦理道德行为　是一种以自律为形式,以遵守道德准则并运用原则、信念来调节行为的道德品质。这种品德具有以下六方面的特征。

（1）青少年能独立、自觉地按照道德准则来调节自己的行为："伦理"是指人与人之间的关系以及必须遵守的行为准则。伦理是道德关系的概括，伦理道德是道德发展的最高阶段。从中学阶段开始，青少年个体逐渐掌握这种伦理道德，而且还能独立、自觉地遵守道德准则。我们所说的独立性就是自律，即服从自己的人生观、价值标准和道德原则；我们所讲的自觉性，也就是目的性，即按照自觉的道德动机去行动，以便符合某种伦理道德的要求。

（2）道德信念和道德理想在青少年的道德动机中占据重要地位：中学阶段是道德信念和理想形成，并开始用道德信念和理想指导自己行动的时期。这一时期的道德信念和理想在青少年个体的道德动机中占有重要地位。青少年的道德行为更有原则性、自觉性，更符合伦理道德的要求。这是人的人格或个性发展的新阶段。

（3）青少年品德心理中自我意识的明显化：曾子说过："吾日三省吾身"，意思是任何人干任何事情时，都要三思而后行。但从青少年品德发展角度来看，是提倡其自我道德修养的反省性和监控性。这一特点从青少年开始就越来越明显，它既是道德行为自我强化的基础，又是提高道德修养的手段。所以，自我调节品德心理的全过程是自觉遵守道德行为的前提。

（4）青少年道德行为习惯逐步巩固：在中学阶段的青少年品德发展中，逐渐养成良好的道德习惯是道德行为训练的重要手段。因此，与道德伦理相适应的道德习惯的形成，又是道德伦理培养的重要目的。

（5）青少年品德发展和世界观的形成是一致的：青少年世界观的形成与道德品质的发展有着密切联系。一个人世界观的形成是其人格、个性、品德发展成熟的重要标志。当他们的世界观萌芽和形成的时候，它不仅受主体道德伦理价值观的制约，而且又赋予其道德伦理以哲学基础，因此，两者是相辅相成的，是一致的。

（6）青少年品德结构的组织形式完善化：青少年一旦进入了伦理道德阶段，他们的道德动机和道德心理特征在其组织形式或进程中，形成一个较为完善的动态结构。其表现为：其一，青少年的道德行为不仅按照自己的准则规范定向，而且通过逐渐稳定的个性，产生道德的和不道德的行为方式；其二，青少年在具体的道德环境中，可以用原有的品德结构定向系统对这个环境作出不同程度的同化，随着年龄的增加，同化程度也在增加；还能作出道德策略，决定出比较完整的道德策略是与他们独立性的心理发展相关的；同时能把道德计划转化为外观的行为特征，并通过行为所产生的效果达到自己的道德目的。最后，随着青少年反馈信息的扩大，他们能够根据反馈信息来调节自己的行为，以满足道德的需要。

2. 青少年品德处于动荡性向成熟型过渡的阶段

（1）少年期品德发展的特点是动荡的：从总体上看，少年期的品德虽然具备了伦理道德的特征，但仍旧是不成熟、不稳定的，具有较大的动荡性。少年期品德动荡性特点的具体表现是：道德动机逐渐理想化、信念化，但又有敏感性、易变性；他们道德观念的原则性、概括性不断增强，但还带有一定程度具体经验的特点；他们的道德情感表现得丰富、强烈，但又好冲动而不拘小节；他们的道德意志虽已形成，但又很脆弱；他们的道德行为有了一定的目的性，渴望独立自主地行动，但是愿望与行动又有一定距离。所以，这个时期，既是人生观开始形成的时期，又是容易发生两极分化的时期。品德不良、走歧路、违法犯罪行为多发生在这个时期。究其原因，是前文曾经论述的三个因素：第一，生理发生剧变，特别是外形、功能的变化和性发育成熟了，然而心理发育却跟不上生理发育，这种状况往往使少年期容易产生笨拙感和冲动性；第二，从思维品质发展方面分析，少年期的思维易产生片面性和表面性。因此，他们好怀疑、反抗、固执己见、走极端;第三,从情感发展上分析,少年期的情感时而振奋、奔放、激动,时而又动怒、怄气、争吵、打架;有时甚至会泄气、绝望。总之,他们的自制力还很薄弱,易产生动摇。我们应从各个方面帮助他们树立正确的观点,特别是人生观、价值观和道德观,以便他们作出正确的抉择。

(2)青年初期是品德逐步趋向成熟的阶段:这个时期的品德发展进入了以自律为形式、遵守道德准则、运用信念来调节行为品德的成熟阶段。所以,青年初期是走向独立生活的时期。成熟的指标有两个:一是能较自觉地运用一定的道德观点、原则、信念来调节行为;二是人生观、世界观初步形成。这个阶段的任务是形成道德行为的观念体系和规则,并促使其发展进取和开拓精神。

然而,这个时期不是突然到来的。初中二年级是中学阶段品德发展的关键期,继而初中升高中,开始向成熟转化。其实在初二之后,一些少年在许多品德特征上已经逐步趋向成熟。而在高中初期,却仍然明显地保持许多少年期动荡性的年龄特征。所有这些,都是我们在进一步加强和改进未成年人,特别是青少年思想道德建设中应该重视的问题。

五、加强预防疾病和意外

由于青春期神经内分泌调节不稳定,痤疮、甲状腺肿、高血压等成为此期特殊的健康问题,青春期应重点防治结核病等急性传染病、风湿病、沙眼、龋齿、屈光不正、肥胖、月经不调、寄生虫病和脊柱弯曲等疾患。可通过定期检查早期发现、早期治疗。意外创伤和事故是青少年,尤其是男性青少年常见的重要问题,他们体力充沛、反应灵敏,但好冒险、易冲动,常过高估计自己的能力,因此易发生意外,包括运动创伤、车祸、溺水,以及打架斗殴造成的意外伤害。应继续进行安全教育工作。由于青少年身体、器官及内分泌的变化,会造成心理、精神的较大变化,应指导他们正确对待恋爱、婚姻等问题,让情感服从于理智的支配,防止因感情冲动而发生越轨的行为。自杀在女性青少年中多见,必要时可对其进行心理治疗。

六、开展形体、心理保健

肥胖症是威胁青少年身心健康发展的常见健康问题之一。青少年肥胖与遗传因素有某种程度的关系。肥胖的青少年,特别是女孩,常认为自己的体态很丑,形成长期的自我形象贬低。这些青少年常被同伴嘲笑和拒绝,以至造成严重的社交障碍,自尊感降低,形成抑郁情绪。由于长期羞于与同伴在一起,退缩性行为进一步加重,外出社交性活动减少,因此,在家里接触食物和吃东西的机会增多,导致肥胖加重,这样形成不易打破的恶性循环。肥胖的青少年常有较强的被动性和依赖性。

他们在面对内在或外在压力时,缺乏有效的应对方法,而常用过度进食来满足自己。帮助青少年减肥是一项非常困难的工作,减肥措施常不能取得令人满意的效果。因此,早期预防和控制十分重要。在为青少年制定减肥计划时,要让他们充分地参与,使其感到应对自己的饮食习惯和运动计划负责任。减肥计划要注意保证供给青春期所需的能量,以免对生长发育造成严重的危害。减肥措施可包括让青少年写详细的饮食日记,记录进食量、时间、进食时的情境与感受等,以便了解他们的饮食习惯和行为方式,然后用适当方法控制进食行为。鼓励他们参加运动,教授用其他方法处理情绪问题。在指导青少年减肥的同时,要帮助他们对自身形象建立信心,改善社交技巧,并通过同伴或集体的支持和鼓励,最终达到身心健康发展。

同步练习题

单项选择题

A1 型单项选择题

1. 青春期生长发育的最大特点是( )
   - A. 体格生长
   - B. 神经发育成熟
   - C. 内分泌调节稳定
   - D. 生殖系统迅速发育,并逐渐成熟
   - E. 自控行为形成

2. 一生中决定体格、体质、心理、智力发育和发展的关键时期是( )
   - A. 胎儿期
   - B. 婴儿期
   - C. 幼儿期
   - D. 学龄期
   - E. 青春期

3. 生长发育的第二次交叉发生在( )
   - A. 胎儿期
   - B. 婴儿期前后
   - C. 幼儿期前后
   - D. 学龄期前后
   - E. 青春期前后

4. 青春期最突出的标志是( )
   - A. 死亡率高,窒息、感染性疾病等较多见
   - B. 生长发育最迅速时期
   - C. 生长发育旺盛,生殖器官迅速发育成熟
   - D. 大脑结构和功能不够成熟,其思维不能与成人等同
   - E. 生长发育速度变慢,语言及动作能力提高较快

5. 年龄分期中,青春期是指( )
   - A. 从出生到满 28 天内
   - B. 从出生到满 1 周岁
   - C. 1 周岁后到满 3 周岁之前
   - D. 3 周岁到满 6 周岁之前
   - E. 女孩从 11～12 岁开始至 17～18 岁,男孩从 13～14 岁开始至 18～20 岁

6. 男性青少年最常见的意外情况是( )
   - A. 痤疮
   - B. 风湿病
   - C. 意外创伤和事故
   - D. 屈光不正
   - E. 月经不调

7. 青少年肌肉骨骼系统的生理改变不包括( )
   - A. 肌肉长度增加
   - B. 肌肉纤维变粗
   - C. 骨骼增长变粗
   - D. 脂肪细胞体积不变,数目增多
   - E. 肌肉的收缩力增强,耐力增强

8. 日常生活中使用加碘食盐主要是为了预防( )
   - A. 甲状腺功能亢进
   - B. 单纯甲状腺肿
   - C. 甲状腺囊肿
   - D. 甲状舌骨囊肿

E. 甲状腺腺瘤

A2 型单项选择题

9. 小王,女,16 岁。身高 155 cm,体重 65 kg,请在下列选项中为其选择合适的生活计划(   )

    A. 禁止食用主食,只食用水果餐和蔬菜

    B. 按营养素的比例进食,保持适当的运动,并做好饮食日记

    C. 减肥成功前避免出门,以防遇到同学遭人耻笑

    D. 家里多备零食,以应对饥饿

    E. 肥胖时患者对自身形象有无信心并不重要

10. 患者,女性,18 岁。因甲状腺肿大就诊,查甲状腺 II 度肿大,无结节,TSH 在正常范围,甲状腺功能正常,可能的诊断是(   )

    A. 甲亢　　　　　　　　　　　　　B. 单纯性甲状腺肿

    C. 慢性甲状腺炎　　　　　　　　　D. 甲减

    E. 亚急性甲状腺炎

11. 小王,女,16 岁。她的父母发现,最近嘱咐她做一些事情时,她经常顶撞她们,这一现象说明了青少年思维品质发展的什么特点(   )

    A. 独立性与批判性　　　　　　　　B. 广阔性与灵活性

    C. 深刻性与批判性　　　　　　　　D. 灵活性与敏捷性

    E. 独立性与自觉性

12. 小李,男,13 岁。从小跟随奶奶一起长大,性格孤僻,高傲自大,对人对事易走极端,在对他的教育中,以下不正确的做法是(   )

    A. 发展他独立思考的能力

    B. 引导、启发其独立思考的能力

    C. 耐心、积极地说服其在独立思考中出现的缺点

    D. 对其进行嘲笑或斥责,通过负强化来纠正其缺点

    E. 通过同龄人的案例进行说服教育

13. 小王,女,16 岁。父母有一天偶然地看到其对同桌小黄存有爱慕之心,父母应该(   )

    A. 不予理会,就当什么都不知道

    B. 找时间与女儿谈话,告知其以上学为重,远离那个男孩

    C. 适时引导,让女儿正确认知自己的感情,正确处理同学关系

    D. 找班主任谈话,拜托其把两个孩子分开,不要再同桌

    E. 以他人为例,旁敲侧击地告知女儿他们对早恋的禁止与可能的惩罚

14. 患者,14 岁。阑尾切除术后回病房,医嘱哌替啶 50 mg/im,q6h prn,正确执行方法是(   )

    A. 每 6 小时一次,连续使用　　　　B. 术后 6 小时使用一次

    C. 术后 6 小时一次,限用 2 次　　　D. 术后 6 小时一次,限用 3 天

    E. 必要时用,两次间隔时间 6 小时

15. 在逻辑思维发展方面,青年期与少年期相比,特点在于(   )

    A. 需感性支持的逻辑思维　　　　　B. 经验型的逻辑思维

C. 由理论型转化为经验型　　　　　D. 用理论做指导来分析各种事实材料

E. 用经验做指导来分析各种事实材料

16. 患者,男性,20 岁。腕关节扭伤,为防止皮下出血和组织肿胀,在早期应选用(　　)

    A. 局部按摩　　　　　　　　　　　B. 红外线照射

    C. 冰袋冷敷　　　　　　　　　　　D. 湿热敷

    E. 放置热水袋

17. 患者,男,10 岁。突发上腹部钻顶样剧痛,大汗呻吟,呕吐,几分钟之后很快缓解,但又反复发作。查体:剑突右下轻度深压痛,无腹胀。应考虑为(　　)

    A. 急性胰腺炎　　　　　　　　　　B. 急性肠梗阻

    C. 胆道蛔虫病　　　　　　　　　　D. 急性胃穿孔

    E. 急性胆囊炎

18. 患者,男性,18 岁。因车祸致左前臂骨折后行石膏管型固定。4 小时后左手手指苍白、发凉,桡动脉搏动减弱。该患者可能出现了(　　)

    A. 压疮　　　　　　　　　　　　　B. 失用性骨质疏松

    C. 化脓性皮炎　　　　　　　　　　D. 骨筋膜室综合征

    E. 石膏综合征

19. 患者,男性,18 岁。患 1 型糖尿病,依赖胰岛素治疗。最近 2 天因中断胰岛素治疗后出现食欲减退、恶心、呕吐、头痛、嗜睡。入院查体:血压 90/60mmHg,呼吸深快,呼气中出现烂苹果味,该患者可能出现了下列哪种并发症(　　)

    A. 低血糖昏迷　　　　　　　　　　B. 酮症酸中毒

    C. 非酮症性高渗性昏迷　　　　　　D. 糖尿病肾病

    E. 急性心力衰竭

20. 患者,男性,18 岁。因支气管哮喘严重发作,住院治疗时,患者最主要的护理问题是(　　)

    A. 气体交换障碍　　　　　　　　　B. 体液不足

    C. 舒适改变　　　　　　　　　　　D. 疼痛

    E. 缺乏防病知识

21. 患者,女性,15 岁。一周前发热,体温38℃,伴有恶心、呕吐、腹泻,按肠炎治疗好转。近 3 天来感胸闷、憋气、头晕、乏力。查体:血压 120/60 mmHg,心率 100 次/分,律齐,体温36℃,双肺清。心电图示:I 度房室传导阻滞,T 波倒置,导致该病人上述症状可能的原因有(　　)

    A. 非 Q 波心肌梗死　　　　　　　　B. 扩张性心肌病

    C. 病毒性心肌炎　　　　　　　　　D. 自主神经功能紊乱

    E. 缩窄性心包炎

22. 患者,女,15 岁。扁桃体切除术后局部有少量出血,为配合止血可在颈部(　　)

    A. 放置热水袋　　　　　　　　　　B. 放置冰囊

    C. 用乙醇纱布湿敷　　　　　　　　D. 进行红外线照射

    E. 用50% 硫酸镁进行湿热敷

23. 患者,16 岁,女性。游泳运动员。因车祸双下肢截肢,术后病人常独自哭泣,这是哪一个

层次的需要没有得到满足（　　　）

A. 生理的需要　　　　　　　　　　B. 自尊的需要

C. 自我实现的需要　　　　　　　　D. 安全的需要

E. 归属的需要

24. 患者,女性,12 岁。口底蜂窝织炎 3 天,伴高热、乏力、头痛、全身不适,医生决定切开引流,其目的是为了预防（　　　）

A. 败血症　　　　　　　　　　　　B. 呼吸困难

C. 吞咽困难　　　　　　　　　　　D. 脓毒症

E. 感染性休克

25. 男性,8 岁。右手外伤后感染,右腋窝出现肿块,疼痛,伴发热、头痛 2 天。查体:体温 39℃,右侧腋窝有一直径 4 cm 大小的肿块,质韧、压痛、无波动感,皮肤红、肿、热。白细胞 $15 \times 10^9/L$,中性粒细胞 89%,诊断为急性淋巴结炎,不正确的护理措施是（　　　）

A. 高营养饮食、多饮水　　　　　　B. 50% 硫酸镁湿热敷

C. 静脉注射抗生素　　　　　　　　D. 给予物理降温

E. 立即切开引流以防坏死

26. 患者,8 岁,患有上呼吸道感染 2 周后,出现食欲减退、乏力、尿少、水肿。体温 37.5℃,血压增高。尿蛋白、红细胞均（＋）,补体 C3 低,诊断为急性肾小球肾炎。该患者的护理措施哪项正确（　　　）

A. 严格卧床休息 1~2 周　　　　　B. 给予易消化的饮食

C. 血尿消失后可加强锻炼　　　　　D. 每天留取晨尿送培养

E. 严格控制蛋白质摄入量

27. 患者,8 岁。破伤风,抽搐时引起窒息,急诊处理首先应是（　　　）

A. 口服水合氯醛　　　　　　　　　B. 肌注苯巴比妥

C. 立即气管切开　　　　　　　　　D. 静脉滴注 TAT

E. 气管插管

28. 患者,女,8 岁。在社区卫生服务中心接种流感疫苗,接种过程中,小儿出现头晕、心悸、面色苍白,出冷汗。查体:体温 37.2℃,脉搏 120 次/分,呼吸 24 次/分,诊断为晕针。此时,患者宜取的体位是（　　　）

A. 头低脚高位　　　　　　　　　　B. 半卧位

C. 侧卧位　　　　　　　　　　　　D. 俯卧位

E. 平卧位

29. 患者,女性,15 岁。1 年来觉得到处不干净,有细菌,经常长时间洗手。虽然自己也觉得如此做法并无必要,但总是无法控制。该患者的症状是（　　　）

A. 强迫怀疑　　　　　　　　　　　B. 关系妄想

C. 被害妄想　　　　　　　　　　　D. 强制性思维

E. 物理影响妄想

30. 患者,男性,18 岁。初中文化,因慢性肾炎住院。经治疗症状消失出院,健康教育正确的是（　　　）

A. 可恢复体力劳动　　　　　　　　B. 停止用药

    C. 感染时可用庆大霉素   D. 定期复查

    E. 坚持长期无盐饮食

A3 型单项选择题

(31~32 题共用题干)

    患者,男性,17 岁。学习游泳不慎误入深水区,溺水,经抢救出水,当即发现心跳、呼吸停止。

31. 现场首先处理措施为( )

    A. 送往医院   B. 打电话 999

    C. 立即抢救,控水,使呼吸道通畅   D. 立即口对口人工呼吸

    E. 立即胸外心脏按压

32. 下一步处理是( )

    A. 打电话 120   B. 送往医院

    C. 立即心肺复苏   D. 寻找患者家属

    E. 袖手旁观

(33~35 题共用题干)

    患者,男性,13 岁。身高 160 cm,体重 80 kg,12 岁时在同学的带领下,学会了吸烟、酗酒。

33. 该青年可能存在的健康问题是( )

    A. 有高血压的可能   B. 有肥胖的可能

    C. 有糖尿病的可能   D. 有药物成瘾的可能

    E. 有发生意外创伤的危险

34. 该青年的主要护理诊断是( )

    A. 皮肤完整性受损   B. 个人应对无效

    C. 活动无耐力   D. 营养失调:低于机体需要量

    E. 营养失调:高于机体需要量

35. 该青年健康指导的重点是( )

    A. 控制饮食   B. 戒烟、戒酒

    C. 宜清淡饮食   D. 控制饮食,增加活动

    E. 门诊随访

A4 型单项选择题

(36~38 题共用题干)

    小黄,女,17 岁。高中生,停经 50 天,最近常伴有恶心、呕吐,有一腹部包块,突发腹痛,且有阴道出血,腹腔叩诊呈实音,经查血中 HCG 浓度为 60 nmol/L。

36. 患者可能的诊断是( )

    A. 正常妊娠   B. 宫外孕

    C. 月经不调   D. 先兆流产

    E. 难免流产

37. 对此类患者的健康宣教应包括哪些方面( )

    A. 禁止未成年人谈恋爱   B. 让孩子转学

    C. 因学校监管不力,让学校负责   D. 教育此期的青少年学会保护自己

E. 让对方的家长负责

38. 此期青少年最常见的问题是(　　)

A. 性心理问题　　　　　　　　B. 焦虑

C. 抑郁　　　　　　　　　　　D. 失眠

E. 甲亢

(39~40 共用题干)

患者,女性,15 岁。是体操运动员,午餐后练习时翻高低杠折腹,突感上腹疼痛,2 小时后疼痛加剧,疼痛主要位于右上腹,且有对应部位背部疼痛,曾有血性呕吐物。X 线见腹膜后有气体。

39. 考虑诊断应该为(　　)

A. 肝破裂　　　　　　　　　　B. 脾破裂

C. 肠系膜血管破裂　　　　　　D. 肾破裂

E. 十二指肠破裂

40. 首要处理措施应该是(　　)

A. 补液　　　　　　　　　　　B. 管喂止血药物

C. 镇静止痛　　　　　　　　　D. 及时手术探查

E. 控制感染

参考答案:

1. D　2. E　3. E　4. C　5. E　6. C　7. D　8. B　9. B　10. B
11. A　12. D　13. C　14. E　15. D　16. C　17. C　18. D　19. B　20. A
21. C　22. B　23. C　24. B　25. E　26. A　27. C　28. E　29. D　30. D
31. C　32. C　33. B　34. E　35. D　36. B　37. D　38. A　39. E　40. D

(胡　敏)

第七章 妇女保健

第一节 妇女保健工作的组织结构

妇女保健工作的目的在于通过积极的普查、预防保健及监护和治疗措施,降低孕产妇及围生儿死亡率,减少患病率和伤残率,控制某些疾病发生及性传播疾病的传播,从而促进妇女身心健康。妇女保健的意义在于它是我国卫生保健事业重要组成部分,与临床医学、疾病预防控制构成了我国医学卫生防病的基本体系,其宗旨是维护和促进妇女身心健康。采取以预防为主、以保健为中心、以群体为服务对象、以基层为重点、以保健与临床相结合的方法,提高民族综合素质,维护家庭幸福与后代健康,并促进计划生育基本国策的贯彻和落实。国家为此设立的相关组织结构来确保此项工作的开展。我国妇女保健组织机构包括卫生行政机构和专业机构。

一、卫生行政结构

1. 中华人民共和国卫生部内设妇幼保健司并下设妇幼保健处,领导全国妇幼保健工作。
2. 各省(直辖市,自治区)卫生厅设基层卫生与妇幼保健处;负责本地区的妇幼保健工作。
3. 各市(地)级卫生局设妇幼保健科,负责分管地区的妇幼保健工作。
4. 各县(市)卫生局设妇幼保健所,负责辖区内的妇幼保健工作。

二、专业机构

1. 妇幼卫生专业机构　各级妇产科医院、儿科医院、综合性医院妇产科、计划生育科、儿科、预防保健科以及各级妇幼保健机构。
2. 各级妇幼保健机构
(1) 国家级机构:国家级妇幼保健机构设立在中国疾病预防中心,与区、省、市、县妇幼保健机构构成我国妇幼保健服务体系。
(2) 省级:省妇幼保健院。
(3) 市(地)级:市(地)级妇幼保健院或是妇幼保健所。
(4) 县级:县级妇幼保健院或是妇幼保健所。

第二节 妇 女 保 健

妇女通常指成年女性,即 18 岁以上的女人。妇女保健(care of women)是指针对女性不同时期的生理、心理特征,以群体为对象,通过采取以预防为主、以保健为中心、防治结合等综合措施,促进妇女的身心健康,降低孕产妇死亡率,控制疾病的传播和遗传病的发生,从而提高妇女的健康水平。妇女保健工作的主要内容有:调查研究妇女整个生命周期中各阶段的生殖生理变化规律;研究妇女整个生命周期中社会心理特点及保健要求;研究针对危害妇女健康的常见病的防治措施;研究对妇女健康产生影响的生活环境、社会环境等因素并进行分析和护理干预;建立健全提高妇女健康水平的保障制度和管理方法。妇女保健工作贯穿于妇女整个生命周期,根据妇女各年龄段的生理特征可分为青春期、生育期、绝经期。

一、青春期保健

青春期保健分为三级。一级预防:根据青春期女性的生理、心理、社会行为特点给予培养良好健康行为的保健指导。包括合理的营养、培养良好的个人生活习惯、适当体格锻炼和劳动、进行心理卫生和性知识等的教育。二级预防包括早发现疾病和行为偏异,以及减少危险因素两方面。三级预防包括对青少年疾病的治疗和康复。

青春期是一个身心发育的特殊时期,此时的健康对未来的学习、工作和生活具有决定性的意义。因此,青春期的保健知识是少女必须懂得且付诸实践的。女性青春期生理、心理保健主要应注意乳房护理、生殖道保护和月经卫生几个方面,并在心理上帮助少女解除因性发育过程中上述生理现象的出现而产生的困扰。

(一)乳房保健

青春期乳房的发育标志着少女开始成熟。隆起的乳房也体现了女性成熟体形所特有的曲线美和健康美,并为日后哺乳婴儿准备了条件。因此,乳房的保护是女性青春期保健的主要方面。乳房发育过程中出现的一些现象可能引起少女的困惑和不安,例如是否佩戴胸罩、乳房发育不良、乳房过小或过大、两侧乳房不匀称、乳房畸形以及乳房肿块等。

1. 少女不应束胸　处于青春期发育阶段的少女千万不要穿紧身内衣。束胸对少女的发育和健康有很多害处。第一,束胸时心脏、肺脏和大血管受到压迫,从而影响身体内脏器官的正常发育;第二,束胸会影响呼吸功能。正常情况下,胸式呼吸和腹式呼吸两种呼吸动作协调配合进行,才能保证人体正常的气体交换;而束胸影响胸式呼吸,使胸部不能充分扩张,肺组织不能充分舒展,吸入空气量减少,以致影响了全身氧气的供应;第三,束胸压迫乳房,使血液循环不畅,从而产生乳房下部血液淤滞而引起疼痛、乳房胀而不适,甚至造成乳头内陷,乳房发育不良,影响健美,也造成将来哺乳困难。因此,我们要反复宣传束胸的危害。要鼓励女孩子把乳房发育的情况告诉妈妈,以便及时得到必要的保健指导。

2. 佩戴合适的胸罩　乳房发育基本定型后,要指导少女及时选戴合适的胸罩。少女在15 岁左右乳房发育基本定型,但个体差异性较大,一般情况下,可用软尺从乳房上缘经乳头量至下缘,上下距离 >16 cm 时即可佩戴胸罩。戴胸罩有以下好处:第一,显示女性的体形美;第二,支托乳房,防止下垂;第三,可预防乳房下部血液淤滞而引起乳房疾患;第四,减轻心脏的局部压力,促进血流循环畅通,有利乳房发育;第五,减轻由于体育运动或体力劳动造成的乳房振动,还可免于乳房受伤;第六,保护乳头不受擦伤或碰痛,在秋冬季,胸罩还有保暖作用。总之,胸罩不仅仅是一种装饰品而且是妇女必备的一种保健用品。由于少女体型不同,乳房大小也各不相同,必须选择尺寸合适的胸罩,佩戴后要感到舒适而又无紧束感。还要根据身体发育成长中的胖瘦变化,随时更换胸罩。千万不要片面追求体形美而勉强戴不适合的胸罩。胸罩的质地要柔软吸水;要勤洗勤换,保持清洁。晚上睡觉时把胸罩取下,戴胸罩要养成习惯,无论春夏秋冬,要持之以恒,坚持到老年。

3. **乳房的卫生**　青春期的少女,由于内分泌的原因,每当月经周期前后,可能有乳房胀痛、乳头痒痛现象。这时少女们千万不要随便挤弄乳房、抠剔乳头,以免造成破口而发生感染。要经常清洗乳头、乳晕、乳房。因为乳晕有许多腺体,会分泌油脂样物质,它可以保护皮肤,但也会沾染污垢、产生红肿等,因而要保持乳房的清洁卫生。若发现乳房发育不良如乳房过小或过大、双侧乳房发育不均、乳房不发育、乳房畸形以及乳房包块等现象,不必惊慌失措。若发现这些情况,一是可通过健美运动促进胸肌发达,使乳房显得丰满;二是在医生指导下进行适当调治。少女要到身体发育定型、性完全成熟才能确定乳房是否发育不良,不要过早下结论。

（二）月经期保健

少女对首次阴道渗血往往会感到惊恐不安,当了解到是正常的月经初潮后,又可能对如何处理月经束手无策。因此,在少女初潮前有必要学习月经期的卫生知识。月经是女性子宫内膜剥脱、经血从阴道排出的过程。在月经期,由于子宫内膜脱落,就形成了一个创面,阴道内正常的酸性环境也可能因经血渗出而冲淡。同时,子宫颈口微微张开、盆腔充血等致使生殖器官局部防御功能下降,如不注意卫生,细菌很容易上行侵入生殖器官。少女月经期,大脑兴奋性降低,全身抵抗力有所下降,机体容易疲劳,也容易受凉感冒或患其他病症。所以,应指导少女在月经期注意以下几方面的保健。

1. **保持外阴清洁**　经常用干净的温水冲洗外阴,避免经血结痂。清洗外阴时,下身不要泡在水中,以免脏水渗进阴道。更不能用洗脚巾和洗脚水洗外阴。洗外阴的盆也要和洗脚盆分开。大小便后用手纸时要由前向后擦,这样可避免把肛门周围的细菌带到外阴处。

2. **保持乐观和稳定的情绪**　在月经期间,少女往往因身体的某些不适,如乳胀、腰酸、小腹坠胀、头痛而情绪烦躁,易怒或抑郁,情绪波动反过来又影响月经。保持心情舒畅,自我调节情绪,就可以减轻月经的不适感觉,也能防止月经失调。

3. **适当控制运动量,月经期注意休息**　保持充足的睡眠,以增强机体抵抗力。避免剧烈的体育运动和重体力劳动。女同学若遇到月经期间上体育课,可以向老师说明情况,参加一些轻松的运动,如体操、散步、打羽毛球或乒乓球等。

4. **注意保暖**　月经期身体抵抗力下降、盆腔充血,要注意保暖,要避免淋雨、涉水、游泳或用冷水洗澡、洗头、洗脚,也最好不要在太潮湿的地上坐。夏天不要喝过多的冷饮,以免受寒、着凉,刺激盆腔血管收缩,导致月经减少或突然停经,引发其他疾病。

5. **注意饮食卫生、加强营养**　月经期间可吃些容易消化吸收的食品,如蛋类、瘦肉、豆制品、蔬菜、水果,同时还要多喝开水（图7-1）,增加排尿次数,冲洗尿道,以预防炎症。不吃生冷及辛辣带刺激性事物,保持大便通畅,减少盆腔充血。

6. **做好月经周期的记录**　通过记录可观察自己月经是否规律,也便于做好经前的准备。

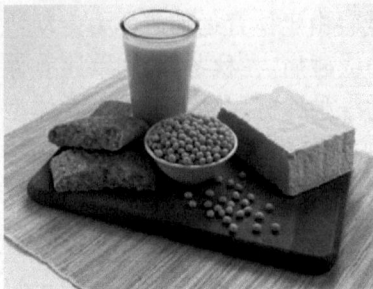

图 7-1　月经期饮食

如果月经没按日期来潮,应当去找医师就诊,以便及时发现原因。

（三）会阴部的卫生

青春期少女处于代谢旺盛阶段,汗腺和皮脂腺分泌多,以湿润周围皮肤。大小阴唇皱襞部位容易积存污垢,较胖的少女更是如此。此外,由于青春期卵巢功能活跃,阴道分泌液增多,加之外阴阴道离肛门或尿道很近,易受尿液和粪便污染。这些原因,都会造成少女外阴瘙痒,也可引起继发性感染和毛囊炎。长期的瘙痒刺激可能造成失眠、憔悴、焦虑和高度神经质,所以,会阴部的卫生十分重要。首先,每晚都要用温水清洗外阴,一般不必用高锰酸钾等消毒剂,以免外阴、阴道受到不良刺激;第二,清洗外阴的盆、毛巾和水要单独使用,不能与洗脚的盆、毛巾和水混用;第三,不要穿别人的内裤,自己的内裤要选用透气性好、吸湿性强的棉织品;第四,养成大便用纸从前向后擦的习惯,预防肛门口的细菌进入阴道;第五,注意经期卫生;第六,若白带量多,又有异味或有血色时,要及时去医院检查治疗,以免引起阴道感染和外阴瘙痒。

二、围婚期保健

（一）围婚期保健的基本概念

围婚期（perimarriage period）保健:是围绕婚姻前后,为保证婚配双方和子代的健康而开展的一系列保健措施。通过对新婚夫妇进行婚前卫生指导、婚前卫生咨询和婚前医学检查,提高男女双方对性和婚育保健知识的水平;了解双方的健康状况,发现影响结婚和生育的严重疾病,并针对发现的异常现象提出医学及保健指导意见,及时矫正处理,以达到夫妇生活健康和满意度、提高人口出生素质和家庭幸福的目的。

（二）围婚期保健重点

围婚期保健服务包括进行关于性卫生、生育和优生、避孕和遗传病等知识的婚前卫生指导;对有关婚配、生育保健等问题进行婚前卫生咨询,提供医学意见;对准备结婚的男女双方可能患影响结婚和生育的疾病进行婚前医学检查,发现问题积极进行处理和分类指导。围婚期保健的重点在婚前保健,其主要内容包括:①婚前卫生指导;②婚前医学检查;③婚前卫生咨询。对于医学上认为"不宜结婚"、"暂缓结婚"、"不宜生育"或"建议采取医学措施,尊重受检双方意见"的服务对象,应耐心讲明科学道理,提出医学预防、治疗及采取措施的意见,进行重点咨询指导。

1. **婚前卫生指导**　是针对婚育有重大影响的健康问题由医护人员对结婚当事人进行的指导。内容包括以下几方面。

（1）性保健和性教育

1）经常保持外生殖器的清洁卫生:不论男女,除定期洗澡外,还要经常注意外阴部的卫生,每次性生活前后应当清洗干净。男子的包皮垢对病原体的生长繁殖较为适宜,如果不经常清除,不仅会引起自身感染,而且通过性交,还可传给女方,造成泌尿生殖道炎症。此外,女性由于外阴部的解剖特点,如阴唇和阴蒂之间存在不少皱襞,分泌物常易积储,阴道口和尿道口与肛门贴近,更易互相污染。所以,保持外阴部的清洁尤为重要。

2)严格遵守女性各期对性生活的禁忌:①月经期:必须严禁性交,因为月经期子宫颈口较松,内膜剥脱后留有创面,性交会增加生殖器感染的机会。其次,月经来潮时盆腔本已充血,如有性交,将使充血加甚,引起月经延长、淋漓不净或腰酸腹胀等异常情况。此外,月经期女方性欲往往减退,经血的沾污也会影响双方的兴致,不利于性生活的和谐。②妊娠期:妊娠初3个月应避免性交,因此时胎盘尚未形成,胚胎发育还不稳定,性冲动会引起盆腔充血、子宫收缩,以致流产。妊娠末3个月也必须严禁性生活,因此时子宫口已略微张开,容易引起感染,而且子宫受刺激后可能发生早产或胎膜早破,继而发生宫内感染、出血等并发症。至于妊娠中3个月,性交虽不属绝对禁忌,但也应有所节制,性交时应采取避免腹部受压的姿势。③产褥期:分娩后生殖器一般需6~8周才能复旧,所以产后至少在8周内应当严禁性生活。恶露未净者尤当禁欲。④哺乳期:产后超过8周虽不属禁止性交之例,但由于哺乳,女性生殖器处于暂时萎缩状态,组织比较脆弱,性交活动可能会造成组织创伤甚至引起出血,故男方应注意避免动作粗鲁。同时,由于喂哺婴儿,女方必然劳累疲乏、性欲减退,男方亦应体谅,性生活应适当节制。

(2)新婚避孕知识及计划生育指导

1)婚后要求短期避孕者可采用阴茎套和外用避孕栓,等待女方阴道较易扩张后,在熟悉掌握其他外用避孕药具如阴道隔膜、避孕药膜等使用方法后,才可改用。安全期避孕法,具有简单、经济、安全、无害的优点,而且不受避孕长短的限制,只要月经规则稳定,掌握排卵规律,清楚识别安全期,则从新婚开始也可选用此法。如单纯使用此法,应当特别谨慎、小心观察,并推算其,以防失败。

2)婚后要求较长时期(1年以上)避孕者,除可使用上述方法外,如无用药禁忌证,亦可女用口服避孕药,一般常用短效避孕片,夫妻分居两地者可用探亲避孕药,如使用得当,可获高效。但要停药3~6个月后受孕,以防影响胎儿发育。

3)对婚后不准备生育或初婚要求长期避孕者,应选用长效、安全、简便、经济的稳定性避孕方法。如宫内节育器一次放置可持久避孕数年以至一二十年,易被育龄妇女接受。

4)凡属终生不宜生育的新婚夫妇,原则上有病一方应采取绝育措施。

(3)受孕前的准备、环境和疾病对后代影响等孕前保健知识指导。外界环境中的某些不良刺激往往会影响妊娠的进展和胎儿的发育,甚至会降低精子、卵子的质量。在计划受孕前应避免以下几种不利因素干扰,创造一种良好的受孕氛围。

1)烟酒危害:烟酒对生殖细胞和胚胎发育的不良影响已被广泛公认。烟草含有尼古丁、氢氰酸、一氧化碳、烟焦油等各种有毒物质。孕妇如果吸烟,可使子宫及胎盘血管收缩、血流量减少,使胎儿得不到足够的氧量和营养,会影响胎儿发育,造成出生体重过低、大脑发育迟缓、先天性心脏病等,而且流产、死胎、早产、新生儿死亡的发生率有所增加。男性吸烟会影响精子的质量,孕妇被动吸烟,胎儿同样受害。

酒精对生殖细胞的发育有害,酒后受孕可导致胎儿发育迟缓、智力低下。所谓"星期日婴儿"是指假日狂欢后孕育的低能儿。孕妇饮酒过量会增加胎儿患"酒精综合征"的机会,可表现为体重过低、面部和小头畸形、智力迟钝等。

2)理化刺激:在工作或生活的周围的环境中,某些理化因素会影响受孕的质量。如高温环境可使男性精子减少、活力降低、畸形增多;放射线的照射会引起染色体或基因突变,导致胎儿畸形;甚至噪声、振动等物理因素都可影响胎儿发育。有些化学物质如铅、汞、镉、砷等金属,苯、甲苯、二甲苯等有机溶剂,氯化烯、苯乙烯等高分子化合物,某些农药等都对妊娠的发展和胎儿的发育有害。

3)病毒感染:迄今已知有10多种病毒能通过胎盘危害胎儿,可引起死胎、早产、胎儿发育迟缓、智力障碍和畸形。明确有致畸作用的有风疹病毒、巨细胞病毒、单纯疱疹病毒、流感病毒等,其中以风疹病毒危害最大。弓形虫病虽不属于病毒感染,但如孕时得病,可造成胎儿流产、畸胎或严重神经系统损害。

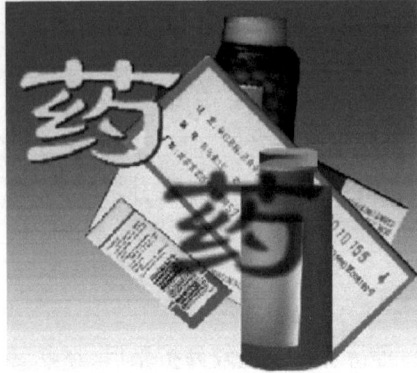

图7-2　药物致畸

4)药物致畸:由于治疗疾病或避孕等需要,正在应用某些可能有害于受孕的药物,或虽已停用但其作用尚未消失之前,均应避免受孕,女方直接承担妊娠,更应重视用药问题,如采用甾体激素避孕药者,应停药后3~6个月受孕,以减少造成出生缺陷的机会。有些药物如利舍平、白消安等还有影响精子发育的作用,男方也应注意(图7-2)。

5)社会心理因素影响:工作、学习上的紧张,经济上的拮据,家务安排上的困难,尤其是夫妻间感情的矛盾,对生育意愿的分歧等社会心理因素,都会影响计划受孕的氛围。

(4)遗传病的基本知识:遗传性疾病与一般性疾病的根本不同之处在于,遗传病是由于遗传物质发生变异而造成的疾病。因此,它们可以在上、下代之间按一定的遗传方式垂直传递,在有血缘关系的家族中常有一定的发病比例。根据遗传性疾病的发病原因,我们将其分成三大类:染色体病、单基因遗传病、多基因遗传病。

所谓染色体病是由于染色体的数目或结构异常而引起的一类疾病。我们知道,染色体存在于细胞核内,是遗传物质的载体,其主要成分是DNA(脱氧核糖核酸)。正常人体共有46条染色体,根据形态大小我们把它们配对成23对,其中一对染色体决定我们的性别,称为性染色体,男性为XY,女性为XX,其余22对(1~22号)染色体称为常染色体。生殖细胞(精子和卵子)的染色体数目与其他细胞(体细胞)的染色体数目不同,正常情况下他们只有23条染色体,当精子和卵子结合形成新生命时,两者的染色体又重新组合成23对,46条染色体,以保持人类染色体数目的恒定不变。因此,我们说子代的遗传性状一半来自父亲,一半来自母亲。如果精子或卵子的染色体受到年龄、环境或遗传等因素的影响,发生数目或结构的变化,即可产生胎儿的染色体病,出现严重的智力障碍及先天畸形,例如先天愚型就是患者的染色体数目比正常人多了一条。一些无家族先天愚型病史的家庭,生下先天愚型患儿,很可能与母亲的年龄过大,或长期受不良环境因素的影响等而导致生殖细胞在分裂过程中染色体数目发生异常有关。

(5)影响婚育的有关疾病的基本知识:详见婚前医学检查部分。

2.婚前医学检查

(1)婚前医学检查机构:婚前医学检查是指对即将婚配的男女双方在结婚登记前在婚育方面进行健康检查,主要由各级妇幼保健机构承担。各级妇幼保健机构均设有"婚前保健门诊",并建立相应的规章制度,装备了相应的检查设施,配备了相应的技术力量,具有《母婴保健技术服务许可证》,确保能够承担婚前保健工作。

(2)婚前医学检查项目:婚检机构可开展各种婚前检查项目,婚检当事人可根据情况自愿选择婚检项目。一般婚检项目通常包括胸透、血红蛋白、血型、肝功能、尿常规、梅毒血清学试验。也可根据具体情况,必要时可增加淋菌涂片、精液常规、染色体核型分析、心电图、超声波诊断、活组织病理检查、智商测定等。

(3)婚前医学检查准备:婚姻当事人在结婚登记前自愿选择婚前医学检查。当事人在前往婚检机构进行婚检前,应先注意了解双方家庭中有无遗传性疾病的患者、父母是否近亲婚配,了解自己与恋人有无血缘关系,是否患过什么严重疾病等。婚检的时间最好安排在上午8点至10点之间,最好不要吃早点,以免进食后会影响化验结果,女士婚检应避开月经期。婚前医学检查不同于普通体检,侧重于对婚育有影响的双方身体疾患及有关的个人史、家族史,并指导婚姻双方的未来婚育生活。所以,不能认为自己刚刚做过体检就可以不做婚前检查,也不能因已经同居或再婚就可以不行婚检。婚前检查是对双方及后代负责,认真进行婚前检查是婚姻双方的义务。如果为了隐藏个人不良隐私而故意回避婚前检查,是与法律和道德要求相背离的。

(4)婚前医学检查包括对下列疾病的检查

1)严重遗传性疾病,是指由于遗传因素先天形成,患者全部或部分丧失自主生活能力,后代再发风险高,医学上认为不宜生育的遗传性疾病。

2)指定传染病,是指《中华人民共和国传染病防治法》中规定的艾滋病、淋病、梅毒、麻风病及医学上认为影响结婚和生育的其他传染病。

3)有关精神病,是指精神分裂症、躁狂抑郁型精神病及其他重型精神病。

4)影响结婚和生育的心、肝、肺、肾等重要脏器疾病及生殖系统发育障碍或畸形等。

(5)婚前医学检查结果:检查后,医生应向婚检双方说明情况,根据检查结果出具婚前医学检查证明,并提出医学指导意见。对检查结果中有影响婚育情形的当事人提出相应的医学建议。

1)建议不宜婚配:直系血亲或三代以内旁系血亲关系;男女双方均患有精神分裂症、躁狂抑郁症或重型精神病;双方均为智力低下,特别属遗传因素引起的,不宜婚配。

2)建议不宜结婚:重症精神病在病情发作期有攻击危害行为者;一方或双方患有重度、极重度智力低下,不具有婚姻意识能力者。

3)建议不宜生育:男女任何一方患有某种严重的常染色体显性遗传病,会致残或致死(如先天性无虹膜、双侧性视网膜母细胞瘤等);男女双方均患有相同的、严重的常染色体隐性遗传病(如先天性聋哑患者);男女任何一方患有严重的多基因遗传病(如精神分裂症、躁狂抑郁性精神病、先天性心脏病等)。

4)建议生育时应控制下一代性别:女方 X 连锁隐性遗传病(如血友病、假性肥大型进行性肌营养不良等)的致病基因携带者(一般可通过询问家族史来确定),若与不患该病的男性婚配,应在受孕后适时做产前诊断,选择生育女性胎儿,避免男性胎儿出生。

5)根据病情暂时或永久性劝阻婚育的疾病:影响性生活和生育的生殖器缺陷或疾病;已发展到威胁生命的重要脏器疾病或晚期恶性肿瘤;结婚、生育会使已患病症加重或影响子女健康者。

3.婚前卫生咨询 婚检双方在完成婚前医学检查后,婚检医师应针对医学检查结果发现的异常情况以及服务对象提出的具体问题进行解答、交换意见,并提供信息,帮助受检对象在知情的基础上作出适宜的决定。尤其在医师提出"不宜结婚"、"不宜生育"和"暂缓结婚"等医学意见时,应充分尊重服务对象的意愿,耐心、细致地讲明科学道理,对可能产生的后果给予重点解释,并由受检双方在体检表上签署知情意见。

婚前卫生咨询还会涉及向服务对象提供生殖健康、生殖保健方面的知识,医师不仅要有丰富的知识,还要具有良好的职业操守。在服务中尊重服务对象,热情、平等地对待对方,并切实保护好服务对象的个人隐私,尽力营造轻松舒适的交流环境。

三、生育期保健

生育期是妇女一生中最长的一个时期,一般从 18 岁开始,持续近 30 年。此期是卵巢生殖功能及内分泌功能明显时期。在此期卵巢有周期性排卵和分泌激素,乳房和生殖器官各部有程度不同的周期性改变是妇女生殖功能旺盛期,故又称性成熟期或育龄期。在此期内妇女要承担孕育下一代和照顾家庭的任务,还要和男子一样参加社会生产劳动,妇女的健康更容易受到各种不良因素的影响。生育期保健的内容主要包括:围婚保健、孕前保健、围生保健、计划生育、性保健、性病防治、女职工劳动保护和保健及常见妇科病防治等。努力消除社会、环境等不良因素的危害,做好妇女劳动保护、性病防治和妇女常见病防治等工作。

(一) 生育保健

生育保健重点在于通过加强孕产期保健,及时诊治高危孕产妇,降低孕产妇死亡率和围生儿死亡率。

1. 计划受孕

(1) 选择合适的年龄:24～29 岁是女性最佳的生育年龄,24～35 岁则是男性最佳的生育年龄。此时,男、女性身体已完全发育成熟,精子和卵子的质量最佳,女性体内各脏器已能承受妊娠和分娩的"额外"负担,子宫等生殖器官能完成孕育下一代、产道能为胎儿娩出提供良好条件,发生难产的可能性小。

(2) 建立健康的生活方式:如合理营养、戒烟戒酒、远离宠物、调整避孕方法。

(3) 选择合适的季节:在 6～8 月份受孕,正值夏末秋初,天气凉爽,气候宜人,而且富含维生素的新鲜瓜果和蔬菜丰富,有利于孕妇度过早孕反应期。寒冬季节是流感、风疹的流行时期,此时胎儿已渡过了对病毒感染致畸最敏感的器官成形期,有利于防止畸胎的发生。胎儿分娩时,已进入春暖花开的春天,天气逐渐变暖,有利于新生儿养育。因此,这一时期怀孕有利于优生优育。

2. 孕前进行遗传咨询及相关检查 夫妇双方中有遗传病家族史;或为遗传病、染色体病患者或携带者;女方年龄过大、生过畸形儿或智力低下儿病史,或有习惯性流产、死胎、死产等不良生育史者,都应在计划受孕前进行遗传咨询及相关检查,以确定能否妊娠。

3. 回避有害因素 接触或从事可造成生殖细胞损害的职业等有害因素者,如接触铅、汞、苯、放射线等职业,应调离此类工作岗位,并应在计划受孕前进行相关检测,确定机体及生殖细胞恢复正常后方可妊娠。

4. 保证母体健康 胎儿是怀在母体子宫内,与母体血脉相连、息息相关的。母体健康与否必然关系到胎儿能否健康地生长发育,关系到母体能否承受妊娠和分娩的负担。如女性患有肝炎、肾炎、心脏病等重要脏器疾病,病情处于不适宜妊娠时,应在避孕情况下积极治疗。因为较严重的病情会对孕妇安全及胎儿生长发育产生不良影响,而且,治疗所用的药物也可能会对胚胎或胎儿造成有害影响。因此,须待疾病治愈或病情允许妊娠时,方可在医生监护和指导下妊娠,并加强随诊,以确保母儿健康与安全。

(二)计划生育

节育采取的方法应根据各种措施的优缺点,不同人群的适应证、禁忌证,以及可能产生的不良反应等来进行选择。医护人员要积极指导,帮助育龄妇女认识各种节育措施的原理和方法,并进行主动选择。首先要保护好妇女的身心健康及生殖器官和功能,其次要保证节育措施的可靠及便利。

1. **避孕** 是指在不影响正常性生活和心理健康的条件下,用科学的方法使妇女暂时不受孕。主要控制生殖过程中的三个环节:抑制精子与卵子产生;阻止精子与卵子结合;使子宫环境不利于精子获能、生存,或者不适宜受精卵着床和发育。常见的避孕法有:使用避孕药、避孕套、避孕膜,以及安全期避孕法、体外排精避孕法、压缩尿道避孕法等。

(1)新婚夫妇的避孕:为了优生或一段时间避孕,可采用女方口服避孕药、男方使用避孕套的方式避孕,如准备较长时间内避孕,婚后半年以上的夫妇可选择宫内放置节育器,这些都能在措施取消后迅速恢复妇女的生育能力。

(2)有儿夫妇的避孕:宫内节育器的使用是此时首选方法,既不影响哺乳,避孕效果也可靠,而且产后42天检查时即可放置。要注意哺乳期自然避孕法是不可靠的,此期应以工具避孕为主。

(3)探亲期间的避孕:使用避孕工具,如男方用安全套或女方用阴道隔膜。探亲避孕药适用于作短期探亲的女方服用,应用局部避孕药,在同房前数分钟将避孕药膜揉成团后塞入阴道深处等。

2. **人工终止妊娠** 指以人工的方法中断妊娠。人工流产是对避孕失败的补救措施,同时也用于因疾病不宜继续妊娠、为预防先天性畸形或遗传性疾病而需终止妊娠者。根据流产方式,可分为药物流产和手术流产。人工终止妊娠的所有方法都对孕妇健康有损害,是生育期妇女应尽可能避免的措施,尤其要避免反复多次的流产。

3. **绝育** 夫妇双方如果由于疾病或其他原因不再打算生育,可采用手术方法进行绝育。既可施行女性输卵管结扎术,也可施行男性输精管结扎术。两者均手术简便,术后恢复快且不影响生理功能。

(三)性保健

性生活是夫妻生活的重要组成部分,是人类各种行为中最普遍、最正常存在的自然现象。它目的明确,是自然的过程。性行为包括拥抱、接吻、爱抚、性交等。人类性行为人人皆有,是繁衍后代及人类社会发展的基本内容之一。性交是指两个成熟异性(包括生理成熟、心理成熟)之间的全面肉体接触,同时获得性快乐的美满感受。理想的性生活是称心的、愉快的、自愿的、充分的生理和心理宣泄,并有愉快的精神享受。

1. **性健康** 性健康是指具有性欲的人在躯体上、感情上、知识上、信念上、行为上和社会交往上健康的总和,它表达为积极健全的人格、丰富和成熟的人际交往、坦诚与坚贞的爱情和夫妻关系。它包括以下三个方面内容:

(1)根据社会道德和个人道德观念享受性行为和控制生殖行为的能力。

（2）消除抑制性反应和损害性关系的诸如恐惧、羞耻、罪恶感以及虚伪的信仰等不良心理因素。

（3）没有器质性障碍和各种生殖系统疾病，以及妨碍性行为与生殖功能的躯体缺陷。

2. 性安全　所谓安全性行为，是既能得到性的愉悦，又能避免性的风险的性行为。性行为的风险主要有三个方面：即身体的损害、心理的损害和计划外怀孕。

（1）身体的损害：性行为不当也会损害身体的健康。

1）在过度劳累、醉酒后，以及月经期间、妊娠期、产褥期、生病期间的性行为都可以损害身体的健康。在一方患病时也有感染对方的机会；心情恶劣时，整个身体的状况会处于一种亚健康状态，性行为所产生的剧烈冲击，可能会加重这种亚健康状态，这时身体中比较薄弱的内脏器官就可能患病。

2）性生活前的器官清洁当然也是保证性安全的重要环节，不清洁的性器官接触易于引发女性生殖道的感染。

3）性行为不当也包括婚外性行为和滥交，一旦染上性病，不仅自己受害，还会累及配偶和其他性伴侣。性传染是当代艾滋病的主要途径之一，而艾滋病是现代最致命的传染病。到目前为止，人类还没有根除艾滋病的办法。

（2）心理的损害：婚外性行为以后常常出现比较严重的心理后遗症，如担心自己被感染上性病、担心被家人特别是自己的配偶知道等，心理上后悔、自责甚至长期忧虑、惊恐，从而损害健康。

3. 性和谐　夫妇之间的互敬互爱、平等相待、互相体贴、互相配合，这是获得满意的性生活的基本心理条件。美满的性生活所具备的一些心理特点如下：

（1）夫妇双方都有性的欲望和冲动，而不是一方有性的冲动；

（2）夫妇在同房时，注意力高度集中在性的行为上；

（3）夫妇情绪的相互感染；

（4）夫妇双方是在高度的舒适、喜悦和满足中完成性行为。

（四）女职工劳动保护和保健

由于妇女的生理特点，应对职业妇女进行劳动保护。职业环境中的有毒有害因素如物理因素（噪声、振动、微波、电离辐射等），化学因素（苯、二硫化碳、有机磷、铅、汞等），重体力劳动和不良体位均可影响妇女的生殖健康，导致月经异常、性欲改变、不孕，以及生殖细胞、孕卵或胎儿发育异常和流产、早产、死胎、子宫脱垂、妇科炎症等情况的发生。为维护女职工的合法权益，减少与解决女职工在劳动和工作中因生理特点造成的特殊困难，保护其健康，中华人民共和国国务院制定了《女职工劳动保护规定》。

职业妇女劳动保护措施：

1. 月经期　加强月经期卫生指导和劳动保护，月经期不应从事冷水和低温作业，不得从事重体力劳动和高处作业。

2. 孕前期　为防止职业有害因素对女性生殖细胞造成损伤和影响妊娠后胎儿发育，已婚待孕女职工禁忌从事铅、苯、汞等作业场所；患有放射病、慢性职业中毒或近期有过急性中毒史的女职工，必须待治愈后再行妊娠。

3. 孕期　早期发现妊娠，孕早期防止有害毒性物质影响胚胎和胎儿发育；定期产前检查；不得从事重体力劳动和高处作业；妊娠7个月后不得安排夜班劳动。

4. 产前产后期 为保证孕产妇分娩前后的健康,法定产假为 90 天,其中产前休息 15 天;产前休息对预防早产、产时体力适应、保证产后乳汁分泌有积极作用。

5. 哺乳期 哺乳期女职工不得从事有毒有害工作,以防止职业有害因素影响乳汁;女职工哺乳期为 1 年,应保证工作时间内的法定哺乳时间。

6. 围绝经期 加强健康教育,使妇女了解围绝经期的生理和心理特点,解除思想顾虑,防治更年期综合征;关心和帮助围绝经期女职工,多组织适宜的文体活动,劳逸结合;合理安排围绝经期妇女的工作,不适应者应调整适宜工作。

(五)常见妇科病防治

1. 常见妇科病的普查意义

(1)有利于妇女常见病的防治,防止性传播疾病的传播和蔓延。

(2)有利于降低癌症死亡率,普查可以早发现危害较大的恶性肿瘤如宫颈癌、乳腺癌、卵巢癌等,做到早诊断、早治疗,提高治愈和存活率,降低死亡率。

(3)有利于优生优育,普查可以发现妊娠的高危因素。

(4)有利于宣传妇女卫生科普知识,增强妇女的自我保健意识。

(5)对疾病早发现、早诊断、早治疗,可降低治疗费用,节约卫生资源和降低癌症死亡率。同时,做到最大限度地保全患病器官,提高患者生活质量。

2. 普查对象 育龄期的女性。

3. 普查项目

(1)白带常规:可知是否患有阴道炎。

(2)宫颈细胞学检查:排除宫颈癌。

(3)窥阴器视诊:可发现阴道、宫颈病变,如阴道囊肿、赘生物、宫颈糜烂、息肉、腺体囊肿等。

(4)妇科内诊:可查子宫、输卵管、卵巢病变,如子宫肌瘤、附件囊肿、盆腔炎等。

(5)乳房检查:触诊、透视、筛查乳腺增生、乳腺纤维瘤、乳腺癌等。

(6)妇科 B 超:可筛查子宫、附件疾患。

4. 特殊检查项目

(1)乳腺彩超:进一步检查乳腺纤维瘤、乳腺囊肿、乳腺囊性增生等。

(2)宫颈液基薄层细胞检测(TCT):更先进、更清晰的宫颈细胞学检查。

(3)阴道镜检查:可将宫颈病灶放大 10～40 倍,观察肉眼看不到的较微小的病变,又可在阴道镜定位下做活组织检查,协助临床从而及早发现癌前病变。

(4)乳房的自我检查指导:

1)一般乳房的自我检查每月一次,有月经的妇女最佳检查时间应在每月月经来潮刚结束后几日内检查,因为此时乳房比较松软,易于发现疾病。已经停经的妇女可随意选择一个月的任何一天,定期检查(图 7-3)。

2)洗澡时检查你的乳房,尤其在沐浴露尚未洗去前,手容易在湿润的皮肤上移动。将摊平的手轻柔地移动,检查乳房的每个部分,右手检查左乳,左手检查右乳,检查乳房有无肿块、硬结或增厚。

3)在镜前检查,对着镜子两手下垂于身体两旁,再将两上肢缓慢上举过头,观察乳房的任何改变,包括乳房的轮廓、有无肿起、有无皮肤凹陷或乳头的回缩。此外,双手叉腰,观察

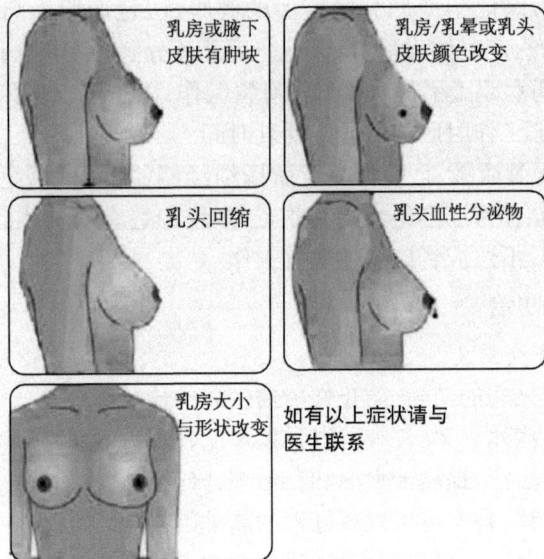

图 7-3 乳房的自我检查

双侧乳房是否对称。

　　4）在平卧时检查，平卧时在被检查乳房一侧的肩胛下填放一个枕头或软物，再将同侧的手放在头后，这样使乳房的组织更均匀地分摊在胸部。将平摊的手轻压在皮肤上，以乳头为中心逐渐移动检查。检查开始于乳房的外上方，右乳以顺时针方向，左乳以逆时针方向；从乳房的外围起，逐渐向心，直至乳头。然后，在拇指和示指间轻挤乳头观察有无乳头溢液，如有溢液，应观察是澄清的还是浑浊的，是淡黄、乳白的还是血性的。一旦发现异常，应立即就医。

四、围生期保健

　　孕妇从怀孕、分娩至产后恢复到正常状态，前后要经历近一年的时间，这是需要医学观察和保护的最长生理过程。围生期保健(perinatal health care)是在近代围生医学(perinatal medicine)发展的基础上建立的现代孕产期保健。它包括一次妊娠从妊娠前、妊娠期、分娩期、产褥期(哺乳期)、新生儿期为孕母和胎婴儿的健康所进行的一系列保健措施。

(一)孕前期保健

　　孕前期保健的目的主要是选择最佳受孕时机。妊娠前应积极调整心态保持心情舒畅，戒除不良嗜好；积极治疗对妊娠有影响的疾病，在身心适应妊娠后再行受孕。避免接触毒物及放射线等影响妊娠的不良因素，保证胚胎安全。

(二)孕期保健

　　1. 孕早期　是胚胎、胎儿分化发育阶段，各种生物、生理、化学等因素容易诱导胎儿致畸或发生流产。孕早期应进行遗传咨询，注意防病防畸。孕中期是胎儿生长发育较快时期，此期胎盘已形成，已不易发生流产，此阶段重点是仔细检查早孕期各种影响因素对胎儿是否有损伤，在孕中期进行产前诊断，对高龄孕妇及疑有畸形或遗传病的胎儿进一步做产前宫内诊断。

2. 孕中期 应加强营养,适当补充铁、钙剂,监测胎儿生长发育的各种指标。预防妊娠并发症如妊高征等,预防及治疗生殖道感染,做好高危妊娠的各项筛查工作。

3. 孕晚期 是胎儿生长发育最快、胎儿体重明显增加的时期。孕妇应均衡补充营养(主要是热量、蛋白质、维生素、微量元素、矿物质等),定期检测胎儿生长发育的各种指标,防治妊娠并发症。监测胎盘功能,及早发现和及时纠正胎儿宫内缺氧。

(三)产时保健

产时保健是指分娩时的保健,此时是整个妊娠安全的关键,应鼓励住院分娩,高危孕妇应提前入院。现代助产医学提倡导乐陪伴分娩,能够保护和促进自然分娩并最大限度地调动产妇的主观能动性。指导其通过呼吸调整来减轻疼痛,消除其恐惧心理;指导产妇正确运用腹压,提高分娩质量。保健要点有以下几方面。

1. 防滞产

(1)有骨盆狭窄、高年龄初产或有难产历史者,必须住有剖宫产条件的医院分娩。

(2)无异常者也应认真观察产程,有条件者应绘制产程图。产程中如出现胎头下降、宫口开大、宫缩情况等进展不好时,要及时检查处理。无条件检查处理者,如初产妇第一产程>12小时,经产妇>8小时,产程进展不好应及时上转。

2. 防出血

(1)如有羊水过多、多胎、产后出血史或多次分娩史者应转有输血条件的医院分娩。

(2)产时未见异常,产后也应密切注意出血量及宫缩情况,按摩子宫以预防宫腔积血(图7-4)。

(3)及时发现出血的原因:出血较多或宫缩无力者要及时注射宫缩药。宫缩尚好而出血多者,应检查有无产道损伤并及时修补。胎盘滞留者必须在有输血准备情况下由受过训练人员取出,不得滥操作,以免造成更多出血,以致损伤子宫而导致死亡。

3. 防感染 不论在哪一级医院或在家分娩,必须严格进行接生员的手、产妇会阴、新生儿脐带的消毒以及产包和器械消毒,并同时注意消毒分娩房间的空气、产床和环境。居住在边远地区或山区无法保证得到消毒接生者,应在孕期给予孕妇破伤风类毒素注射;提前住院或提前移至医院附近居住,如家庭病房、旅店等地待产也可。

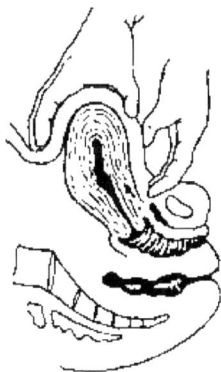

图7-4 按摩子宫

4. 防窒息 新生儿窒息严重时,常可造成小儿脑瘫、弱智等残疾,影响优生。新生儿窒息又常是胎儿窘迫的延续,当新生儿有可能窒息或发生窒息时应及时清理呼吸道最为重要。产后新生儿保暖是预防及抢救新生儿窒息的重要措施之一。

5. 防产伤 及时识别产程异常、头位难产,选择适时适宜的助产手术,不贻误也不滥干预。初产妇,尤其是胎位不正,如臀位、胎儿大或第一胎临产头未入盆等情况均必须住院分娩,并住有剖宫产条件的医院为宜。

6. 加强产时监护 一方面监护产妇产程进展,另一方面监护胎儿情况,如胎心、胎动、胎儿有无窘迫等,以便及时发现异常并及时处理,保护母子安康。

(四)产褥期保健

产褥期是产妇恢复和新生儿开始独立生活的阶段。产妇分娩时经历了较大的精力和体力消耗,抵抗力有所减弱,若加上妊娠期疾病和分娩损伤的影响,体质会更差。这期间产妇不仅要适应全身各系统所发生的明显变化,还要担负起哺育婴儿的重任。分娩虽是妊娠的结束,但产褥期仍是围生保健的重要一环。因此,产妇产褥期保健要加强指导。

1. 预防产后出血　产后出血是引起产妇死亡的主要原因,必须加强防治。产后出血时,应迅速查明原因,及时做出处理。

2. 产褥期卫生指导　为了预防感染和有利于康复,产后休养环境要做到安静、舒适,室内保持清洁、空气流通,防止过多的探视。室温亦需合理调节。产妇要注意个人卫生,坚持刷牙、洗手、勤洗澡、勤更衣裤,特别要保持外阴部清洁。产后康复操有利于产妇恢复精力和消除疲劳,亦有利于恢复盆底和腹部肌肉的功能。产妇还需注意大、小便通畅。

3. 心理保健　产后抑郁症是指产后出现一过性抑郁状态,表现为情绪低落、食欲不振、头昏、乏力、失眠、沮丧、焦虑、易怒、缺乏信心。很多产妇曾经有过此反应,一般症状轻微,病程短暂,但极少数抑郁状态持续存在,可发展为产后抑郁症。

(1) 产后抑郁症的病因:引起产后抑郁症的病因比较复杂,一般认为是多方面的,但主要是产后神经内分泌的变化和社会心理因素与本病发生有关。

1) 生物学方面:妊娠后期体内雌激素、黄体酮显著增高,皮质类固醇、甲状腺素也有不同程度增加,而分娩后这些激素突然迅速撤退,黄体酮和雌激素水平下降,导致脑内和内分泌组织的儿茶酚胺减少,从而影响高级脑活动。

2) 社会因素:家庭经济状况、夫妻感情不和、住房困难、婴儿性别及健康状况等都是重要的诱发因素。

3) 产妇心理因素:对母亲角色不适应、性格内向、保守固执的产妇好发此病。

(2) 产后抑郁症的保健措施

1) 创造健康的产后恢复环境:创造一个安静、闲适、健康的休养环境。限制看望的人数,关掉电话。

2) 清淡而营养的产后饮食:吃营养丰富而又清淡的食物,享受被亲人照顾的幸福。

3) 适度运动,快乐心情:做适量的家务劳动和体育锻炼,不仅能够转移注意力,还可以使体内自动产生快乐元素,有效改善产后抑郁症的失眠。

4) 自我心理调适:坦然接受生活,做一些自己喜欢做的事情,如看杂志、听音乐等,在自己的爱好中忘记烦恼,有效改善产后抑郁症的失眠。

5) 勇敢面对科学治疗:如果出现了产后抑郁症的失眠,要及时在医生的指导下治疗,不要轻视产后抑郁症的失眠。

4. 产后检查和计划生育指导　产褥期内禁止性生活。产后42天,对母婴都应进行一次全面检查。产后检查正常,可恢复夫妇间的性生活。产后排卵功能的恢复,往往难以预料,也可能发生于哺乳期闭经复潮前,因此必须落实避孕措施,避免意外妊娠。

5. 母乳喂养指导　产后30分钟内即开始早吸吮,并实行产后母婴同室,按需喂哺,为母乳喂养的进行打下良好的基础。指导的重点是以下几方面:

(1) 母乳喂养的技巧:注意婴儿与母亲乳头的正确含接,即婴儿将乳晕的大部分含入口中使乳头乳晕形成一"长奶头",吸吮时婴儿的舌头卷住"奶头",齿龈压迫乳窦。注意正确的哺乳体位,即母亲放松、舒适,婴儿头和身体呈直线,面向乳房,鼻子对着乳头,身体紧贴母亲,下颌贴乳房(图7-5)。学会观察和判断婴儿吸吮是否正确,并学会挤奶。

（2）乳房护理：经常用温水清洗乳头，喂奶后用手挤空或用吸奶器吸空剩余的乳汁，以利于新鲜乳汁的分泌。每次喂奶先吸空一侧乳房，下次喂奶反方向进行。产后乳房胀痛主要是由乳汁淤积所致，有时也由乳腺淋巴回流障碍或副乳内乳汁淤积所致，热敷并按摩乳房，随后挤或吸出乳汁。注意保持乳腺管的畅通，防止乳腺炎的发生。正确的哺乳可以刺激乳汁分泌的增加，同时促进子宫肌收缩。

（3）合理营养：产后母体的恢复及婴儿的哺乳都对产妇的饮食有较高要求，可多喝鸡、鱼、肉汤。蛋白质和热量的摄入要充分，还要注意食物易于消化吸收。

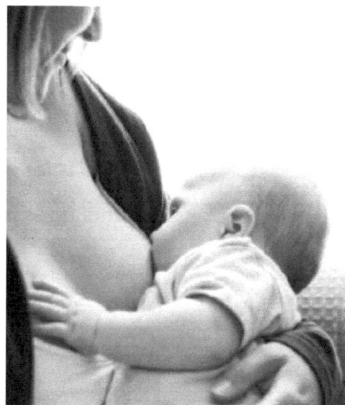

图 7-5 母乳喂养

6. 适当的运动和产后健身操 产后健美操可在分娩 1 周后进行，同时要注意时间不可过长，运动量不可过大。以后可根据个人的体质情况逐渐延长时间，适量加大运动量，逐步由室内走向户外，进行散步、游戏、快步走、保健操等，可调节神经内分泌功能，促进血液循环。

产后健身操步骤（图 7-6）：

（1）仰卧床上，两膝关节屈曲，两脚掌平放在床上，两手放在腹部，进行深呼吸运动，肚子一鼓一收。

（2）仰卧床上，两手抱住后脑勺，胸腹稍抬起，两腿伸直上下交替运动，由幅度小到幅度大，由慢到快，连做 50 次左右。

（3）仰卧床上，两手握住床栏，两腿一齐向上跷，膝关节不要弯曲，脚尖要绷直，两腿和身体的角度最好达到 90°，跷上去后停一会儿再落下来，如此反复进行，直至腹部发酸为止。

（4）两手放在身体的两侧，用手支撑住床，两膝关节屈曲，两脚掌蹬住床，臀部尽量向上抬，抬起后停止，4 秒钟落下，休息一会儿再抬。

（5）手放在身体两侧，两腿尽量向上跷，跷起来像蹬自行车一样两脚轮流蹬，直到两腿酸沉为止。

（6）立在床边，两手扶住床，两脚向后撤，身体成一条直线，两前臂屈曲，身体向下压，停二三秒钟后，两前臂伸直，身体向上起，如此反复进行 5～15 次。

（7）一条腿立在地上，支撑整个身体的重量，另一条腿弯曲抬起，然后用支撑身体的那条腿连续蹦跳，每次 20～30 下，两条腿交替进行，直至腿酸为止。

做健身操要持之以恒，才能奏效。每次做时要用力，将动作做到家。做时应能体会到肌肉在用力地伸展与收缩。产后最初的一段时间身体器官尚未恢复，做操不要过于劳累。

五、围绝经期保健

围绝经期是指妇女从 40 岁左右开始至停经后，大约共 12 年的生活时期。此期妇女的卵巢功能逐渐减退直至消失，是正常的生理变化时期。可分为绝经前期、绝经期和绝经后期三个阶段。绝经前期：是指卵巢功能由正常开始向衰退移行。此时，卵巢仍有卵泡发育，也有一定量的雌激素分泌。但因不能排卵而没有黄体的形成，故常表现出月经不调等，此期持续 2～5 年，也有长达 10 年的。绝经期：是指卵巢功能进一步衰退，卵泡的性激素分泌量减少，以致不足以引起子宫内膜增生、分泌而发生剥脱出血，故月经闭止。妇女出现最后一次经

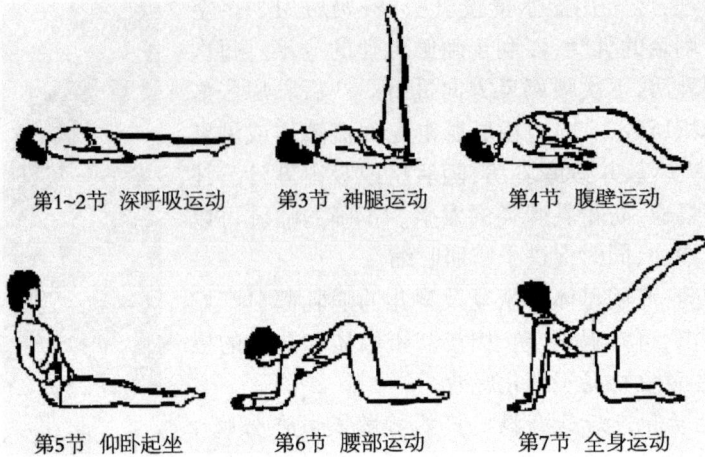

第1~2节 深呼吸运动　　第3节 神腿运动　　第4节 腹壁运动

第5节 仰卧起坐　　第6节 腰部运动　　第7节 全身运动

图7-6　产后健身操

潮,称为绝经,它是更年期的主要特征性表现。绝经为时一般在1年以上,我国妇女的绝经年龄平均为49.5岁,而80%在44~54岁之间。一般讲,月经在40岁以前停止,称为早发绝经,医学上称为卵巢早衰;与此相反,延迟到55岁以后或更晚月经才停止,称为晚发绝经。早发绝经与晚发绝经,均属病理性绝经,有人统计其占整个绝经期妇女的5%左右。

随着寿命的延长,妇女一生中有1/3~1/2的时间是在绝经后度过的,这个年龄组的妇女在人口中的比例正在逐渐增加。更年期妇女处于生殖功能从旺盛走向衰退的过渡时期,由于生理、心理上都会出现一系列的变化。开展更年期保健,保护她们顺利地渡过这个"多事之秋",不仅有利于促进更年期妇女的身心健康,而且能为预防老年期多种代谢性疾病打下基础。更年期妇女虽已失去生育能力,但仍有性的需求,同时也容易发生性功能障碍。调节她们的心理,及时帮助她们克服性功能障碍,使她们仍能保持和谐的性生活,有利于身心健康,提高晚年生活质量。更年期保健的内容包括妇女更年期常见病及妇科恶性肿瘤的防治,更年期自我保健和自我监测知识的普及,以及性保健。

(一)围绝经期的临床表现

围绝经期是正常的生理变化时期,但有些人会有某些不适,如果不能及时有效处理,将会产生一定后果。现重点加以介绍。

1. 月经改变　大多数妇女月经变化从40岁左右开始,半数以上妇女出现2~8年无排卵性月经,表现为月经周期不规则,持续时间长及月经量增加。绝经年龄平均为49.5岁。少数妇女出现功能性子宫出血,甚至造成严重贫血。

2. 潮热　潮热是雌激素下降的特征性症状。其特点是反复出现短暂的面部和颈部皮肤阵阵发红,伴有轰热,继之出汗。持续时间一般不超过1~3分钟,症状轻者每天发作数次,重者10余次或更多,夜间或应激状态易促发。围绝经期妇女中65%症状持续1年,20%持续5年,少数妇女潮热持续10年,20年甚至40年,10%~15%此症状严重并影响生活和工作,人工绝经者发生率高于自然绝经者。此种症状是由血管舒缩功能不稳所致,也可引起身体其他部位的不适。如头部供血不足可引起眩晕、头痛等,手足供血不足导致手足冰冷、血压易波动等。

3. **精神、神经症状** 围绝经期妇女往往出现激动易怒、焦虑不安和情绪低落,常有抑郁寡欢、不能自我控制等情绪症状。记忆力减退、注意力不集中、工作能力下降也较常见,重者甚至企图自杀。

4. **泌尿生殖道改变** 生殖器官开始萎缩、黏膜变薄,易发生老年性阴道炎及性交疼痛,憋不住尿等。

5. **皮肤、毛发的变化** 皮肤皱纹逐渐增多,有的出现干燥、瘙痒、弹性下降、光泽消失,老年斑出现并渐渐增多。毛发开始变白脱落、腹部和臀部脂肪增多,容易发胖。

6. **心血管系统变化** 绝经期妇女血压易波动,常出现高血压、心前区闷痛不适、心悸、气短,以及动脉硬化发生率增加,冠心病发病率也上升。

7. **骨质疏松** 从40岁左右起,女性骨质开始脱钙,骨质吸收速度快于骨质生成,每年钙丧失1%,如不补钙,可导致骨质疏松。其后果是脊柱的压缩、身材变矮、脊柱后突和行走困难,严重时产生脊柱压缩性骨折。容易发生骨折的部位常见于上肢桡骨远端及下肢股骨,老年女性骨折的发生率为老年男性的6～10倍。

(二)围绝经期妇女易患疾病

1. **妇科恶性肿瘤** 如宫颈癌、子宫内膜癌、卵巢癌与乳腺癌。这是因为体内细胞在衰老的过程中易受外界的影响,出现异常改变。宫颈癌的早期症状主要是阴道不规则出血、白带异常等。乳腺癌早期可触及小的肿块,关键在于早期发现。

2. **老年性阴道炎** 老年性阴道炎常见于绝经后的老年妇女,因卵巢功能衰退,雌激素水平降低,阴道壁萎缩,黏膜变薄,上皮细胞内糖原含量减少,阴道内 pH 值增高,局部抵抗力降低,致病菌容易入侵繁殖而引起炎症。此外,手术切除双侧卵巢、卵巢功能早衰、盆腔放疗后、长期闭经、长期哺乳等均可引起本病发生。主要症状为阴道分泌物增多、疼痛、外阴瘙痒、灼热感。

3. **其他疾病** 如胆石症、糖尿病、乳腺囊性增生病、白内障等。

(三)围绝经期妇女性功能的变化

1. **性交疼痛** 性欲减退有生理、心理及社会原因。性活动受高级神经活动支配,如妇女自感容貌衰老、体力减退、丈夫关心体贴少、子女不听话或家庭经济不宽裕等,性欲就可能下降。其次,围绝经期的其他一些临床症状或健康因素会产生对性爱的厌烦。

2. **性欲减退** 绝经后妇女有不同程度的性欲减退,性欲减退的发生与上述生理、心理等影响因素有关。

3. **性欲亢进** 这种情况的发生可能与内分泌功能失调和神经系统功能的变化有关。妇女进入更年期后,卵巢已经不能分泌出足够的雌激素。这个信息传递到垂体,垂体就会大量分泌出性腺素以提高雌激素的水平,使内分泌失去平衡,可能就是"性亢进"的原因。心理因素也有可能造成妇女的"性亢进"。

(四)围绝经期妇女的避孕

围绝经期妇女,大都为无排卵性月经,受孕能力降低,但仍有不定期的排卵,因此应注意避孕。据统计,妇女生育率40～44岁为10%～20%;45～49岁为2%～3%。此时期若怀孕,孕产妇发病率及死亡率增高,恶性葡萄胎及绒毛膜上皮癌的机会也会多,因此绝经前和绝经后一年内,只要有性生活就应该避孕,不要有侥幸心理,直到绝经一年以上才可停止避孕。

其避孕方法的选择不同于生育期妇女。

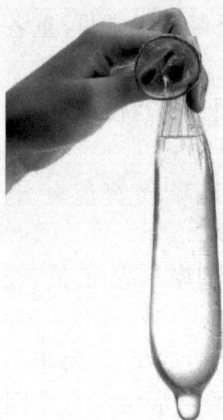

图 7-7　避孕套

1. 避孕套　围绝经期妇女避孕,应首选避孕套,因为避孕套是世界上最常用、最无害的避孕法(图 7-7)。避孕套既能避孕,又能防治性传播疾病(如艾滋病、淋病、梅毒等)的感染。如果阴道干燥,可在避孕套上涂避孕药膏,既加强避孕效果又能润滑阴道。

2. 短效口服避孕药　如没有使用短效口服避孕药的禁忌证,亦可短期使用,但需随访。口服避孕药或避孕针可能会引起不规则阴道流血,对身体的脂肪和糖代谢亦有一些影响,故而不宜在围绝经期采用。

3. 宫内节育器　原使用宫内节育器的若无明显不良反应,可续用至绝经,但不宜重新放置,放置后早期出血可能掩盖了子宫疾病的及时发现。绝经后一年应将节育器取出。

4. 安全期避孕　围绝经期女性月经紊乱,排卵没有规律,所以不能使用安全期避孕。

(五) 围绝经期妇女综合保健措施

1. 围绝经期的保健指导

(1) 保持生活、工作规律有序:规律的生活有助于保持心情的平静、愉快;充分的休息与睡眠可以保持人体组织器官的功能稳定,这些都可以有效减轻症状。注意避免高强度劳动,将体力和脑力劳动交叉安排。每天睡眠保持不少于 7 ~ 8 小时。

(2) 保持生活环境的清新整洁:有利于提高人体对环境的适应性,减轻心理波动。

(3) 适当参加体育锻炼及娱乐活动:可以促进循环和呼吸系统的功能,促进人体代谢,预防心血管疾病和骨质疏松的发生。锻炼也可起到调节情绪、减轻心理压力的作用。

(4) 养成良好的饮食习惯:保证安全、合理、充分的营养摄入,并注意低盐、低脂、低糖、低热量饮食,预防心血管疾病的发生。

(5) 保持个人卫生,并戒除烟、酒。

2. 围绝经期的心理保健

(1) 围绝经期的心理变化:围绝经期妇女及绝经后妇女常会有许多心理变化,情绪不能自控,有失落感、虚荣心及爱、恨、嫉妒的程度比以往更为强烈。多疑过敏表现在感知过敏、关注流言蜚语、行为动作联系有盲目怀疑、火爆脾气、睡眠不好等。更年期妇女不仅蒙受躯体和精神上的痛苦,而且由于家庭环境变化和性格改变(主观、唠叨、易激动)可引起婚姻和家庭矛盾,甚至导致夫妻感情破裂。

(2) 围绝经期心理保健措施:医护人员应该注意到这个时期的精神卫生,要从心理上给予指导和疏导。让妇女掌握保健知识,帮助她们解决心理矛盾,消除恐惧和忧虑,建立乐观积极的态度。学会陶冶情趣,如种花、养鱼、书法等,会对自己新学到的技能感到欢乐,又一次体现自身的价值,这样失落感和各种悲观心理就能得以减轻甚至消除。此外,妇女们要学会冷静思考、忍让、找知心朋友谈心,寻求解决问题的办法。心理保健要点包括:指导妇女科学地认识更年期;主动地进行医学检查和咨询;积极地控制不良情绪;有规律地生活;努力得到社会和家庭理解。

(3) 围绝经期性心理保健:妇女绝经期的心理变化及躯体形态的改变,如肥胖、不灵活、苍老等,会使妇女在丈夫面前产生自卑心理,认为自己失去对丈夫的吸引,导致在性生活方面出现被动应付,而不主动地唤起性欲。一些妇女认为绝经标志着性生活的终结,不情愿接受丈夫的性要求,常常导致夫妻感情生活恶化。随着卵巢功能衰退和情绪的变化,在性爱和情爱方面也会出现淡化现象。实际上,绝经只是反映卵巢功能减退,并不明显影响妇女的性体验和性表达。事实证明一个在绝经前一直保持有规律性生活的妇女,绝经后仍可保持良好的性适应,甚至 60 岁以后仍如此,绝经期的到来不是性生活的终结,应指导妇女愉快地去适应和对付这一阶段所带来的认识问题和实际问题。

3. 合理使用雌激素替代疗法　围绝经期由于卵巢功能渐趋衰竭,故引起各种症状和机体一系列退行性变。激素替代疗法广泛用于临床,不仅用于有症状的围绝经期妇女的治疗,而且广泛用于无症状的妇女,成为预防医学领域中的重要进展,可以有效提高生命质量和延长寿命。雌激素替代疗法对缓解中老年妇女的更年期症状,预防绝经期相关疾病有积极作用。

(1) 雌激素替代疗法作用

1) 缓解或根除绝经前、后出现的各种症状。

2) 减少骨量过度流失,从而延缓或防止骨质疏松的发生。

3) 可能改善老年妇女共济协调功能,减少跌跤机会,从而减少骨折的发生。

4) 降低缺血性心血管疾病的危险性及病死率。

5) 改善女性性功能。

(2) 雌激素替代疗法适应证

1) 双侧卵巢切除而绝经的妇女。

2) 更年期综合征症状严重者。

3) 绝经后迅速衰老,有明显高血脂和骨质疏松者。

4) 配偶双方性生活需要者。

(3) 雌激素替代疗法的禁忌证

1) 已知或怀疑妊娠。

2) 原因不明的阴道出血、子宫内膜增生。

3) 已知或怀疑患有乳腺癌。

4) 已知或怀疑患有与性激素相关的恶性肿瘤。

5) 严重的肝、肾功能障碍。

6) 患有活动性静脉或动脉血栓性疾病。

7) 血卟啉症、耳硬化症、系统性红斑狼疮患者。

8) 孕激素相关的脑膜瘤患者。

(4) 雌激素使用的方法:有口服、注射、阴道用药、透皮贴剂、涂药膏经皮或鼻闻等。目前国内使用的有尼尔雌醇、倍美丽、妇复春、利维爱等不同制剂,一般用药 3～6 个月。在补充雌激素的同时,还需补充钙,每天需要量为 1 000mg 左右,可以从牛奶及食品中获得,也可服用各种钙片或含钙食品。要以易吸收、含钙量高及含有维生素 D 为好,此外还应补充适量的多种维生素或微量元素。

六、老年期保健(详见第八章)

167

同步练习题

A1 型单项选择题

1. 青春期后女孩生殖器官发育哪项正确(　　)

    A. 下丘脑-垂体-卵巢轴的功能发育很快,但子宫体无明显增大

    B. 阴道分泌物由儿童时的酸性变为碱性

    C. 虽然卵巢开始发育,但分泌的雌激素很少

    D. 子宫内膜受卵激素的影响而发生周期性改变,月经来潮

    E. 外生殖器官还没有向成熟妇女外阴发展

2. 有关月经初潮以下哪项是正确的(　　)

    A. 月经初潮标志着卵巢发育成熟　　　　B. 初潮年龄与人民生活水平关系不大

    C. 初潮后月经常不规律,因此不可能受孕　D. 初潮年龄在 14～16 岁

    E. 月经初潮标志着青春期开始

3. 妇女一生有多少年生育期(　　)

    A. 20 年　　　　　　　　　　　　　　B. 30 年

    C. 35 年　　　　　　　　　　　　　　D. 40 年

    E. 25 年

4. 下列哪项不是职业有害因素对妇女影响的后果(　　)

    A. 月经异常　　　　　　　　　　　　B. 性欲改变

    C. 急产　　　　　　　　　　　　　　D. 不孕

    E. 流产

5. 关于青春期心理卫生以下哪项是错误的(　　)

    A. 女性的性心理发育指青春期女性由于性生理的巨大变化而产生的心理变化

    B. 心理卫生指人的内心世界与外界环境间能保持协调与平衡

    C. 对青春期的少女,学校没有必要对她们进行性教育

    D. 青春期心理卫生保健的目的是在青春期迅速发育的过程中,使人体能得到健康的体格及健康的心理和性格成长

    E. 青春期少女会产生对异性的兴趣,可能影响学业

6. 下列哪一项不是环境因素影响生殖健康的特点(　　)

    A. 环境因素可影响生殖细胞突变,可影响生殖过程和结局

    B. 环境因素可影响生殖过程的任何环节,造成生殖功能障碍或不良生殖结局

    C. 孕晚期接触环境有害因素对孕妇及胎儿没有影响

    D. 环境致畸因素可通过妊娠中的母体,干扰正常胚胎发育过程,引起先天性缺陷

    E. 孕期接触环境有害因素,可导致子代体能和智能损害或通过胎盘致癌

7. 下列哪项不是激素替代疗法的注意事项(　　)

    A. 用前详细询问病史　　　　　　　　B. 用药期间监测基础体温

    C. 宫颈刮片、血尿常规、肝功能及血脂检查　D. 定期随访复查

    E. 及时评价药效

8. 关于婚前卫生咨询以下哪项是错误的( )
   A. 婚前卫生咨询是面对面、个人的咨询　　B. 应包括婚育问题的咨询
   C. 应包括个人、家庭个别医学问题的咨询　D. 应对服务对象做好保密工作
   E. 与咨询的方法与技巧关系不大

9. 合适的生育年龄为( )
   A. >20 岁, <35 岁　　　　　　　　　　B. >18 岁, <35 岁
   C. >20 岁, <40 岁　　　　　　　　　　D. >25 岁, <45 岁
   E. >28 岁, <38 岁

10. 以下哪项不是婚前检查必须做的( )
    A. 详细询问病史　　　　　　　　　　　B. 全身体格检查
    C. 肛门检查　　　　　　　　　　　　　D. 内诊检查
    E. 必要的检验及辅助检查

11. 女性几岁仍未开始性发育应考虑有性发育迟缓问题( )
    A. 13 岁　　　　　　　　　　　　　　B. 10 岁
    C. 16 岁　　　　　　　　　　　　　　D. 18 岁
    E. 20 岁

12. 女孩在几岁以前开始第二性征发育而考虑性早熟( )
    A. 8 岁以前　　　　　　　　　　　　　B. 6 岁以前
    C. 13 岁以前　　　　　　　　　　　　D. 青春期以前
    E. 16 岁以前

13. 依据我国《母婴保健法》通过婚前医学检查提出的婚育医学意见不包括以下哪类疾病( )
    A. 严重遗传性疾病　　　　　　　　　　B. 指定传染病
    C. 全身各器官的疾病　　　　　　　　　D. 有关精神病
    E. 生殖系统发育不良或畸形

14. 自然绝经的概念哪项是正确的( )
    A. 因手术切除卵巢而引起的
    B. 因放射治疗使卵巢功能受损而引起的
    C. 卵巢组织因感染,使其功能受影响
    D. 月经不受任何外界因素干扰而自行停止
    E. 因盆腔手术操作了供应卵巢的血管,使卵巢功能受损

15. 下列哪项职业有害因素与月经异常无关( )
    A. 工业毒物　　　　　　　　　　　　　B. 常见农药如有机氯、磷
    C. 高分子化合物　　　　　　　　　　　D. 物理因素
    E. 负重作业,长时间立位

16. 绝经后妇女出现男性化体征的原因( )
    A. FSH、LH 水平变化　　　　　　　　B. 雌、孕激素水平变化
    C. 雄激素水平升高　　　　　　　　　　D. 促甲状腺素升高
    E. 生长激素水平升高

17. 更年期的年龄阶段为(　　)
    A. 40～60 岁
    B. >35 岁
    C. 50～60 岁
    D. 45～55 岁
    E. 无明显起始年龄

18. 早绝经的概念是指(　　)
    A. 30 岁以前绝经
    B. 35 岁以前绝经
    C. 40 岁以前绝经
    D. 45 岁以前绝经
    E. 42 岁以前绝经

19. 女性性发育应包括(　　)
    A. 生殖器官发育,月经来潮和第二性征发育
    B. 生殖器官发育,乳房发育
    C. 主要是外生殖器官发育和乳房发育
    D. 内生殖器官发育及月经来潮
    E. 指卵巢开始发育,分泌雌激素

20. 孕期乳房保健以下哪项是错误的(　　)
    A. 孕 6 个月后,每天用肥皂水擦洗乳头一次
    B. 为避免乳头平陷可做些牵拉练习
    C. 产前后均可实行乳房按摩
    D. 应戴棉布乳罩,不要束胸
    E. 常规行乳房大小、形状及乳头检查

21. 婚前卫生指导不包括以下哪项(　　)
    A. 男、女生殖器官解剖
    B. 受孕原理
    C. 常见的妊娠合并症
    D. 节育指导
    E. 孕前指导

22. 关于女性第二性征以下哪项是错误的(　　)
    A. 第二性征是指除内外生殖器以外女性所特有的外部特征
    B. 在第二性征中,乳房发育最早,多在 10～11 岁开始
    C. 阴毛比腋毛出现晚半年以上
    D. 女性阴毛呈倒三角形分布
    E. 月经初潮后身高增长值明显减慢

23. 一般卵子排出后多少小时之内受精效果较好(　　)
    A. 1～2 小时
    B. 7～8 小时
    C. 10～12 小时
    D. 13～15 小时
    E. 15～18 小时

参考答案:
 1. D　2. E　3. B　4. C　5. C　6. C　7. B　8. E　9. A　10. D
11. A　12. A　13. C　14. D　15. E　16. C　17. A　18. C　19. A　20. A
21. C　22. C　23. E

(陶丽丽)

170

第八章 老年保健

人口老龄化正席卷全球,老龄化的到来是现代社会发展的必然趋势,是人类文明不断提升(即从注重人口数量到注重人口质量)的体现。1990 年 WHO 提出了"健康老龄化"战略,不仅体现为寿命跨度的延长,更重要的是生活质量的提高。

老龄化被定义为一种生理、心理和社会多维化的变化过程。Rowe J. W. 和 Kahn R. L. 将成功老龄化定义为正常老化的积极的一面。这包括了三个主要部分:①没有疾病、疾病危险因素以及疾病相关的残疾;②积极参与社会生活,包括与他人的良好关系,以及能持续参与生产活动;③保持良好的生理与心理认知功能。每个方面都是整体系统的一部分,并且与其他部分相联系。促进成功老龄化意味着为老年人创造积极的环境,以尽力满足上述标准。换言之,帮助老年人增进健康、有效管理慢性疾病、提高生活质量即成为人类成功应对人口结构老龄化的关键。

第一节 老年人的特点

一、生理特点

(一)衰老的器官与生理功能变化

随着年龄的增长,人体各器官及组织细胞逐渐发生形态、功能和代谢等一系列变化,出现退行性改变或功能衰退状态,即生理性衰老。生理性衰老具有普遍性、全身性、进行性、衰退性和内生性等基本特征,且具有明显的个体差异(即不同个体之间或同一个体不同器官、组织、细胞之间的衰老速度和程度都存在着差异)。生理性衰老变化的总趋势不利于机体自身。现就其主要表现概述如下。

1. 机体内环境稳定机制减退　衰老时,机体各器官系统结构和功能衰退,特别是神经内分泌系统衰退,使其稳定机体内环境的能力下降,机体内环境稳定被破坏,不能使机体许多生理、生化指标和体液、血压、血脂、血糖、体液 pH、离子浓度等都保持在相当恒定的水平,从而成为许多老年期疾病的原因。

(1)葡萄糖耐量降低:随着年龄的增长,葡萄糖耐量发生异常,主要为葡萄糖耐量降低,使老年人的血糖增高,容易患糖尿病。其机制虽然不十分清楚,但主要与老年人体力活动减少,基础代谢率下降;胰腺 B 细胞对血糖增高的敏感性降低,以致胰岛素分泌降低;胰岛素拮抗物质增多;末梢组织的胰岛素受体减少和亲和力降低,使末梢组织对胰岛素的敏感性降低;胰岛素受体的细胞内葡萄糖代谢系统的变化以及肝脏摄取葡萄糖的能力下降等有关。

(2) 自主神经系统功能紊乱:随着年龄增长,自主神经系统功能减退。在寒冷环境中,老年人容易发生体温降低,造成冻伤。老年人脑循环自身调节能力较差,即使血压稍有降低,也将产生较明显的脑局部缺血,出现急性神经、精神障碍和跌倒。

(3) 血浆 pH 变化:随着年龄增长,机体对酸碱的适应能力降低,这种内环境稳定能力的损害,使老年人容易出现酸碱平衡失常,尤其是代谢性酸中毒。

2. 机体储备功能减退　正常情况下,机体各器官有一定的功能储备以适应各种紧急情况,例如心排血量减少时,机体可通过冠状动脉的功能储备而使冠脉血流量不至显著减少。但衰老时,由于机体心血管储备功能减退,心排血量减少时将直接影响冠脉血流量,使其显著减少,故老年人在额外负荷增加时(如情绪激动、过度劳累等),常因心血管储备功能减退致冠脉血流量不能相应增加而诱发心绞痛、心肌梗死、心力衰竭等。衰老时各个系统脏器储备功能减退,是机体发生疾病易感性增高的原因之一。

3. 机体抵抗力减弱　机体抵抗力包括防御、自身稳定、监视、免疫等功能和承受高温、冷冻、创伤、射线、疲劳等伤害性刺激的能力。衰老时,机体抵抗力减弱,使老年人对疾病的易患性增加。因此,机体抵抗力减弱是常见老年病发病的基础,如机体防疫、免疫功能减退,使老年人常易发生感染性疾病,而机体自身稳定、监视功能的减退是老年人各种肿瘤发病率增加的重要原因之一。

4. 机体活动及适应能力下降　衰老时,由于体力下降、反应迟钝,运动的灵敏性、准确性下降,所以使老年人机体活动能力下降;由于各器官功能的衰退和代谢减慢,所以老年人对外界和体内环境改变的适应能力下降。因此,老年人夏季易中暑而冬季易感冒。由于机体活动及适应能力下降,所以老年人的运动耐力明显降低,因此,老年人在活动时容易出现心悸、气促,活动后其恢复时间也延长。

(二) 老年人的生理与代谢改变

1. 身体成分改变

(1) 细胞数量下降:由于老年人细胞凋亡增加等原因,常出现细胞量的下降,突出表现为肌肉组织的重量减少,从而引起肌肉萎缩。

(2) 身体水分减少:主要为细胞内液减少,影响体温调节,降低老年人对环境温度改变的适应能力。老年人体内水分占体重的比例从成年的 70% 左右降至 60% 以下,进入高龄后降至 55% 以下。老年人身体水分的减少有着重要的生理意义,且对老年患者的临床状况产生直接的影响。一方面老年患者体内总水量减少使之易于脱水,机体对脱水的耐受性也降低;另一方面,老年患者贮存水的生理能力较小,容易出现水过多。因此,老年患者水分的提供和调节显得格外重要。

(3) 体内无机盐成分变化:老年人体内无机盐成分变化主要为钾、镁、钙、磷减少而钠、氯并不减少,特别容易发生缺钾、缺镁、缺钙。因此,对老年人进行营养支持时应特别注意电解质失衡并积极纠正。

(4) 骨组织矿物质减少:老年人由于钙、磷减少常致骨组织矿物质和骨基质明显减少,出现骨密度降低,至 70 岁时可降低 20% ~ 30% 。因此,老年人容易发生不同程度的骨质疏松症、软骨病及骨折。

2. 代谢功能降低

（1）基础代谢降低：老年人体内的去脂组织或代谢活性组织减少，脂肪组织相对增加。与中年人相比，老年人的基础代谢降低 $15\% \sim 20\%$。老年人代谢速率减慢，代谢量减少，能量供给量随年龄增长而下降。

（2）合成代谢降低，分解代谢增高：合成与分解代谢失去平衡，引起细胞功能下降。老年人合成代谢与分解代谢失去平衡，往往合成代谢降低，分解代谢增高，尤其是蛋白质的合成减少而分解加强，易致老年人营养不良。老年人最常见的营养不良为蛋白质-能量缺乏，表现为体重下降、皮肤苍白而干燥、肌肉萎缩等。老年人因肝细胞功能减退，造成脂肪酸、胆固醇、脂肪和脂蛋白及糖代谢异常，主要表现为胆固醇、三酰甘油和低密度脂蛋白增高，高密度脂蛋白降低，葡萄糖耐量降低。

（三）老年人各生理系统的变化

1. 神经系统的变化　神经系统主要包括大脑、脊髓及发自这两个部位的神经细胞及分布于全身各处的神经。随着年龄的增加，老年人的中枢和周围神经系统也将发生一系列的生理或病理性改变，这些变化主要表现为：

（1）神经细胞减少：神经细胞随着年龄增加而减少是老年神经系统老化的典型表现。病理学研究发现老年人脑神经元数量较成年期减少 $10\% \sim 30\%$，脑的重量也较成年期减少 $5\% \sim 20\%$，体积缩小，皮质及神经核变薄或变小，脑沟加宽，脑室扩大。

（2）脂褐质沉积：老年人脑内有明显的脂褐质沉积，并随着年龄增加而逐渐增多。脂褐质、淀粉样蛋白、丝状物等沉积在神经元内和神经元周围，使其功能减退直到丧失，最终可损伤患者的近期记忆力，逐渐发展到痴呆。来源尚不清楚的 Aβ 淀粉样蛋白和一些不规则、疏松排列的神经元共同构成了老年斑。

（3）细胞形态改变：老化不仅使神经元数量减少，而且还伴有神经元形态的改变，细胞内的高尔夫复合体囊性扩张，并分散分布于细胞质中，线粒体及尼氏体数量减少，神经元突起减少，轴索萎缩。轴索萎缩常引起轴索功能减退。这些变化不仅使老年人对内环境稳定的控制力减弱，其应激反应能力也减低。代谢失常，促进了动脉硬化及高血压的发展，并使蛋白质和酶的合成降低。

（4）脑血管改变：脑血管改变主要为内膜增生、中层纤维变性和透明变性，最终可使血管狭窄闭塞，引发脑血管病。

（5）外周神经的老化：主要表现为神经束内结缔组织增生，神经纤维变性（图8-1）等。

（6）功能下降：由于神经传导速度较慢，加上心血管功能因衰退致神经系统供血减少，造成老年人的感觉功能下降，运动功能失调，学习、记忆功能减退，精神、情绪改变等。

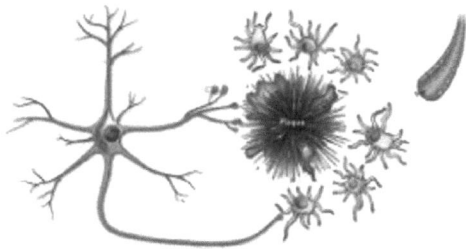

图8-1 神经纤维缠结

2. 循环系统的变化　循环系统包括心脏、血管和调节血液循环的神经体液装置。其功能是向全身组织、器官运输血液，通过血液将氧、营养物资和激素等供给组织，并将组织代谢废物运走,以保证人体正常新陈代谢的进行。老年人心血管系统的改变最重要的是心功能的变化:心排血量下降、静脉回流减少、心脏代偿能力下降。因此,老年人容易因各种诱因诱发心力衰竭,造成胃肠道淤血及缺氧,导致消化系统功能障碍。此外,血管功能的变化:心律减慢、心脏搏出量减少、血管逐渐硬化、高血压患病率随年龄增加而升高。

(1)心脏老化的形态改变:心脏代谢细胞总数量从30~40岁开始,即随着增龄而逐渐减少。一般的说,由于心肌萎缩,老年人心脏的几何形态随增龄而变化,表现在老年人心底与心尖的距离缩短,左右心室容积在收缩期和舒张期均有轻度缩小,左心房扩大20%,主动脉根部右移和扩张。但是,由于心包下脂肪含量的增加,心内膜增厚等因素的影响,老年人的心脏有的并不比中青年人小,反而比青年人略大。老年人心脏构型最明显的改变是左心室肥厚,15~65岁,左心室厚度随增龄而进行性增大,室间隔厚度明显增加。老年人室间隔肥厚有重要的临床意义,因为它可能与肥厚性心肌病某些特征相似,如同时合并有高血压,可能是某些老年人非家族性肥厚性心肌病的原因。在30~90岁之间,男性每年心脏肿瘤增加1.0g,女性增加1.5g,但90岁后心脏重量减轻。心脏重量增加主要是心肌细胞体积增大所致,而心肌细胞数目并未增多。这种因心肌细胞肥大所致的心室壁肥厚及向心性心脏肥大,由于神经末梢分布、毛细血管分布的相对不足及毛细血管血液与心肌细胞物质交换距离的加大等因素,常可使心肌收缩性下降,心肌顺应性降低,进而构成老龄心脏泵功能改变的形态学基础。

心肌细胞老化的一个典型表现是脂褐素(老化色素)沉积(图8-2),位于细胞核的两极,一般从45岁开始逐年增多,可使衰老的心肌颜色变深,呈棕色。现已证明,脂褐素沉积是线粒体被破坏所致,可引起细胞内蛋白质合成障碍,从而减少心肌细胞内收缩蛋白的补充。这些细胞超微结构的改变使细胞的能量代谢、物质合成和利用、异物清除等功能均受到不同程度的损害,并可能对自身产生自溶性损伤,是老龄心脏功能代谢变化的基础。

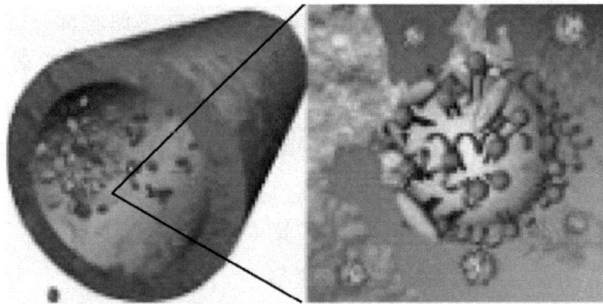

图8-2　心肌中脂褐素沉积

老年人心肌间质还容易发生结缔组织增生、脂肪浸润及淀粉样变等退行性变化。值得注意的是,老龄心脏的传导系统亦发生某些退行性变化,表现为细胞成分减少、纤维组织增多、脂肪浸润。主要为窦房结起搏细胞数目减少,使老年人易发生病态窦房结综合征;房室结随增龄出现脂肪浸润和纤维组织增生,His束中浦肯野细胞数目减少,代之以结缔组织(多见于左束支),从而出现房室传导阻滞,构成老年心脏电生理特征性变化的基础。

(2)心脏老化的功能改变

1)窦房结功能减退:表现在最大心率和固有心率随增龄而降低,窦房结恢复时间随增龄而延长,容易发生心律失常。

2)老龄心脏泵功能改变:具有复杂的机制,主要涉及以下几个方面:①心肌重构;②神经体液因素;③细胞与分子机制。

3)老龄心脏电生理的改变:迷走神经对窦房结功能的影响随增龄而逐渐减弱。老年人最大的起搏心率,即由交感-肾上腺素正性频率刺激和迷走完全抑制所诱导的最大心率随年龄增长而进行性下降,70岁者仅为年轻人的78%,其原因部分涉及窦房结对β肾上腺素能反应性下降,提升老龄心脏自律性呈下降趋势。

(3)血管老化和老年人的血压改变:随着年龄增大,血管中的弹力纤维逐渐变为僵直、脆弱、断裂,动脉的弹性减弱。主动脉等大血管发生增宽、迂曲、延长等改变。弹力性动脉的中层、肌肉型血管的弹力层均发生弹性组织钙质沉着。

1)大中血管壁中膜的胶原纤维和黏多糖增多,弹性纤维减少,加之钙化,使大中血管管壁变厚、变硬、弹性减弱。小动脉的外膜发生纤维胶原化,管腔变小,这些仍属血管正常老化。

2)大中血管内壁上沉积大量胆固醇,好像粥撒在血管内壁上,斑斑点点,这是通常所说的动脉粥样硬化,这是一种病理性改变。从而使大动脉血管壁变硬、弹性及顺应性下降、阻力增加,进而使大动脉对左心室射血产生的流量波动和压力波动的缓冲作用减弱,结果收缩压增高、舒张压下降、脉压增大。已有大量证据表明收缩压增高、脉压增大是老年人心脑血管疾病的独立危险因素。有研究表明:75岁以上老年人中,舒张压的下降会带来更高的死亡率,在男性中尤其明显。脉压可能是高龄老年人心脑血管事件发生的重要因素,可能与增大的脉压增加了动脉的牵拉,使管壁所受的压力增大导致弹性成分疲劳或断裂从而加重内膜的损害和动脉硬化的程度有关。较之其他年龄层的心脑血管系统,高龄老年人脉压增大可能加重了高血压对心脑血管等靶器官损害。

3)血管正常老化和粥样硬化,必然造成血管腔狭窄、血流不畅。研究发现,20~30岁时,体内血液总循环时间为47.8±2.67秒,到了60~70岁时延长为58.5±3.7秒,80岁时则延长到65.3±3.24秒。血流减慢必然造成各组织、器官缺血缺氧,同时血管壁上的粥样斑块脱落,形成血栓,可造成心肌梗死或脑卒中等严重后果。

4)正常人血压存在日高夜低的生理节律,并随着年龄增加这种节律逐渐弱化,到80岁以上83.3%的老年人丧失了其被称为dipper型(杓型)的正常血压节律。目前认为这种昼夜节律异常增加了心血管事件风险。Ohkubo等的研究发现夜间血压下降率与心血管事件的发生呈线性负相关,当夜间血压增高5%,不良心血管事件的发生率增加到20%。

(4)心脏老化的心电图改变

1)P波振幅降低,肢体导联P波甚至看不出,胸导联P波可见切迹。

2)P-R间期轻度延长。

3)QRS电轴左偏(左心室增厚所致),QRS波群振幅降低,时间延长(变宽),可有切迹。

4)Q-T间期延长。

5)老年人T波低平,在Ⅰ、Ⅱ导联几乎直立,Ⅲ导联呈多形性(直立、平坦、双相、倒置)。部分老年人可见到 $V_4 \sim V_6$ 导联ST段轻度压低。

3. **消化系统的变化** 消化系统由消化道和消化腺两部分组成。从口腔,经咽、食管、胃、小肠、大肠(分为盲肠、结肠、直肠三部分),直至肛门。消化道由三对唾液腺(腮腺、颌下腺、舌下腺)、胃和小肠中的一些腺体及胰腺等组成消化腺。肝脏、胆囊在食物的消化吸收中起着举足轻重的作用。人体在衰老过程中,这些消化道、消化腺及肝、胆等都会发生结构和功能的变化。

(1)口腔:随着年龄的增长,味觉和嗅觉的敏感性下降,因此老年人更偏爱味重的食物。老年人非刺激性唾液分泌可能减少,但刺激性唾液分泌没有改变,故大约40%的健康老年人有口干。老年人牙齿、牙釉质和牙本质长期磨损,使牙本质内的神经末梢外露,引起对冷、热、酸等食物的过敏而酸痛,牙本质随增龄而不断向髓腔内增厚,髓腔缩小,牙髓常钙化成髓石,加之牙龈退化萎缩,牙齿逐渐脱落;同时牙周膜变薄,牙龈退缩,牙根暴露,故老年人易患牙周病。

(2)食管:在65岁以上无症状老年人中,22%的人有咽部张力和环咽肌开放不完全。经测压研究证实,食管上端括约肌静息压下降,吞咽时咽收缩压升高,松弛延缓。在80岁以上老年人中,40%有食管运动异常,2/3的人口有吞咽困难。食管下括约肌萎缩、关闭不全,易造成胃内容物反流,而发生反流性食管炎。

(3)胃:随着年龄的增长,胃的改变最为明显,其特征性变化为与萎缩性胃炎相关的低酸和无酸。现已认识到,幽门螺杆菌在萎缩性胃炎和胃酸过低的致病机制中起着重要作用。

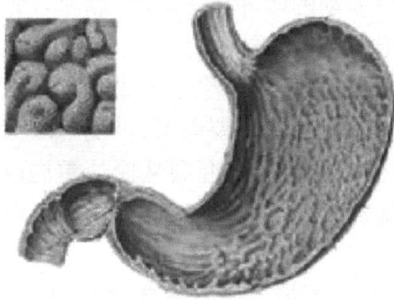

图8-3 老年人萎缩性胃炎

1)胃黏膜萎缩:最常见。据报道,约有80%的老年人患有萎缩性胃炎(图8-3)。

2)胃酸和胃蛋白酶分泌减少,影响消化功能。到50岁后,消化能力下降到只有年轻人的50%左右。

3)胃和肠的肌肉组织萎缩,弹性降低,很容易造成胃下垂、胃肠蠕动减弱而出现便秘。

(4)肠道:老年人小肠壁内层的黏膜变薄,细胞数量减少,消化腺萎缩,从而影响对营养素的吸收,故老年人容易发生营养不良及导致多种微量元素缺乏。大肠的变化与小肠相似,容易出现息肉。

(5)肝脏

1)肝细胞数量减少,细胞体积变小;

2)肝重量减轻,到70岁时绝对重量减轻了25%,90岁时只有年轻时的50%;

3)肝脏血流量以每年1%的速度减少;

4)肝脏中的脂质和褐色素增多;

5)肝脏合成能力下降,容易造成蛋白质等营养物质缺乏,肝脏转化、清除有害物质的能力也下降,容易出现药物的不良反应。

(6)胆:老年人胆囊及胆管变厚,弹性降低;胆囊常下垂,胆汁减少而黏稠,并含大量胆固醇,功能降低,易发生胆囊炎和胆石症。

(7)胰腺

1)分泌消化酶的腺泡数量减少,消化酶分泌量也减少;

2)胰岛素萎缩,胰岛素的分泌也随之减少,故老年人易患糖尿病;

3)胰管内层细胞增生,胰腺纤维组织增生,胰动脉硬化,其供血不足。这些变化可导致老年人消化不良。

由于老年人的消化功能减弱,胃肠功能发生紊乱,咀嚼困难,对饮食有特殊要求,即色美味香,易消化吸收,富营养,以及少食多餐。

4. **呼吸系统的变化** 呼吸系统由呼吸道、肺泡、动力部分三大部分组成。呼吸道:由鼻腔,经咽、喉、气管、支气管、细支气管和终末细支气管,再经呼吸性支气管、肺泡管,最后到达最末端的肺泡。从气管到肺泡恰似一棵倒置的大树,气管为树干,肺泡为树叶。临床上把喉头以上部分称为上呼吸道,以下部分(各支气管)称为下呼吸道。肺泡:是气体交换的地方。肺泡虽小(直径约 0.25 mm),但数量多达 3 亿 ~7.5 亿个,其表面积达 70 m^2,足可胜任气体交换。动力部分:包括呼吸肌、胸廓和膈肌三部分。三者协同运动,即呼吸肌的收缩与舒张、胸廓的扩张与缩小、膈肌的升高与回落形成呼吸运动,成为气体交换的动力。

人的肺在 25 岁发育成熟,肺泡数较刚出生时增加了 18 倍,肺功能到达峰值。25 岁以后,呼吸系统开始老化,结构出现退行性变,功能减退并随着年龄增长而加速。60 岁以后老化现象更加明显。

(1)解剖组织结构的改变

1)胸廓:最显著的改变是呈桶状。主要是由于脊柱退行性改变和骨质疏松,椎骨前端压缩大于后部,形成胸椎后凸。另外肋软骨钙化、肋胸关节及关节周围韧带硬化,肋骨活动度减少,使整个胸廓的活动受到限制,顺应性明显下降,导致呼吸活动更多地由膈肌和腹壁肌肉完成。

2)呼吸肌:呼吸肌老化表现为肌纤维的减少、肌肉萎缩以及非功能性脂肪组织增多。膈是主要的呼吸肌,老年人膈运动功能较年轻人平均降低 25% 左右,导致肺活量和最大通气量等相应减少。导致老年人膈运动功能减退可能有两个方面原因:①膈本身的退行性改变,即肌纤维数量减少、脂肪组织增多、肌力减弱;②老年人腹腔内的脂肪增多,吸气时膈下降幅度受到限制。膈运动能力的改变使老年人在需要提高每分钟通气量时,容易发生呼吸疲劳。

3)肺:气道缩小是老年肺的主要表现。尸体解剖资料显示,40 岁以后平均细支气管直径明显减小。这种细支气管的变化和相应的呼吸道阻力增加与肺气肿和细支气管受到的损伤没有关系,而是由于老年人肺组织的弹力纤维减少和胶原纤维增多所致,这也是老年人肺各种生理改变的组织学基础。另外,老年人肺泡壁弹力纤维减少,胶原纤维增加,肺泡的回缩力减弱,以及肺泡壁周围的弹力纤维组织退行性变使泡壁断裂、肺泡相互融合,肺泡数减少而肺泡腔变大,形成老年性肺气肿(图 8-4)。

4)支气管:黏膜上皮萎缩、增生、鳞状上皮化生,纤毛倒伏,杯状细胞增加,分泌亢进,黏液潴留容易发生感染。支气管的中、外层组织也有不同程度的退行性改变。

(2)生理学改变

1)肺通气功能改变:老年人胸壁和肺的变化,引起了老年人肺通气功能一系列的改变。

a. 肺活量(VC):是一次用力深吸气后所能呼出的最大气量。成年男性为 3 500 ml,女性为 2 500 ml。老年人 VC 呈进行性减退的趋势,可能与下列因素有关:①胸壁硬度增加;②肺的弹性回缩能力下降;③呼吸肌肌力减退。有人认为 VC 从 30 岁以后平均每年下降 20 ~ 40 ml。VC 减少,气体交换减少,老年人常感胸闷,稍活动便感到"气不够用"。

b. 最大通气量(MVV):单位时间内做最大、最深呼吸时,呼出或吸入的气量。它反映了最大通气能力和通气的储备能力,是评价肺通气功能的一项重要指标。老年人由于呼吸肌的收缩力减弱、收缩速度减慢和关节僵硬等因素,使 MVV 随年龄增加而减少,60 岁时降至原来水平的 50%。

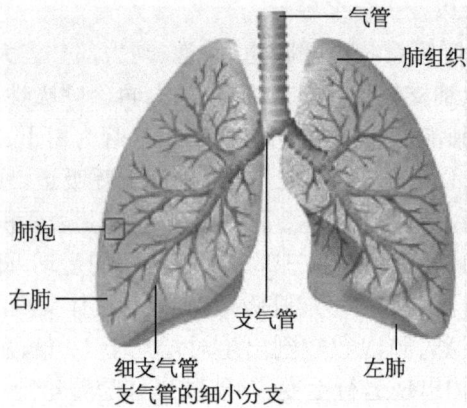

图 8-4 老年性肺气肿

c. 残气量(RV):是尽力呼气后肺内残留的气量。肺组织的弹性随着年龄增加而减少,RV 随着年龄增加而增大,从 30~90 岁几乎增加了 100%。

d. 其他:老年人肺动脉扩张能力减小,毛细血管数量减少,肺小血管内膜纤维化、玻璃样变化及胶原沉着等因素造成运动后肺动脉压力增高较中青年人明显。而生理无效腔的增大、中枢及外周感受器的反应性减弱、呼吸肌协调性减退,会引起运动时氧耗量增加,易疲劳。

2)肺换气功能改变:肺和胸壁的变化也可导致老年人肺换气功能发生改变。肺通气/血流比例失调、呼吸道阻力增加、肺泡壁胶原纤维成分增多、呼吸膜的有效面积减少(30 岁为 70 m^2,70 岁时减至 60 m^2)等多种因素引起肺泡气和动脉血氧分压差增大。另外由于肺泡面积减少以及老年性肺气肿使肺泡管到肺泡壁的距离增大,肺泡气均匀混合的时间延长等因素,即使是未吸烟的健康人,从中年开始每 10 年肺二氧化碳弥散量将下降 2.03 ml/(min·mmHg)[女性 1.47 ml/(min·mmHg)]。而 25~46 岁绝经前的妇女,每 10 年仅降低 0.54 ml/(min·mmHg),表明女性激素对这一过程有一定减缓作用。许多研究显示,老年人休息和运动时的 PaO_2 均有下降。PaO_2 与年龄相互关系为:$PaO_2 = 109 - (0.43 \times 年龄)$。然而,最近发现,65 岁以后 PaO_2 并不是呈直线下降,而是在 70~74 岁年龄段明显降低,75~90 岁年龄段下降速度减缓。虽然老年人 PaO_2 随年龄增高有所降低,但总体上还是维持在一个相对稳定的水平[80 mmHg(10.7 kPa)左右]。老年人 PaO_2 的改变也可以因心排血量减少而加重。而 CO_2 扩散速度很快,即使是老年人在运动时也不会引起 PaO_2 的变化。

3)老年人运动时肺功能的改变:随着年龄增加,呼吸储备功能下降,老年人从事体力活动的能力也随之降低。肺功能的减退在急性疾病、外科手术或者运动时更加容易显现出来。老年人由于胸廓顺应性降低,运动时的通气功能更多地由腹部肌肉完成,引起呼吸频率增快、吸入气体速度减慢、吸气期延长、潮气量减少。中青年人运动时产生的缺氧和高碳酸血症,可以通过增加肺通气量来代偿,而老年人由于外周化学感受器敏感性降低,导致代偿性通气量增加的能力减退。

总之,由于老年人呼吸系统解剖学上的退行性改变,特别是呼吸储备能力的下降以及对呼吸道分泌物清洁能力降低,使老年人对各种增加呼吸负荷的承受力降低,并且容易发生呼吸系统的感染。

5. **泌尿系统的变化** 老年人泌尿系统的改变最重要的是肾功能的变化。衰老可引起肾脏形态的变化(肾重量减少、肾小球数目减少、肾单位减少、肾间质增加且纤维化、肾动脉硬化),引起肾功能减退,以及机体对水分排泄、电解质平衡的维持反应缓慢。随着年龄的增长,肾小管功能减退,肾小球滤过率可下降31%,出现尿液浓缩和稀释功能减退。

(1)形态学改变:肾体积变小,重量减轻,80岁时重量减少20%~30%,肾小球数目减少1/2~1/3,且发生玻璃样变性,肾球囊基膜增厚。肾小管细胞随年龄增加而减少,且发生脂肪变性。膀胱壁萎缩,纤维组织增生,尿道纤维化变硬。60岁以上的老年男性前列腺有不同程度的增生,所以老年人易发生排尿困难。良性前列腺增生症(BPH)主要表现为组织学上的前列腺间质和腺体成分的增生、解剖学上的前列腺增大(图8-5)、下尿路症状(即排尿不尽、尿频、尿急、尿线变细、排尿时中断、排尿无力、夜尿增多等)为主的临床症状以及尿动力学上的膀胱出口梗阻。前列腺的组织学增生一般发生在40岁以后,60岁时的发生率高于50%,85岁后升至90%。西班牙的一项研究显示,70岁以上男性BPH患病率为30%。

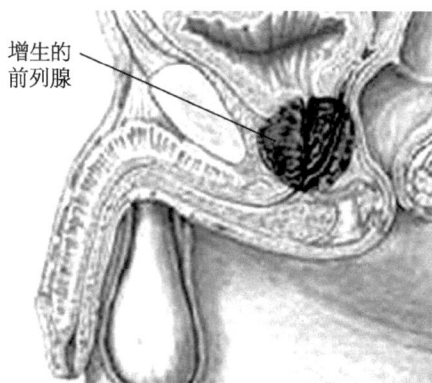

图8-5 前列腺增大

(2)病理生理改变:肾小球滤过率降低,60岁为90 ml/min,80岁为65.3 ml/min,90岁时为56.5 ml/min。血中尿素氮50岁时开始上升,80岁后明显上升达7.6 ml/L。肾血流量80岁老年人可减少47%~53%。肾小管功能与肾小球功能减退及肾血流量减少的程度一致,到60岁时,肾小管功能减退达50%。肾的尿浓缩功能降低,最高尿比重年轻人为1.032,而80岁老年人为1.024。所以在脱水、失血、低血压和缺氧的情况下,老年人易发生肾功能障碍和水、电解质失衡以及酸碱平衡失调,发生后不易及时诊断和纠正。尿浓缩功能减退意味着排泄同样量的溶质,老年人就需排泄更多的尿液或水分,容易出现失水状态。老年人常有一定程度的脱水,老年人不显性失水量相当于年轻人的2/3,大约600 ml/d。尿稀释功能减退又意味着对水负荷的调节作用减弱,容易导致水中毒。而且不论是呼吸性或代谢性原因,老年人常有潜在性酸中毒。

6. 内分泌系统的变化 内分泌系统由内分泌腺和分散在其他组织(胃肠道)中的分泌细胞组成。它们所分泌的生物活性物质叫激素,直接输送到血液中,不接触外界,因此称为内分泌。唾液腺所分泌的唾液排入与外界环境相通的口腔,称为外分泌腺。肾上腺、胰腺、甲状腺、甲状旁腺、性腺、松果体为人体主要内分泌腺,它们的总管是下丘脑和垂体。下丘脑分泌各种促激素释放因子,以促使垂体分泌相应的促激素,再作用于各自的内分泌腺。

老年人的内分泌功能低下,尤其是肾上腺皮质功能低下时,机体免疫和应激能力差,易出现低血压、心动过缓和心动无力等。糖耐量降低,易并发糖尿病。另外,基础代谢低,体温也容易降低。

（1）性腺功能改变：人体衰老时，即女性更年期卵巢萎缩，雌激素和孕激素减少，出现月经不调，最后绝经。这时可出现一系列病症，即绝经期综合征。男性也有更年期，主要表现为焦虑、倦怠、失眠、烦躁等，其次是血压不稳定、耳鸣、心悸以及性功能减退等。

（2）肾上腺功能改变：肾上腺位于两肾上端，分为髓质和皮质两部分。髓质分泌肾上腺素和去甲肾上腺素。前者能使心率加快、心跳增强、血管收缩、血压上升、肌肉收缩，促进新陈代谢；后者主要对升高血压作用强，对心脏影响较小。老年人肾上腺的主要变化，表现为肾上腺组织纤维化，腺体重量减轻，脂褐素等含量增加，调节蛋白质、脂肪和糖代谢的皮质醇、雄酮等激素分泌减少。

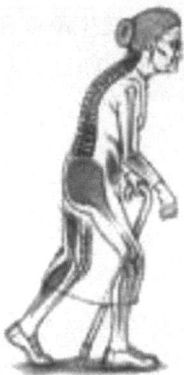

图8-6 老年人骨质疏松症

（3）骨骼和矿物质代谢改变：骨质疏松症是一种老年退行性疾病（图8-6），主要见于中老年，女性发病率高于男性。在全球常见病中居第六位。腰椎骨密度随年龄的增加而降低，骨质疏松患者比例随着年龄增加。近年来许多研究表明，雌激素、雄激素、降钙素、甲状旁腺激素、前列腺素、活性维生素D、生长激素等局部调节物质参与协调成骨细胞和破骨细胞之间的信息交换，影响骨骼代谢，在骨质疏松的发病过程中起着非常重要的作用。尤其是卵巢切除和绝经后妇女均表现为骨丢失加速，骨小梁丢失更为明显，提示体内雌激素的减少与绝经后骨质疏松有直接关系。另外，老年人的骨质疏松症是生物衰老的特殊表现，由于老年人的胃纳差，营养要素特别是钙摄入减少，使骨的构建缺乏原料，从而影响骨量。

（4）甲状腺功能改变：甲状腺位于颈前、喉和气管两侧，分为左右两叶。甲状腺吸收血液中的碘，合成甲状腺素。作用是促进机体的新陈代谢，维持正常的生长发育。老年人甲状腺腺体萎缩、重量减轻，并伴有结缔组织增加而导致机体基础代谢逐渐降低。有专家认为，甲状腺素有加速衰老的作用。

（5）生长激素：脑垂体位于头颅底部的垂体窝内，分为腺垂体和神经垂体两部分。腺垂体分泌的激素有：①生长激素：随着年龄的增长，分泌生长激素的细胞数逐渐减少，生长激素分泌量也随之减少；②促性腺激素：老年时减少；③促甲状腺素：分泌量随年龄增长而减少；④促肾上腺皮质激素：不随年龄变化。神经垂体主要分泌加压素和催产素。据报道，人体衰老后血液中的加压素含量高，对老年人高血压的发病有促进作用。

（6）2型糖尿病：人体衰老时，细胞数量减少，胰岛细胞也逐渐萎缩，胰岛素分泌随之减少；胰岛的功能减退，对葡萄糖刺激的应答能力减弱；加之肝细胞膜表面的胰岛素受体减少，对胰岛素的敏感性降低。所以老年人糖耐量降低，容易患糖尿病。

7. 血液系统的变化 由于个体差异，人类在衰老过程中血液系统的改变会因为个体的基本健康状况、生活条件、社会环境及所从事职业不同而不同。鉴于原因的多样性和复杂性，老年人血液系统的生理特点并未完全认识，但总的来说具有下列特点：①随着年龄的增加，骨髓中造血的红骨髓容量减少，造血功能的应激能力下降；②T细胞和B细胞发生功能变化，免疫功能减低，易发生各种感染和肿瘤；③血液循环中丙种球蛋白增加可使红细胞沉降率（血沉）加快；④血小板黏附性和聚集性增加。

8．免疫系统的变化　免疫系统的中枢器官是胸腺和骨髓。脾脏、淋巴结、扁桃体是淋巴细胞聚集的地方,它们属于免疫系统的周围器官。免疫细胞主要有 B 细胞、T 细胞等。免疫系统的主要功能有三点:①抗感染免疫:当细菌、病毒等病原微生物侵入机体时,机体就会动员免疫组织、细胞,杀灭这些病原微生物并中和其产生的毒素,以保证机体的正常生理活动,如果这种免疫功能低下,机体容易感染,过高则发生各类过敏反应而导致过敏性疾病;②自我稳定:人体每时每刻都有细胞衰老和死亡,这些细胞靠机体免疫的自我稳定功能来清除,如果机体的自我稳定能力障碍,就会发生自身免疫性疾病;③免疫监视:机体各系统、组织、细胞时刻都在代谢、分裂、增殖,个别的细胞发生突变,正常的免疫系统一旦识别了这种突变细胞,就会迅速把它消灭,防止发展成肿瘤。

机体的免疫系统和其他系统一样由成熟走向退化。人至青春期后胸腺就开始萎缩,青春期时胸腺重 40～50 g,到 60 岁仅 1 g 左右,血液中的胸腺素也随着年龄的增加而递减,60 岁后几乎测不出。老年人防御功能和自身免疫监视功能衰退,因此应注意预防感染性疾病。

随着年龄的增长,NK 细胞、巨噬细胞、中性粒细胞等天然免疫重要成分的功能明显下降,对细菌、病毒引发感染的易感性增加,自身免疫病的发生率和肿瘤的发生率增加。免疫可分为非特异性(自然)免疫和特异性(获得性)免疫。衰老主要影响获得性免疫,尤其是细胞免疫,而体液免疫的改变主要是由于细胞免疫改变的结果。

9．运动系统的变化　运动系统由骨、骨关节和骨骼肌三部分组成。它们构成整个人体,起着支撑、保护、运动等作用。人体共有 206 块骨头,每节椎骨的椎孔互相连接形成椎管,椎孔容纳着 31 对脊神经,起着支配肢体的作用。骨的结构从外向里依次是骨膜、骨质和骨髓。骨髓担负着造血任务,人体血液中的红细胞和白细胞都是骨髓中的造血干细胞分化、增殖而来的。

人体衰老时,骨细胞的新生能力下降,50 岁左右开始发生骨萎缩,逐渐发展为骨质疏松即单位容积的骨组织量减少,致使产生骨密度下降的一种骨代谢性障碍的疾病。另一方面发生骨质增生,形成骨刺(图 8-7),若压迫神经则引起疼痛、麻木,常见于颈椎、腰椎等处。中年以后骨骼肌的力量以每年 1%～2% 的速度递减,使老年人常感到疲劳。由于骨关节软骨的弹性降低、变脆,关节腔的滑液减少,老年人常发生骨关节炎。同时,因为关节周围韧带纤维化,以及骨关节囊僵硬,老年人的下肢难以支持全身的重量,常站立不稳,活动困难,容易跌倒。

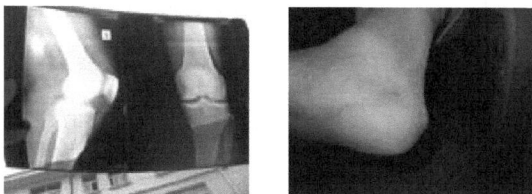

图 8-7　骨刺

二、心理特点

(一)老年期的生理、社会生活变化与心理变化

1．脑功能变化

(1)记忆力和计算能力的下降:记忆力减退主要表现为近事遗忘,可能造成心里不快。老年人计算能力也下降,对数字计算感到特别困难。

（2）性格改变：由于脑功能减退和长期的生活经历等因素的影响，性格有不同程度的改变，主要表现为固执、刻板，凭个人的老经验认识问题和处理问题，不易接受新生事物，常固守以往的生活习惯而不愿做细微的改变；气量狭小，容易计较琐碎小事，甚至天真幼稚，出现"返童"现象；说话啰嗦，好唠叨；兴趣日益减少。喜怀旧，好回忆往事，留恋故里。

（3）情感改变：由于脑的调节功能减退，因而自我控制情感的能力差，情感脆弱，情绪易波动，遇事易出现焦虑和抑郁，或易激动。

2. **器官功能衰退与心理变化**　随着年龄增高，器官结构老化，功能下降，新陈代谢减退，容易患各种慢性疾病，或某些器官的功能丧失，使老年人的生活和社会交往受到严重影响，从而继发一系列心理反应。如听力下降会出现误听，误解他人谈话的意思，易引起敏感、猜疑。视力下降使老年人的日常生活严重受限，易产生消极自卑等抑郁情绪。由于年老体衰，是许多难治或不治之症的好发年龄，老年人常对自身的健康表现出过度的关注，常因一些躯体上的不适感而焦虑不安，四处求医，出现疑病倾向。因性功能下降而怀疑配偶对自己不忠。据调查，65岁以上的老年人有25%患有多种慢性疾病，如高血压、冠心病、脑血管疾病、糖尿病、肿瘤等。由于疾病的折磨和死亡的威胁，加之久病后亲人的不耐烦、冷淡、医疗费用带来的经济负担等，老年人常易产生紧张不安、孤独寂寞、悲观失望，甚至消极厌世意念。

3. **社会生活改变与心理变化**

（1）离退休：老年人一下子离开了多年的工作岗位和同伴，社会角色和生活方式发生了重大改变，常易产生消极忧伤、孤独寂寞、空虚无聊、无助无望等感觉。有的老年人在离退休后，感到自己已走到了人生的终点，因而出现焦虑恐怖、消极悲观情绪。

（2）丧偶和再婚：老年人子女多不在身边，老夫老妻相依为命，一旦配偶去世，对老年人的心理打击很大，常出现持久的悲伤、焦虑、抑郁的情绪和孤独、寂寞感。有研究发现，老年人丧偶后在头1~2年内相继去世的概率是未丧偶者的7倍。老年人丧偶后再婚也常常遇到重重阻力，主要是社会舆论和子女反对，常使老年人苦不堪言。

（3）子女去世：晚年丧子是人生一大憾事，这不仅基于父母和子女之间的感情，还涉及老年人日后的赡养与善后问题。因此，老年丧子会对老年人造成极大的精神打击，产生严重的悲痛忧伤、焦虑抑郁、孤独、绝望，甚至轻生厌世感。

（4）经济困窘：老年人离退休后，经济收入明显减少，如退休金不够用时，老年人会产生生活无保障感和焦虑不安情绪。靠子女赡养的老年人，则有寄人篱下、看子女脸色的屈辱生活之感。

（5）家庭不和睦：老年人在离退休后，其人际关系的矛盾冲突已不再是主要来自社会外界，而是来自家庭内部。主要的矛盾冲突是代沟。由于家庭中两代或三代人对社会价值观念、伦理道德观念及生活方式等诸多方面都存在较大差异。如果彼此之间缺乏沟通和理解，常可导致抱怨、争吵、指责，甚至发展到歧视和虐待老年人。此外，下一代还常为老年人财产的分配问题，或对赡养老年人的经济分担问题而引起矛盾冲突，使家中成员不团结。所有这些因素，都严重影响老年人的身心健康。

传统心理学夸大年龄差异，得出许多消极结论，武断而悲观地认为衰老后就一定会体力、精力不足，记忆力差，智力减退，个性固执保守等。这种以生理功能变化为依据的传统心理学观点显然是不恰当的，而且也不完全符合实际。实际上，在衰老过程中，生理变化制约较大的低级心理活动，如感觉、运动等过程随年龄增高而减退，而与社会因素关系较大的高层心理活动,如个性特征、智力等,特别是与语言思维和抽象概况有关的高级智力,在一定的衰老过程中,不仅不下降,反而会增高。这决定于老年人是否善于用脑、勤于学习和思考等。虽然有些老年人变得保守、固执、狭隘、抑郁,但那些能用现代文明丰富头脑且易于接受新生事物的老年人,由于摆脱了青年期社会竞争的压力和中年期沉重的家庭和社会负担后,可能变得更为宽厚、豁达、开朗、热情。这既取决于社会的进步,又决定于每个老年人的文化素养和崇高的理想。

（二）老年人的心理特点

1. **孤独寂寞型**　老年人由于患有慢性疾病及退行性病变,生活常常不能完全自理,有的子女不在身边,有的丧偶独居,部分患者其子女虽然在身边,但由于工作繁忙繁而对老年人照顾不周等种种原因,使老年患者产生孤独、寂寞、悲观、失望等消极情绪,有的甚至有轻生的想法。

2. **忧虑恐惧型**　此类人常因社会角色、家庭角色的改变,以及经济收入的降低、慢性病痛的折磨等导致心理障碍。有的老年人预感来日不多,留恋当今儿孙满堂、吃穿不愁的幸福晚年,常常忧虑重重,导致恐死心理,表现为自怜、自弃、自咎、抑郁等。有的人可表现为性情怪僻、沉默寡言、忧愁焦虑或闷闷不乐,对周围事物反应迟钝,不易合作。

3. **悲观失望型**　老年人一旦身体不适或罹患疾病,就会惴惴不安,缺乏对健康的自信心,害怕疾病不能治好,产生濒死感觉。怕连累家庭,担心给家庭带来经济负担。多数慢性病患者因为反复住院,治疗效果欠佳,随着病期的延长,机体功能受损,自理能力下降而出现悲观失望心理。

4. **依赖型**　老年人生活不能自理或不能完全自理时,依赖家人和医护人员照顾,希望得到别人的重视与亲近、同情和关怀,希望能满足自己的心理需求。一些慢性病患者因习惯于患者角色,可形成对医护人员及家人的长期依赖心理。

5. **固执型**　老年人随着年龄的增长,脑细胞发生退行性变化,大脑功能衰退,容易坚持己见,思想固执。

（三）心理危机对老年人生理的影响和危害

美国加州大学心理学教授 Kanel 提出的概念比较全面而准确地概括了心理危机的过程与实质。他认为,心理危机实质上包括三个方面的内容:①危机事件的发生;②对危机事件的感知导致当事人的主观痛苦;③惯常的应付方式失败,导致当事人的心理、情感和行为等方面的功能水平较突发事件发生前降低。因此,心理危机不是个体经历的事件本身,而是个体对自己所经历的困难情境的一种心理反应状态。

类似地震、空难、海啸等各种大型自然灾害,不但造成严重的人员伤亡和财产损失,而且会对老年人的心理产生强烈的冲击,尤其对与灾难有牵连的老年人陷入心理危机的困扰中,产生一系列的心理生理的不良反应。面对出现心理危机的老年人,过去往往关注心理危机引发的心理反应,忽略了躯体状况面临潜在的危险甚或是生命危险。心理危机本质上是一种强烈的心理应激状态,会使个体出现心理应激表现,主要体现在情绪、认知、行为及生理四个方面。

1. **对老年人神经系统的影响和危害**　神经系统作为社会心理因素是影响生理功能的重要中介,在心理应激状态下,最容易受到影响。

(1) 造成自主神经功能紊乱:自主神经功能紊乱是一种内脏功能失调综合征,表现为人体部分生理功能暂时性失调,神经内分泌出现相关改变而组织结构上并无相应病理改变的综合征。研究表明,心理应激、精神太过紧张、压力过大可造成自主神经功能紊乱,可表现为以下几方面症状:①呼吸系统症状:出现呼吸深度和频率的变化;②心血管系统症状:出现阵发性高血压、周期性低血压、窦性心动过速或过缓,以及类似心肌梗死的表现;③消化系统症状:出现胃肠功能及消化液分泌障碍;④泌尿系统症状:出现尿频、尿急、排尿困难;⑤其他系统症状:导致性功能紊乱和睡眠障碍。

(2) 诱发紧张型头痛:当个体面临工作受到严重的挫折、经济上的失利、企业倒闭、人际关系紧张、失恋、夫妻关系不好或个人面临难以解脱的困境等心理危机时,容易造成心理过度紧张而使肌肉收缩不协调、头部肌肉持续收缩,从而导致紧张型头痛的急性发作。

2. 对老年人消化系统的影响和危害　不良社会心理因素的刺激,在某种个性特征(易感素质)的基础上以情绪反应为中介,就会成为消化系统重要的致病因素,轻则引起胃肠动力学和内外分泌功能的改变,如肠胃不适、食欲下降等,重则可能产生器质性病变,如消化性溃疡、功能性消化不良(FD)等消化系统心身疾病。

Talley 等对慢性消化不良患者的调查发现,消化不良患者较正常人更多具有焦虑、抑郁、疑病症和神经质特征。广州地区人群 FD 患病率为 23.5%,焦虑、抑郁患病率为 9.1%;FD 患者中焦虑、抑郁患病率为 15.5%,非 FD 患者为 7.1%,表明社会心理障碍是 FD 的危险因素。随着年龄的增长,社会心理因素如老年人生活环境的变迁、离退休的情感失落、丧偶及衰老本身所带来的生理失衡均会造成或加重功能性胃肠疾病,导致患者产生抑郁和焦虑等心理障碍,后者反过来又会加重患者的躯体症状。

消化性溃疡(包括胃和十二指肠溃疡)是严重危害人类健康的常见病及多发病。大量的研究资料表明:社会心理应激与消化性溃疡的密切联系,各种流行病学与临床资料也表明,社会心理应激可影响消化性溃疡的发生、转归、复发与治疗。冯建琴等的研究显示,消化性溃疡患者有着多方面的心身健康损害,包括躯体症状和情绪障碍等,如强迫、抑郁、焦虑等不良情绪。有学者认为,老年人的一些消极性格特征,如怀疑、固执己见、易激惹、悲观等和各种不良情绪体验,如无用感、危机感、孤独感以及对死亡的恐惧感等,都能造成神经内分泌功能紊乱,在某些个体中可出现皮质激素分泌异常,进而胃酸分泌异常增加,为消化性溃疡的产生创造了条件;或使乙酰胆碱增高,胃十二指肠平滑肌痉挛,导致局部组织易于缺血坏死、溃疡形成。

3. 对心血管系统的影响和危害　心血管系统也易受心理和社会因素,特别是心理应激事件的影响。据流行病学的调查发现,高血压、冠心病等心血管疾病的发病率在西方国家高于东方国家、发达国家高于发展中国家、城市高于农村、脑力劳动者高于体力劳动者。造成这种现象的原因之一是因为经济发展越快的地方,竞争就越激烈,面对的心理应激事件和心理危机就越多,从而心理压力也就越大。

抑郁和焦虑等负性情结与心血管疾病也有着密切的关系。其发生机制是:焦虑、抑郁等负性情绪可导致体内交感神经张力增高,引发一系列生理病理改变,如儿茶酚胺过量分泌、脂类代谢紊乱、血管活性物质释放、心率加快、血压上升,导致心肌缺血、心律失常。一项对 4 493 名老年人 6 年的追踪调查研究显示,与对照组相比,抑郁患者发生冠心病的危险增加 40%,死亡的危险增加 60%。患有重度抑郁的人群死于心脏病的危险是无抑郁人群的

3.9倍。

4.引发躯体疼痛　疼痛是一种极其普遍又非常复杂的主观体验,是任何组织因伤害而引发的一种不舒适的感觉或情绪的反应。引起疼痛的原因极为复杂,应该说绝大多数疼痛都与组织损伤有关,但是,单纯的心理、社会应激因素也能导致躯体疼痛,如心因性疼痛。这类疼痛可见于躯体任一部分,但以头、颈、心前区和下背部为多,性质可从钝痛至锐痛,含糊而多变化,但通过各种生物检测手段却不能发现躯体的器质性损害。

由心理危机所致的焦虑、抑郁情绪可导致躯体疼痛。焦虑能引起肌肉紧张收缩,特别是引起头颈部的肌肉收缩,因此焦虑是肌紧张性头痛的常见原因。Robinson 认为,抑郁心理常常引起慢性疼痛和持续性疼痛。临床实践及研究发现,抑郁与疼痛存在很高的相关性,两者常相伴出现。

5.对老年人睡眠的影响　睡眠是人类生存所必需的行为活动之一,睡眠质量的好坏对人们的身心健康极为重要。老年人由于生理功能的逐渐减退,睡眠质量问题尤为突出。随着社会的发展,会引起许多的传统和家庭结构的改变,子女的外出或工作等其他原因,不能和老年人共同生活,使老年人产生孤独感、地位的丧失感等。受到心理危机的冲击,会引起情绪障碍,从而导致睡眠障碍。国外研究发现,60岁以上老年人中睡眠障碍的现患率为39%~40%,有的甚至高达90%以上。老年人的睡眠质量受到多种因素的影响,包括性别、年龄、精神状态、日常锻炼、身体情况等。在精神状态方面,老年人的抑郁和焦虑状态与老年人睡眠有很显著的关系,抑郁和焦虑的状态越严重,睡眠质量就越差。

心理危机并不是单个地影响机体某方面的生理功能,而是对老年人生理功能的整体性影响。如果只关注心理危机对老年人的心理影响而忽视对其生理的影响,那就极可能使躯体暗藏潜在的危险,将难以避免地引发心身疾病,甚至危及生命,需要引起我们的高度重视。及时了解突发事件和重大事件对老年人的心理打击和情绪影响,化解其心理危机,是维护老年人心身健康的重要环节。

三、患病特点

(一)老年常见病及其特征

老年常见病是指老年期常患的疾病。老年常见病包括三大类:一类是仅发生在老年人中的疾病,如前列腺肥大、绝经期综合征、老年性白内障、老年性痴呆等;第二类是老年期间发病较多,但中年也患的疾病,如高血压病、糖尿病、冠心病等;第三类是老年人与青年人同样容易发生的疾病,如感冒、外伤等。据调查,80岁以上住院老年人的病因依次为心血管疾病如冠心病、陈旧性心肌梗死、心律失常、高血压,脑血管疾病如脑血栓形成,呼吸系统疾病如肺部感染,以及内分泌系统疾病如糖尿病等。

在老年人中发生的疾病,是由于人在长期生活中受到各种不良因素的影响和机体自行衰老而发生的一些慢性退行性疾病,在临床表现、病程和防治上,都与年轻人所患疾病不同,它构成了老年病固有的特点,其一般特征有:表里不一、隐性疾病多、不易说清病史、多病性(一是同一位患者患有两种或两种以上的疾病,二是同一脏器同时有多种病变)、容易出现意识障碍、易与衰老相混淆、容易发生全身衰竭、容易发生后遗症和并发症、容易引起水和电解质紊乱、病程长且易转为慢性、药物疗效差且易产生不良反应。

老年人患病后常伴有心理情绪改变,诸如孤独无助、焦虑紧张、康复求生欲强、希望得到及时诊断与良好的治疗和护理等。老年患者有择优心理,希望选择医德高尚、医术高明的医生和护士,用好的药物为他治疗,担心误诊和误治。

（二）老年疾病的特点分析

1. 发病方式独特　75岁以上老年人最脆弱的部位是脑、下尿路、心血管及运动系统,常以跌倒、不想活动、精神症状、大小便失禁及生活能力丧失等老年病五联征之一或几项为主要表现。临床诊断时应首先考虑感染性疾病,其次考虑非感染性疾病、药物不良反应、出血、缺血及缺氧等,勿将其误为年老所致而延误诊断和治疗。

2. 临床表现不典型　由于老年人反应性减低、自觉症状轻微,因此老年病的起病大多隐匿,其临床表现常不典型,容易造成漏诊、误诊。如老年人严重感染时只有低热,甚至不发热,出现高热者很少见。老年人对寒冷刺激的反应也差,因此容易发生低温损伤且不能自知。老年人感受性差尤其是对痛觉的敏感性减退,所以心肌梗死时可以无痛,胆石症和阑尾炎的疼痛可以很轻。老年人发生严重肺炎时可以很隐袭,常无肺部症状或仅表现为食欲减退、全身无力、脱水或突然出现休克、意识障碍,往往造成误诊。此外,无症状菌尿、无腹肌紧张的内脏穿孔等也多见于老年人。老年甲状腺功能亢进患者中,仅有少数人出现激动、烦躁不安、食欲亢进等兴奋性、代谢性增高的表现,有眼部症状、体征征象者还不到一半。老年甲状腺功能减退患者中,有许多人以心包积液为首发表现。老年人肿瘤性疾病的发病率随年龄增多而逐渐增加,但其肿瘤性疾病的症状却极不典型或毫无症状,常延误诊断,直至晚期才确诊。

3. 病程进展快　老年人由于各种脏器功能和内环境稳定性减退,所以一旦发生疾病,其病情迅速进展、恶化,往往使临床医生措手不及。因此,对老年病必须给予及时而准确的诊断和及时而有效的治疗,以阻止病情的进展和恶化。由于老年人抵抗力减弱,所以老年病有时容易反复发作,对于同一部位反复发作的肺部感染,应考虑肺部肿瘤所致阻塞性病变的可能。

4. 多种疾病同时并存　同一老年人同时患有多种疾病极为常见。经调查发现,我国每位老年人平均患有6种疾病。北京医院统计60～69岁组人均患9.17种疾病,90岁以上人均患11.1种,提示老年人患多种病的数目随增龄而增加,可以是多系统疾病同时存在,也可以是一个器官的多种病变。如既有冠心病又有原发性高血压,同时还有慢性支气管炎、胆石症、糖尿病、良性前列腺增生等。此外,同一脏器易发生多种病变,如冠心病、高心病、肺心病、老年传导系统或瓣膜的退行性病变可以同时存在。由于同一老年人患有多种疾病,累及多个脏器,使临床表现变得更为复杂而不典型,其主要原因为:①各个系统的生理功能相互联系较密切,一个系统发生异常,可导致另一系统异常。②老年人很多疾病都为慢性过程,当某一器官发生急性改变时,其他器官也随之发生改变。③各种症状的出现率及损伤的累计效应随年龄增加而增加,造成多种疾病集于一身;老年人免疫功能障碍,造成免疫障碍性疾病,并同时或相继发生于同一个体。④老年人患病时,由于同时使用多种药物以及老年人特殊的药物动力学原因,可导致医源性疾病,造成多种疾病共存。

5. 容易发生并发症　老年人患病时,极易发生各种并发症,其中最容易发生神经、精神系统的并发症,如各种程度的意识障碍(淡漠、抑郁、痴呆、昏迷或精神错乱、烦躁不安、谵妄、狂躁等)。老年人口渴中枢敏感性降低,常处于潜在性脱水状态,患病时常常容易并发水和电解质平衡失调。老年人活动能力减低,患病时常因卧床时间过长而并发坠积性肺部感染、血栓形成、栓塞、关节挛缩与运动障碍、肌肉废用性萎缩、体位性低血压、尿潴留或大小便失禁、压疮、出血倾向等。严重时常并发多脏器功能衰竭而导致死亡。

6. **药物不良反应及不良生活习惯影响病情** 随着老年人药物应用的日益增多,不仅使药物不良反应增多造成药源性疾病增加,而且还影响原发病病情,造成诊治上的困难。老年患者的药物不良反应率比成年人高 3 倍,其原因为肝肾功能减退导致药物代谢和排泄降低,药物的敏感性改变以及多药合用等。药物不良反应常发生于体形瘦小、心力衰竭、肝肾损害、糖尿病、关节炎及有脑功能损害的老年患者,多见于中枢神经系统药物、心血管药物、降糖药、非甾体抗炎药、糖皮质激素及抗生素等药物。临床上以神经精神症状、消化道症状、低血压等最常见。

老年人不良的生活习惯,不仅影响疾病病情,而且造成疾病治疗上的困难,如老年人味觉减退而喜食咸、甜,常常会加重高血压、糖尿病的病情,使血压、血糖难以控制;老年人久坐习惯常引起踝部及胫前水肿;老年人好静少动常致运动耐力降低,可掩盖心脏疾病所致的气短、胸闷。

7. **病史采集困难且参考价值较小** 老年人由于听力减退、近记忆力降低、语言困难,所以常造成医生采集病史困难。老年人由于对疾病表现的敏感性差且家庭成员及邻居提供的情况又不够全面和确切,所以采集的病史参考价值较小。因此,对老年病病史的采集必须耐心、细致。老年疾病多属于慢性病,其起病隐匿、发展缓慢,在相当长时间内无症状表现,无法确定发病时间。

(三)介绍几种老年病的特点

1. **老年感染性疾病的特点**

(1)感染机会增多:老年人组织器官呈退行性变,导致免疫防御功能下降,从而导致感染机会增加。如老年人菌尿症发生率很高,女性更为明显,男性 >70 岁,女性 >60 岁,菌尿症可达 20%,因此,尿路感染发生率增高。又如老年人胃酸减少,胃液 pH 值降低,胃液和胃黏膜中细菌生长容易,导致胃肠道感染增加。

(2)感染的临床症状复杂和不典型:同一老年人常有两种以上疾病同时存在,或同一脏器易发生多种病变。老年人的多病性使症状、体征相互影响,临床表现变得更为复杂和不典型。老年人敏感性降低,自觉症状轻;体温调节能力低,发热不明显;对冷对疼痛反应较差;病初不易察觉,症状出现后又呈多样化。部分老年人原发感染的症状往往不典型。虽然有严重的感染,但仅表现为软弱与疲乏,体温不高或仅有低热。

(3)易出现意识障碍:老年人原先有不同程度的脑血管硬化,发生感染后,在致病菌、毒血症和电解质失衡等综合作用下,易出现嗜睡、烦躁、昏迷等中枢神经形态的症状。

(4)易发生多脏器功能衰竭:老年人原先大多数伴有慢性心、肺、肾功能不全或糖尿病等疾病,一旦发生较为严重的感染,容易发生感染性休克、心律失常、消化道出血、DIC 及多脏器功能衰竭。抗感染药物的使用,也可加重肝、肾功能的损坏。

(5)易引起水、电解质失常:老年人口渴中枢的敏感性降低,肾脏处理钾的能力减弱,对水、电解质的调节功能差,且老年患者进食少,因此,发生感染时特别容易引起水、电解质的失衡,以低钾、低钠、低氯常见。

(6)病情易恶化:老年人器官储备功能下降,机体免疫力较低,一旦应激,病情易较快恶化,易发生并发症和后遗症。

（7）对治疗的反应不同：无论对药物治疗反应还是毒副反应，个体间均存在较大差异。

（8）老年人常见感染及病原菌：常见感染有呼吸道感染、尿路感染、胃肠道感染、胆道感染、术后感染等。常见病原菌为 G-杆菌（大肠埃希菌、肺炎克雷白菌、铜绿假单胞菌、变形杆菌）、球菌（金黄色葡萄球菌、肺炎链球菌、肠球菌）等。

2. 老年高血压的特点

（1）老年高血压以收缩压增高、脉压增大为特点。

（2）并发症发生率高：收缩压增高加重了左心室做功及阻力负荷，容易导致左心室肥厚、心脏舒缩功能受损，进而诱发心力衰竭。老年人肾脏功能减退，由于高血压、动脉硬化易引起肾实质缺血、肾小球纤维化、肾小管萎缩，进而引起蛋白尿，加速肾功能减退。

（3）合并症多：有研究表明，约 50% 高血压病患者存在胰岛素抵抗，后者是 2 型糖尿病发病不可或缺的因素之一。当高血压合并糖尿病时，心脑血管病变及肾脏病变的发生率明显增加。

（4）需要联合应用降压药：老年高血压患者多有靶器官损害，同时对药物的不良反应耐受性差。联合用药使单一药物剂量减小，不良反应减少。

（许方蕾）

第二节　老年人的日常保健

随着人类平均寿命的延长，人口老龄化已成为当今全世界关注的热门话题。如何延缓衰老，延长老年人生活自理的年限，提高生命质量，使老年人老有所养、晚年生活幸福安定，只有进行科学合理的自我保健，对身体进行日常的保养与维护，才能获得理想的健康。因此，提倡和加强自我保健，的确是一件造福全人类的事情。

一、老年人的保健护理原则

（一）全面性原则

全面性原则包含 3 层含义：一是指老年保健护理的对象应该是全体老年人；二是指老年保健护理是多层次的，不仅要关注身体疾病，而且也要重视其心理卫生以及社会适应方面的问题；三是指老年保健是多阶段的，不仅包含疾病或障碍的治疗，而且更重要的是包含预防与康复，以及健康促进。

（二）区域化原则

区域化原则是指以社区为基础来提供老年保健。老年人其实更愿意留在家庭而不是住进各种各样的老年保健机构。老年人的居家保健护理将是今后一段时期老年护理的主要形态。因此，建立老年人社区保健制度是相当必要的。一方面，通过在家庭、邻居、社区一级提供保健和社会服务，帮助老年人及其照顾者；另一方面，已建立的长期护理机构通过专业或辅助性服务，并日益深入社区为老年人服务。

（三）费用分担原则

随着社会老龄化及老年保健需求的日益提高，老年保健费用的筹集是一个越来越严峻的问题。英国、法国、瑞典等国家,先后实行了医疗保险。英国 1946 年制定的《国民健康服务法案》规定,在英国居住满 3 个月以上,不论男女老幼均可享受国民健康服务,无需交纳保险费;法国 1967 年修改的全民医疗保险,对老年人采取免交或少交保险费等优待办法;瑞典政府 1983 年制定的《卫生与医疗服务法案》规定,老年人在公立医院或牙科医院治疗时享受免费待遇,慢性病需要长期护理的老年人,由本地区医疗机构负责家庭护理,由国家发给护理补助。所谓"风险共担"的原则,即政府、保险金与个人分别承担,已被大多数人所接受。我国正在探索国家、企业、个人三方负责的多层次老年人医疗保障体系。

(四)功能分化原则

功能分化原则是指在对老年健康的多层次性有充分认识的基础上,对老年保健的各个层面都有足够的重视,提供多种功能的保健服务。具体体现在老年保健的计划、组织、实施和评价方面。

(五)个体化原则

个体化原则是指采用多科学的不同方法,对老年人的健康进行多方面、个体化的综合评估,并在此基础上提出适合个体的治疗和长期的监护计划。

(六)防止过分依赖原则

防止过分依赖原则就是要充分调动老年人自身的主观能动性,依靠其自身力量,维护健康,促进康复。改变过去一切生活由家人周到、细致的照顾,影响了老年人机体正常功能和能力的开发,最终导致功能废用。

(七)联合国老年政策原则

包括老年人的独立性原则、参与性原则、保健与照顾原则、自我实现原则、自我成就原则、尊严性原则等。

二、饮食与营养保健

(一)老年人的营养评估

1. 老年人的标准体重　粗略的标准体重估算公式为:男(kg) = 身高(cm) - 105;女(kg) = [身高(cm) - 105] - 2.5。体重在标准体重的 ± 10% 以内为正常,当超过标准体重的 20% 以上时为肥胖(图 8-8),当低于标准体重的 10% 时称为消瘦(图 8-9)。

2. 老年人的体重质量指数　体重质量指数(BMI) = 体重/身高的平方(kg/m²)。

BMI 正常范围为 18.5 ～ 22.9;< 18.5 为体重过低;23 ～ 24.9 为肥胖前期;25 ～ 29.9 为 Ⅰ 度肥胖;≥30 为 Ⅱ 度肥胖。2003 年我国卫生部疾病控制司公布的指南中,≥24 为超重,≥28 为肥胖。

3. 营养状态分级

(1)良好:黏膜红润、皮肤光泽且弹性良好、皮下脂肪丰满、肌肉结实、指甲和毛发润泽、肋间隙及锁骨上窝深浅适中、肩胛部和股部肌肉丰满。

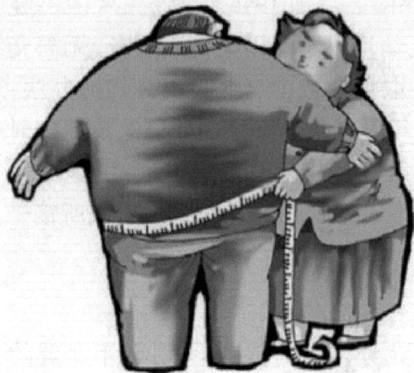

图 8-8　老年人肥胖

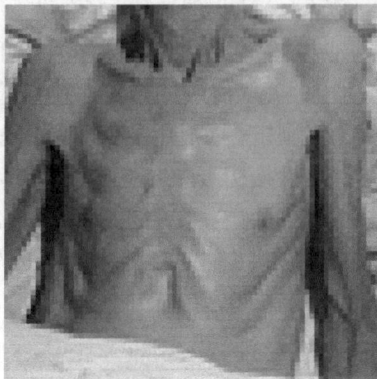

图 8-9　老年人消瘦

（2）不良：皮肤黏膜干燥且弹性降低、皮下脂肪菲薄无弹性、肌肉松弛无力、指甲粗糙无光泽、毛发稀疏、肋间隙及锁骨上窝凹陷、肩胛骨和髂骨嶙峋突出。

（3）中等：介于两者之间。

4. 日常饮食状况　①每天的食欲量及液体的摄入量；②老人的食物由谁提供及其提供的能力；③饮食习惯；④进食环境；⑤烹调方法；⑥身体问题；⑦精神状况；⑧经济条件；⑨个人卫生；⑩老人对膳食结构的了解程度。

（二）老年人的膳食原则

1. 遵循十项饮食的基本原则　一是饮食要多样化；二是减少总的热量摄入；三是食用易消化的食物；四是饮食要有规律，少量多餐；五是饭菜要清淡、软烂；六是少吃甜食；七是多吃新鲜蔬菜和水果；八是细嚼慢咽；九是养成良好的饮水习惯；十是高高兴兴地进餐。

2. 做到科学安排饮食　老年人的饮食安排须做到三定、三高、三低和二戒。三定，即定时、定量和定质；三高，即高生物效价蛋白、高维生素和高膳食纤维；三低，即低热量、低脂肪和低盐；二戒，即戒烟和戒酒。

3. 合理膳食的具体要求

（1）全面：在日常饮食中，老年人应摄入合理搭配好的不同营养成分的食品，防止偏食。

（2）合理：科学合理的膳食是指老年人每天应摄入：一袋牛奶、250～350 g 的糖类（碳水化合物），以及一定的高蛋白，做到有粗有细、不甜不咸、少量多餐、七八分饱；500 g 蔬菜和水果、5～10 g 黑木耳、一小袋燕麦片、300～500 ml 绿茶（图 8-10）。

（3）适量：由于老年人基础代谢率逐渐降低，活动量比年轻人少，易引起肥胖、血脂升高、动脉粥样硬化、骨质疏松等表现。因此每天摄入的食物量要适度、均衡，绝不能因喜爱吃的就无限量，以免加重脏器的负担，不利于消化，从而损害健康。

（三）老年人的营养需求

营养是维持生命的基本保障，也是预防疾病、恢复健康的基本手段。老年人必须针对其生理和特殊需求，全面、合理、适量、均衡地摄入营养，以延缓衰老、抵抗疾病，从而维护健康。

1. 热能　老年人由于基础代谢率要比青壮年低 10%～15%，加上体力活动减少，其热量的消耗也相应减少，故每天的总热量必须适当控制，以免过多的脂肪储存于体内。老年人应根据自身特点，65 岁以上者总热量摄入控制在 6.72～8.4 MJ（1 900～2 400 kcal），其中

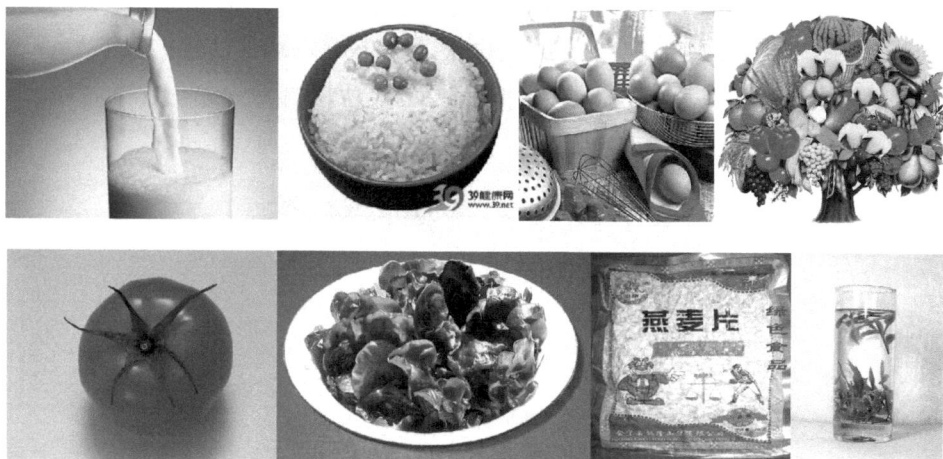

图8-10 老年人科学合理的膳食

55%～65%由膳食中的碳水化合物提供,20%～30%由膳食中的脂肪提供,15%由膳食中的蛋白质提供。

2. **蛋白质** 是构成生命物质基础的化合物,且有更新和修补组织的功能。由于老年人的体内代谢过程以分解代谢为主,需要较为丰富的蛋白质来补充组织蛋白的消耗,但老年人体内的胃胰蛋白酶分泌减少,过多的蛋白质可加重消化系统和肾脏的负担。所以,原则上应给予老年人优质蛋白,量不要过多。每天蛋白质供给量应占总热量的15%,即每天的摄入量为1.2 g/kg,并要求老年人每天喝一杯牛奶、吃鸡蛋一个,再补充适量的瘦肉(牛、羊、鸡肉)、鱼类、豆类等。

3. **碳水化合物** 随着年龄增加,对糖类代谢功能下降,一般来说,60岁以后热能的提供应较年轻时减少20%,70岁以后减少30%,以免摄入过多容易导致心血管疾病、糖尿病、高脂血症、肥胖症等,但摄入过少又会增加蛋白质的分解。因此,老年人碳水化合物供给能量应占总热能的55%～65%。摄入的糖类以多糖为好,如谷类、薯类含较丰富的淀粉,在摄入多糖的同时,还可提供维生素、膳食纤维等其他营养素。

4. **脂肪** 老年人由于体内脂肪组织随年龄增加而逐渐增加;胆汁酸的分泌减少,脂酶活性降低,对脂肪的消化功能下降。故脂肪的摄入量不宜过多,由脂肪供给能量应占总热能的20%～30%,并应尽量选用含不饱和脂肪酸较多的植物油,如多吃一些花生油、豆油、菜油、玉米油等。减少膳食中饱和脂肪酸与胆固醇的摄入,如尽量避免猪油、肥肉、酥油等动物性脂肪。

5. **无机盐和微量元素** 老年人由于内分泌功能的衰减,容易发生骨质疏松;老年人由于合成维生素 D_3 的能力减退,特别是绝经后的女性,容易发生钙代谢的负平衡;老年人由于体内胃酸较少,消化功能减退,加上老年人往往喜欢偏咸的食物,容易引起失铁、失钾、钠摄入过多。因此,老年人应选择容易吸收的钙质,如奶类及奶制品、豆类及豆制品,以及坚果如核桃、花生等。应注意选择含铁丰富的食物,如瘦肉、动物肝脏、黑木耳、紫菜、菠菜、豆类等,并增加户外活动,以帮助钙的吸收。

6. **维生素** 在维持身体健康、调节生理功能、延缓衰老过程中起着极其重要的作用。老年人由于消化、吸收功能的减退,容易引起维生素缺乏,故应摄入富含维生素 A、维生素 B_1、维生素 B$_2$、维生素 C 的食物(图 8-11),可增强机体的抵抗力,特别是 B 族维生素能增加老年人的食欲。蔬菜、水果、薯类可增加维生素的摄入,且有较好的通便功能。老年人每天食用 5 种蔬菜,以及薯类 500 g、水果 100 g,即能满足多种维生素的需要。

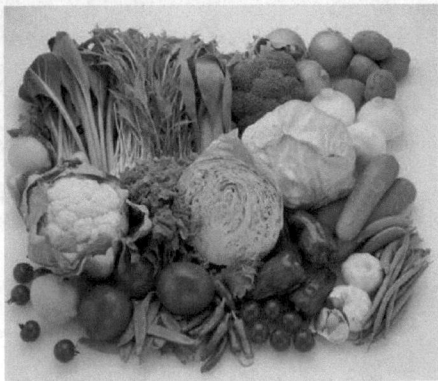

图 8-11　富含维生素 A、维生素 B$_1$、维生素 B$_2$、维生素 C 的食物

7. 膳食纤维　食物纤维属于多糖类,存在于谷类、薯类、豆类、蔬菜、果类等食物中。这些虽然不被人体所吸收,但有通便、减少胆固醇吸收、降低血清低密度脂蛋白、降低餐后血糖、吸附由细菌分解胆酸等而生成的致癌物质,对肥胖症、糖尿病、胆结石、动脉粥样硬化、防治心血管疾病等有良好的作用。老年人的摄入量以每天 30 g 为宜。

8. 水分　水是构成人体组织细胞的必要成分,水能促进体内营养素的消化、吸收和代谢,并能调节体温和维持人体正常的排泄功能。水约占老年人体中的 45%,失水 10% 就会影响机体功能,失水 20% 即可威胁人的生命。如果水分不足,再加上老年人结肠、直肠的肌肉萎缩,肠道中黏液分泌减少,很容易发生便秘,严重时还可发生电解质失衡、脱水等。但过多饮水也会增加心、肾功能的负担,因此老年人每天饮水量一般以 1 500 ml 左右为宜,并提倡多饮绿茶,因绿茶中有一种抗氧自由基,能延缓衰老。

(四) 老年人饮食照料的护理方法

1. 老年人进餐的环境和体位　室内的空气要新鲜,不要单独进餐,尽量和家人或其他老人共同进餐,以促进食欲。对于不能步行者,可推轮椅到桌边。对于卧床的老年人可在床上放一小桌进餐,目前多使用固定在床尾的小桌,待进餐时移到最佳进餐的位置。昏迷的老年人可用鼻饲管喂入。尽量让老年人自行喝水,或用吸管吸入。

2. 老年人进餐、进水的护理要求

(1) 进餐前的护理:要了解老年人的饮食习惯和喜好,准备好老人爱吃的、易于消化吸收、富有营养的食品,帮助老年人洗手,冷热要适宜。

(2) 进餐时的护理:按配好的饭菜及时无误地交给老年人,鼓励并协助老年人进食。对不能自行进食的老年人,应耐心喂食,喂食时速度要慢,一次量要少,温度要适宜,固态和液态食物应交替喂入,对于用鼻饲进食者,每隔 2~3 小时喂一次,每次量 200~300 ml,喂前先用注射器抽取胃液,再缓慢地注入少量温水,然后灌入流质(人工合成奶),灌完后用少量温水冲净鼻饲管内壁。

(3) 进餐后的护理:进餐后协助老年人洗手,擦净口唇,并漱口。及时取走餐具,清理洗净,整理周围环境。必要时记录每餐进食量,以便掌握每天的进食情况。

3. 喂食、喂水的操作方法和技巧 对于上肢运动功能受限的老年人、不能自己动手取食进口的老年人、吞咽困难的老年人、患危重病的老年人和昏迷的老年人,可采用下列喂食、喂水的方法。

（1）用勺喂食、喂水法

1）用勺喂食法:根据老年人的实际情况选择勺的大小;喂食时一次不宜过满,约 1/2 的固态食物,要用 1/2 的汤交替喂入;速度不宜太快,应待老年人将食物咽下后再喂。食后必须清洁口腔。

2）用勺喂水法:喂水或喂汤时,须在老年人的下颌处垫上一块小毛巾,以免弄湿衣服,并将老年人头侧向一侧,以防水吸入呼吸道。汤水不宜过热或过冷,其温度宜控制在 40 ~ 50℃。喂食一次量要少,速度要慢,以免引起老年人的呛咳。

（2）吸管吸入法:将预先温好的达 40 ~ 50℃ 的流质或水,放于盛器内,然后选用弯头的塑料吸管、硅胶吸管,嘱老年人慢慢地吸入,不要用力大口地吸,以免引起呛咳。在吸入的流质中不能掺入纤维素和固态食物,吸后需注意口腔卫生,并保持盛器清洁卫生。

（3）导管喂食法:将导管(图 8-12)经鼻腔插入胃内,从管内灌入流质食物、营养液和水分等的一种操作方法。其操作方法和注意事项如下:

1）备好鼻饲液,温度应保持在 38 ~ 40℃。

2）将老年人头侧向一侧,铺毛巾于颌下。

3）从胃管口开口端接好注射器,先回抽胃液,再缓慢地注入少量温开水,然后灌入鼻饲流质或碾碎的药液。注入完毕后,再注入少量的温开水冲净鼻饲管内壁,以免鼻饲液存积于管腔中变质,造成胃肠炎或堵塞。

4）灌注量由少量开始,逐步递增至每次 200 ~ 300 ml。每隔 2 ~ 3 小时喂食一次,每天 6 ~ 7 次(图 8-13)。

5）鼻饲过程中,老年人若出现异常反应(呛咳、恶心、心悸等)时应立即停止灌注。

6）将鼻饲管开口端反折,用纱布包好后夹子夹紧,再用别针固定于大床单或枕旁。

7）协助老年人取舒适卧位,整理床单位,清理用物。

8）记录鼻饲量。

9）每天进行口腔和鼻腔的清洁护理。

目前,新型鼻饲管已在国内外推广使用(图 8-14)。

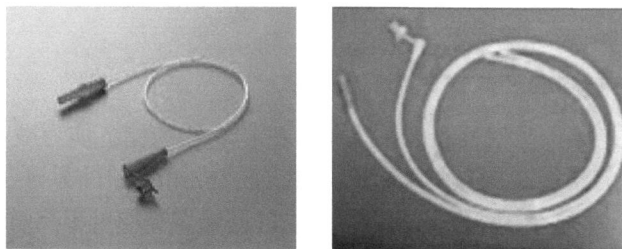

图 8-12 鼻饲管

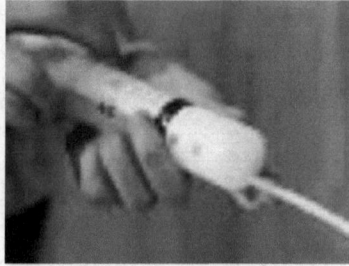

图 8-13　鼻饲灌注

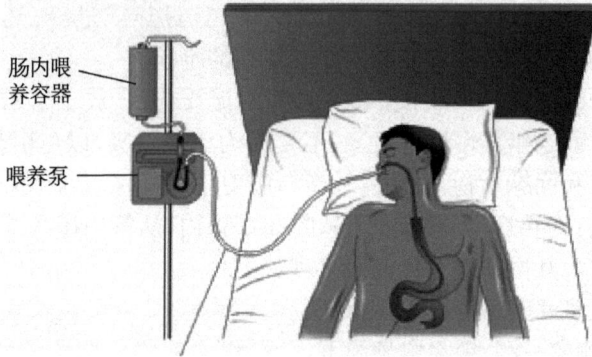

肠内喂
养容器

喂养泵

图 8-14　新型鼻饲管的临床使用

三、睡眠与休息保健

（一）老年人睡眠的特点

1. 老年人的睡眠节律　主要是关于睡眠的量、入睡和醒来时间及次数等。老年人入睡迟、醒得早,中断睡眠的次数急剧上升,但白天打盹增加,故老年人睡眠总量只有增加。

2. 老年人的睡眠状态　老年人醒得早、睡得浅,晚间醒的次数急剧上升,与青年人相比老年人在夜间的觉醒次数和极限增加,并且出现容易改变的睡眠状态。同时性别差异较大。老年男子的觉醒次数明显增高,发作时限缩短以及睡眠期的改变更加频繁。

3. 老年人的睡眠时间　美国斯坦福大学佛里德曼教授认为一般人每天 6～8 小时即可满足要求,而老年人所需要的时间就更少,夜间睡 5 小时就足够了,中午再睡 1 小时左右,睡眠少而浅是老年人的一种生理现象。

（二）老年人睡眠障碍的原因

1. 环境因素　老年人生理性衰老使人体各脏器功能的储备能力减小,调节内环境稳定的因素发生障碍,适应功能减弱,对生活环境要求高,极易受到外界环境影响,如噪声或光照、高温或严寒、卧具不适、睡眠环境改变、鼾声大的同睡者等均可影响睡眠。

2. 疾病因素　老年人的生理性老化和生物性老化,易产生某些疾病,如老年性精神疾病、老年痴呆、特发性失眠、睡眠时相延迟或提前综合征、睡眠呼吸暂停综合征、人格障碍、梦魇、夜惊症、帕金森病等常伴有失眠症状。

3. 药物因素　易引起失眠的药物有咖啡因、茶碱、各种兴奋剂、乙醇、三环类抑制剂、抗震颤麻痹药、β受体阻滞剂,以及与奎尼丁相关的抗心律失常的药物等。

4. 心理因素　老年人神经系统衰老,以及家庭社会地位改变,加速了精神活动功能老化,促进了心理不良。老年人离退休后的人格特征变化,使他们感到不安、孤独、抑郁、自卑、猜疑、妒忌、顽固、保守、不爱清洁等,都可造成老年人睡眠障碍。

（三）老年人睡眠障碍的表现

1. 老年人容易疲劳　表现为全身懒散、精神疲劳、头昏眼花、头痛耳鸣,以及心悸气短、肌肉酸痛、动作不协调等。

2. 老年人工作效率下降　表现为注意力不集中、记忆力减退、困倦、健忘、神经衰弱等。

3. 老年人失眠　长期失眠使老人白天精神不振、紧张易怒、与周围人群相处不融洽,严重的抑郁、烦闷还会导致悲观厌世。长期失眠还可使老人身体免疫力下降,对各种疾病的抵抗力减弱,容易引发高血压、高血脂及其他心脑血管疾病、老年性痴呆、神经官能症等。

（四）老年人睡眠与休息保健

1. 养成良好的生活规律　保持生活规律是维持心身健康的重要因素。老年人退休前长期工作,始终有规律地生活,退休后如果没有适当的生活安排,就会陷入松散、无聊和空虚的状态,对心身健康和睡眠都不利。故老年人应该养成按时作息的良好生活习惯,到就寝时便可条件反射地自然进入睡眠状态。

2. 保持最佳的心理状态　老年人容易情绪波动,往往对某事放心不下而焦虑,最容易造成短期失眠,常常表现为入睡困难。因此睡眠前情绪安定、思想宁静,这对于大脑皮质细胞的抑制活动和睡眠状况的出现十分重要。一般健康长寿的老人性格十分开朗乐观,情绪非常安定而宁静。

3. 保证适当的活动或运动　脑力劳动者应该增加体力劳动,使身体产生轻度疲劳感,这不仅能够增强体质,而且有助于睡眠。在体力允许的条件下,退休的老年人应继续、积极工作,发挥余热,作出贡献,不仅使自己的生活充实,增强与社会的联系,还有利于心身健康。另外,老年人要经常保持体育锻炼,如脑力劳动后进行文体活动或者散步,或者漫不经心地聊天等,使体力活动与脑力活动相适应,这样才能保持人的体格和精神的健康,延年益寿,帮助睡眠。

4. 建立良好的内外睡眠环境

（1）调整适宜的睡眠环境:老年人入睡较困难,极易受环境因素的影响。应保持一个安静、清洁舒适、空气新鲜、温湿度适宜、光线暗淡的环境,避免"隙风"和"穿堂风"等袭击,以防感冒。睡眠期间避免探访。

（2）选择舒适的睡眠用品:床不宜过窄,床垫不宜过硬或过软,被褥舒适、轻软、透气。

（3）做好睡前的准备工作

1）晚饭时间宜在睡眠前3～4小时吃,饮食应清淡少量,不宜过饱或过饥;临睡喝杯牛奶,但避免临睡前吃其他东西,避免睡前服用浓茶、咖啡等兴奋饮料,少饮水,禁烟、酒。

2）睡前进行放松活动,如适当散步、热水泡脚、按摩足下腰背部肌肉、听听轻快的乐曲,但睡前不要做过强的活动,不宜看紧张的电视节目和电影,尽量不要看书、阅报,忌睡前说话或情绪激动。

（4）采用合理的睡眠姿势:①以右侧卧位的睡眠姿势为最好,注意睡姿以"卧如弓"为佳,因它可使全身骨骼、肌肉都处于自然放松状态,容易入睡,也容易消除疲劳。若右侧卧过久,可改为仰卧,且将躯干伸直,舒展上下肢,手不要压在胸部,不要抱头枕肘,双下肢避免交叉或弯曲,全身肌肉尽量放松,保持气血通畅,自然平静呼吸。②注意不要张口入睡,也不要蒙头而睡。

(5)保证充分的睡眠时间:睡眠是休息的深度状态,也是休息和消除疲劳的重要方式。老年人每天至少应该睡上6小时,除了晚上睡眠外,还应有一个小时的午睡,疲乏时可闭目养神或者静卧片刻。禁忌久卧不起,因睡眠太多会出现头昏无力、精神委靡、食欲减退等,并且可根据年龄适当调整,如60～70岁一般睡7～8小时为宜,70～80岁睡6～7小时为宜,80岁以上睡6小时即可。

(6)注意睡眠安全:老年人一旦失眠切忌乱投医、乱用药,否则容易造成对药物的依赖性,影响自然睡眠达到的深度。老年人感觉迟钝,一旦出现反常的呼吸声和鼾声,在该醒而未醒时,要警惕意外事件的发生。老年人夜间或晨起床时,易精神恍惚、步履蹒跚而发生跌倒、碰伤等意外,因此可在床前安置尿壶,并相应的改进生活设施,做到夜间小便时安全方便。老年人在醒觉后不宜立即起床,最好在床上休息10～15分钟,做深呼吸、自我按摩,待适应后再起床,以免发生体位性低血压和心血管疾病。

四、排泄保健

(一)老年人排便的特点

老年人容易出现便秘和大便失禁。

便秘是指由于粪便在肠内停留过久,以致大便次数减少、粪便硬结、排便困难或不尽感。一周内排便次数少于3次,可提示便秘存在。如果每天均排大便,但排便时间较长,在30分钟以上,且排便后仍有残便感,或伴有腹胀,也属于便秘。长期便秘不仅会给患者带来痛苦,而且还会导致一些严重的并发症。

1. 便秘的原因

(1)老化因素:随着年龄的增长,老年人的肠蠕动缓慢,肠道中的水分相对减少,粪便干燥导致大便秘结;加上老年人口渴感觉功能下降,在体内缺水时也不感到口渴,造成老年人肠道中水分减少,导致大便干燥便秘。老年人因肛肠肌肉易过度收缩,很难产生便意,使粪便长时间滞留肠道内而引起便秘。

(2)心理因素:老年人常有精神紧张、心情抑郁,使神经调节功能紊乱,容易出现便秘症状。

(3)药物因素:老年人患心脑血管疾病,需要长期服药治疗,而一些抗高血压药物可引起便秘。

2. 便秘的危害

(1)引起某些系统或脏器功能紊乱:如内分泌失调,肠胃功能、性功能、新陈代谢紊乱。

(2)并发疾病甚至可诱发恶性肿瘤:便秘患者可并发痔疮、肛裂、直肠脱垂、结肠憩室、早发性老年痴呆等;有高血压、冠心病等心血管疾病者,严重时可使血压急剧上升,造成中风甚至猝死;长期便秘可诱发胆囊炎胆石症;便秘者有害毒素持续刺激肠黏膜,易导致大肠癌。

(3)因毒素的聚集而产生各类症状:①全身症状:头痛、头昏、乏力、心悸、易怒、神情淡漠、口苦、口臭、腹胀、食欲不振等,这是食物残渣发酵腐败产生的气体被吸收入血之缘故;

②皮肤症状:面色晦暗、面部色素沉着、皮疹、皮肤粗糙、毛孔扩张、褐斑、痤疮、细小皱纹等,多因毒素聚集皮肤造成;③肥胖:由于毒素导致大肠水肿,下半身血液循环减慢,易形成梨形身材及腹部肥胖。

3. 便秘的防治措施

(1)养成定时排便的习惯:每天有一个适合自己的排便时间,最好是早晨,到时无论有无便意,都要按时蹲厕所,培养便意感,只要长期坚持,就会形成定时排便的条件反射。在排便时,不要看书、看报纸,不要听广播,否则会造成便意消失而诱发便秘。

(2)合理饮食,增加饮水:每天要多吃含纤维素的食物,如韭菜、芹菜、菠菜、玉米等,以及新鲜水果。主食多吃粗粮,以含麦麸类食物最佳(如全麦粉、全麦饼干等)。每天早晨起床后饮用一杯温白开水或含蜂蜜的白开水,可以增加消化道水分,有利于排便。避免饮用茶、咖啡等。

(3)体育锻炼,腹部按摩:体育锻炼能改善胃肠的蠕动,提高腹部和会阴部肌肉的力量,从而有利于保持老年人大便通畅。也可做腹部按摩,由右上腹向左下腹轻轻按摩,再由左下腹向右上腹轻轻按摩,以促进其肠道蠕动(图8-15)。

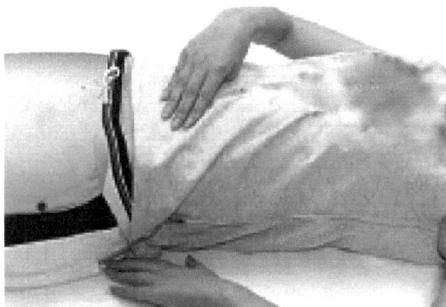

图8-15 腹部按摩

(4)调整心态,有助排便。

(5)尽量避免滥用泻药:应用泻药要针对导致便秘的病理生理选用药物治疗,根据医嘱选用刺激性泻药、稀释性泻药(容积性泻药)、润滑性泻药和中医药润肠药物。必要时可行大肠水疗法。

4. 大便失禁 正常的排便功能需要一个完整的反射机制,包括中枢神经系统调节、肛直肠部的感觉反射、肛管内张力和括约肌(肌管直肠环)的完整及其支配神经的健全。其中任何一个环节受到影响,均可引起大便失禁。大便失禁较多见于老年人,因老年人由于肛门内、外括约肌的张力下降,容易出现大便失禁,表现为不同程度的排便和排气失控,轻症大便失禁患者对排气和液体性粪便的控制能力丧失,其内裤偶尔弄脏,重症大便失禁患者对固体性粪便也无控制能力。

大便失禁的防治措施:

(1)调整饮食:改善饮食结构,选择营养丰富、易消化、吸收、少渣、少油的食物。不要大量饮酒,不宜多食辛辣、燥热等刺激性食物。保持大便通畅,每天应多喝开水,特别是晨起要喝一大杯温水。

(2)按时排便:了解病人排便时间的规律,观察排便前表现,适时给予便盆;养成良好的排便习惯,定时排便,以早晨起床后排便为宜,每次蹲厕不要过久,排尽即起;在医生允许的情况下,每天定时为老人使用导泻剂或灌肠,以帮助建立排便反射。

(3)心理辅导:老年人很容易发生肛裂、肛瘘、痔、脱肛、肛周炎、肛门周围脓肿等疾病,往往影响身心健康,容易产生自卑心理,心理压力较大,需要他人的安慰、理解和帮助。因此,护理人员要为老人创造良好的生活环境,主动关心老人,积极给予精神支持。

(4)皮肤护理

1)保持局部清洁:经常用温水擦洗会阴部、肛门周围及大腿内侧皮肤,可撒爽身粉,保持局部干燥。

2)床单衣服干燥:床单和衣服要清洁平整、无褶皱,及时更换潮湿、污染的衣物和被单,避免排泄物刺激而引起并发症。

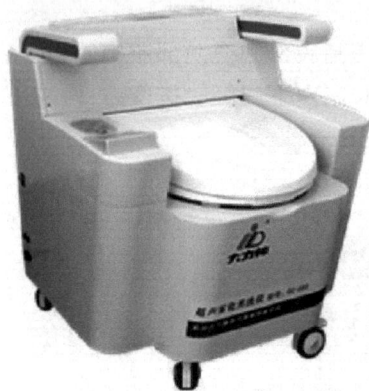

图8-16 超声雾化熏洗仪

3)做好肛周护理:保持肛门周围皮肤清洁,一旦发现有粪便污染,用柔软卫生纸擦净后再用温水清洗局部皮肤,用毛巾擦干,并涂油膏于肛门周围皮肤,防止发生皮疹或压疮。肛门周围发红,则涂以氧化锌软膏,以使收敛,并用软纸或洁净的旧布把双侧臀部隔开,避免相互摩擦,加剧创面的破裂。内裤应选质软且薄的棉布制品,不要穿粗布或化纤品。手纸应以薄、软、褶小均匀为宜,不要用废报纸或用圆珠笔写过字的废纸,因为油墨长期刺激能引起肛周疾病。定期做热水坐浴,以促进肛周血液循环,加速炎症吸收。坐浴时间一般不能少于20~30分钟。目前也可使用超声雾化熏洗仪,适用于肛部位手术后及肛周疾病发作期的消炎消肿。超声雾化熏洗仪操作简便,又可避免交叉感染(图8-16)。

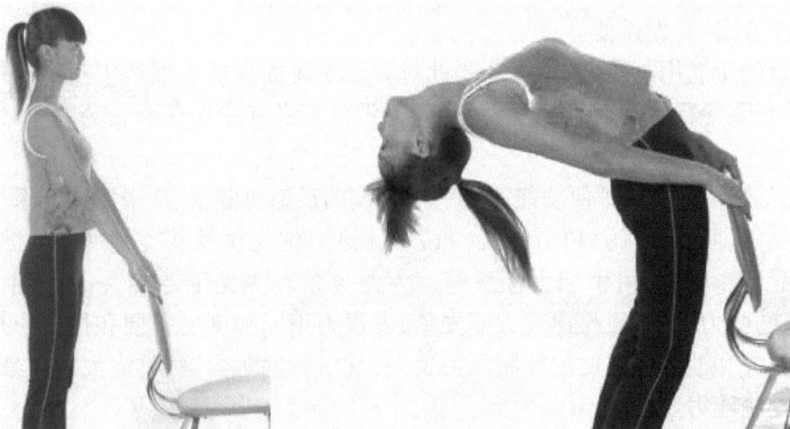

图8-17 提肛操

4)合理选用用品:合理选用柔软透气性好的尿布垫或一次性尿布铺在老人臀下,一经污染要立即更换,有条件时可让老人卧于有孔的病床上,以减少床褥污染。

(5)做提肛操:每天最好早晚各做一次提肛操,带动会阴做一缩一松的运动,每次做

50～100次,可促进肛门直肠附近静脉血液回流(图8-17)。

(二)老年人排尿的特点

老年人容易出现夜尿增多、排尿困难和尿失禁。

1. **夜尿增多** 老年人由于膀胱容量减少,夜间肾小球滤过率增加,夜间排尿次数增加,每天夜间尿量＞750 ml。

2. **排尿困难** 排尿困难是指排尿不畅、排尿费力。轻者表现为排尿延迟、射程短;较重者表现为尿线变细、尿流滴沥且不成线,排尿时甚至需要屏气用力,乃至需要用手压迫下腹部才能把尿排出;严重的排尿困难可发展为尿潴留。

许多男性到老年期后常会感到自己每次排尿时间逐渐延长,排尿次数逐渐增多,同时伴有尿不净和排尿无力等感觉。主要因前列腺良性增生、肥大所致。老年女性也会发生排尿不畅或排尿困难现象,称为"女性前列腺病",即膀胱颈梗阻,因会造成膀胱出口部位的梗阻,从而发生排尿困难症。排尿困难也可以是由于动力性原因所致,包括神经系统功能障碍或膀胱逼尿肌功能障碍两方面。神经系统功能障碍的原因有:神经性膀胱、麻醉后、脊髓疾病、晚期糖尿病的并发症等。膀胱逼尿肌功能障碍方面的原因有:糖尿病、逼尿肌-括约肌功能失调等,其他如膀胱结石、膀胱内翻型乳头状瘤、膀胱癌,以及尿道肉鼻、尿道癌等疾病也会造成排尿困难。

3. **尿失禁** 是指尿道括约肌不能控制膀胱排尿,在不排尿的情况下,尿液自尿道不自主地流出。老年人往往因前列腺增生肥大、膀胱颈括约肌老化松弛或泌尿系统炎症而多发充盈性尿失禁、压力性尿失禁和紧迫性尿失禁。

4. **防治措施**

(1)夜尿增多的防治措施

1)晚餐后少饮水,睡前排尿。老年人晚餐后,不要饮用咖啡、浓茶,入睡前尽量少饮或不饮水,包括含水分多的水果;睡前尽量排空膀胱。

2)改善家居环境,老年人卧室及通道要安装夜灯,床边应有电灯开关或备有手电筒,睡床和厕所的高度要适中,若卧室内没有卫生间,或行动不便,可在床边备有便器,以方便老年人使用。

(2)排尿困难的防治措施

1)老年人一旦有排尿不畅应去医院检查,以确定前列腺是否肥大。患前列腺肥大的老人,不要憋尿,以免引起膀胱颈急剧充血,增加排尿困难。

2)保持大便通畅,避免便秘,因长期便秘亦会压迫膀胱颈部。

3)不宜过度疲劳,尤其不宜久坐,以防发生前列腺部血流不畅。

4)饮食清淡,少吃辛辣等刺激姓食物,少饮或不饮酒。

(3)尿失禁的防治措施

1)养成良好排尿习惯:尿失禁的患者可每隔2～3小时排尿,以训练控制膀胱的能力,并提高患者对排尿的知觉。每次小便时应尽量排空膀胱的尿液。老年人在外出旅行或参加活动时,应注意及时排尿,不憋尿。

2)适当参加各种锻炼活动:老年人身体许可时,可坚持每天做仰卧起坐,以增加腹肌和盆腔肌肉的弹性,以利于排尿。必要时作盘骨底肌肉训练,通过运动使盘骨底肌肉加强收缩和控制力,防止小便流出,可改善失禁情况。

3）注意饮食和水分补充：老年人为预防尿路感染引起的尿失禁，每天要摄取足够水分，来维持一定的排尿量，达到加强泌尿道的天然抵御功能。老年人为预防便秘引起的失禁，宜多吃水果、蔬菜及高纤维食物，每天饮用适量水分，并配合适量运动。此外，减少喝酒、咖啡、浓茶及汽水等利尿饮品，亦有助改善小便失禁的状况。

4）积极治疗泌尿系统炎症：老年人发生泌尿系统炎症时，应积极、及时治疗，避免因炎症引起的紧迫性尿失禁。保持适当体重，过胖会增加腹部压力，因此保持适当体重，有助预防压力性尿失禁。

5）注意保持皮肤清洁：老年人在发生尿失禁时，应及时更换衣服，清洁会阴部皮肤；家庭成员应注意关注、体贴、安慰老年人，尽量减少老年人的窘迫感。穿着宜简单方便，以便如厕。

五、活动与运动保健

（一）活动与运动的目的

老年人活动的宗旨要明确，其目的主要是有利于老年人的心身健康。精神是生活的支柱，老年人退休后往往缺乏精神生活，而参与老年大学的社团活动是给老年人一个展示、学习的机会，使其排除孤独感，得到快乐、感到温暖。

长期适当的运动锻炼可以：①增加新陈代谢过程，增强各器官功能，从而延缓细胞结构和功能的老化。②使呼吸肌强壮、肺活量增长，在静止状态下未曾张开的肺泡变得活跃张开，吸入更多氧并呼出更多二氧化碳，氧交换率提高，促使呼吸缓慢、幅度加深，肺功能明显改善。③促使心肌收缩有力，以改善心肌血流量、增加心肌营养，使冠状动脉侧支循环丰富、管壁弹性增强，可以预防或推迟动脉粥样硬化，以及高血压、冠心病等老年病的发生或加重。④能促进食欲，增强胃肠蠕动和消化液的分泌，改善胃肠功能，加速对食物的消化和吸收。⑤有效地氧化体内脂肪，使体脂下降。⑥改善骨骼、关节、肌肉的血液循环，增强物质代谢，提高弹性和韧性，推迟细胞的老化过程，预防老年性骨折、老年性关节炎等发生。⑦能促进体内胰岛素的分泌，使人的身心处于愉悦的状态，一般锻炼 30 分钟，人的身心愉快状态可持续 2 ~ 3 小时，使人感到精神饱满。

总之，以安全有效的运动来增进身体功能并提高活动能力，是老年人锻炼的主要目的。

（二）活动与运动的原则

活动内容要循序渐进；健身锻炼应持之以恒、坚持不懈；运动项目应各种各样，因人而异；锻炼时思想集中，动作认真。

1. 因人而异，量力而行　老年人应根据自己的身体状况、所具备的条件，选择适合自己的运动种类、时间、地点，活动量要量力而行。一般情况下，运动时间以每天 1 ~ 2 次、每次 30 分钟为宜，每天运动的总时间不超过 1 小时；运动的强度应根据老年人运动后心率而定，其计算方法为：一般老年人运动后最宜心率（次/分）= 170 − 年龄；身体健壮的老年人可采用运动后最高心率（次/分）= 180 − 年龄。

2. 循序渐进，持之以恒　机体对运动有一个适应过程，故活动或运动的强度应由小到大，动作应由慢到快，逐渐增加，并长期坚持，才能保持和增加运动锻炼的效果。

3. 选择适宜的场所气候　由于老年人对环境和气候的适应调节能力较差，冬季严寒冰冻，户外锻炼易感冒和跌倒；夏季高温炎热，户外锻炼易中暑。因此运动场地尽可能选择环境安静优雅、空气新鲜、地面平坦的公园、树林、操场、海滨、湖畔等地。遇到气候恶劣或老人行动不便时,可在室内进行运动。

4. **自我监护,确保安全** 要达到运动锻炼的目的就必须有足够的运动量和运动强度,因此在开始运动前,应确定自己的运动量和时间,以确保运动的安全;在活动或锻炼过程中,一定要注意自我感觉,当出现不适感觉时,应立即停止活动;出现严重不适感觉时,应及时就医。

5. **体力劳动和锻炼的关系** 体力劳动是运动的组成部分,体力劳动仅仅是部分肢体参加紧张性、强制性运动,往往是某些动作的单调重复,而运动锻炼是全身关节、全体肌群参与的协调性运动,是一种健全的运动。因此,体力劳动不能完全取代运动锻炼。

(三)常用的健身方式

老年人的健身方法应选择对机体无害,具有保健作用、简便易学,并且量不宜过大、不过分剧烈、不过分弯腰、不硬性低头。常选用如下的方法。

1. **散步** 老年人应尽量多散步(图8-18),以锻炼腿部和腰背肌肉,改善肌肉和骨的血液循环,减轻骨质疏松的发生;同时步行还能锻炼呼吸、循环系统功能。每天能散步30～60分钟,并做到持之以恒。也有人认为最适合老年人的运动形式是走路或快走;也有人认为赤足在鹅卵石上行走,能刺激经络,协调脏腑功能,促进气血流动,且能激发人体潜能,提高机体免疫力,增强体质;也有人认为身体状况较好的老年人可以进行爬楼梯锻炼,但要注意劳逸结合、量力而行,以免发生意外。

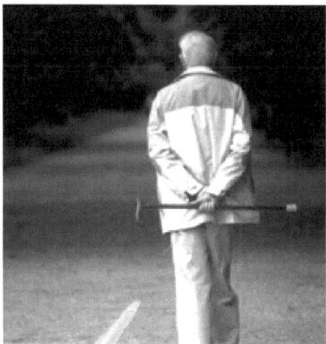

图8-18 老人散步　　　　图8-19 健身球

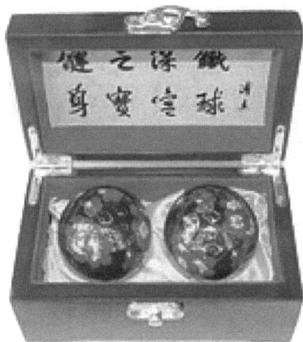

2. **运动球类** 根据自身条件选择乒乓球、台球、健身球等,尤其是玩健身球较适合老年人(图8-19)。玩健身球不但可以健脑,使老年人动作更加协调;还能锻炼掌指和手臂的肌肉,改善手指的末梢血液循环。老年人漫步街头,或乘凉聊天时,单手甚至双手练着健身球,潇洒自如,悠闲安适,又能健身。

3. **打太极拳** 老年人打太极拳是最佳健身项目之一,因它动作平缓、简便易学,动中有静、静中有动、刚柔相济、虚实结合,是非常受老年人欢迎的一种运动。常打太极拳能强筋骨、利关节、益气、养神、通经脉、行气血,对很多系统的慢性疾病都有辅助治疗作用,常练可以祛病强身。

4. **跳舞** 跳舞时心情舒畅,是一种美好的享受。但老年人跳舞要根据自身的生理特点,注意有病时、酗酒和饱餐后切勿跳舞;不宜到人多拥挤的地方跳舞;不宜跳过于剧烈的舞;不宜穿硬底鞋跳舞(图8-20)。

5. 游泳　游泳有助于人体的新陈代谢和体温调节,有助于全身的血液循环,有助于加强呼吸器官功能,有助于减缓细胞的老化,有助于防治老年忧郁症、骨质疏松、骨关节病等慢性病。因此,游泳是一个适合老年人的健身项目,尤其对关节痛、不便参加慢跑、登山等运动的老人来说更为合适。老年人各种游泳的姿势均可选用,但速度不宜过快、时间不宜过长。一般而言,以每天1次或每周3~5次、每次游程不超过500 m为宜。参加游泳锻炼时应注意:游泳前做好准备活动;水温不宜过低;游泳过程中,若感到不适,如头晕、恶心等,应暂停游泳;患有严重心血管疾病、皮肤病及传染病的老年人不宜参加游泳锻炼。最好有人陪伴或保护(图8-21)。

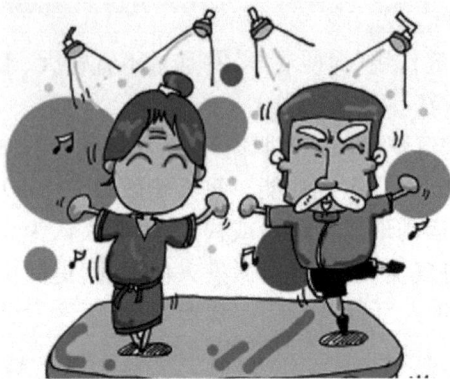

图8-20　老人跳舞

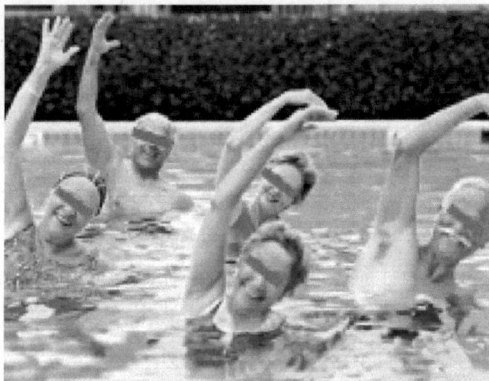

图8-21　老人游泳

(四) 运动的注意事项

1. 老年人必须特别强调热身运动与缓和运动　热身运动10~15分钟,以做静态式的伸展操为主,改善柔软度及关节活动范围。缓和运动5~10分钟。

2. 老年人应该懂得选择适宜的运动项目　因人制宜、因时制宜、因地制宜,坚持合理运动,规定运动时间,选择运动场所。不要在思想高度紧张和情绪剧烈波动时进行锻炼;不要选择过于偏僻或繁华的地点进行锻炼,锻炼地宜在离家较近且附近有良好通讯、交通条件的地方,以便有事时能及时求助或报警。

3. 老年人运动量宜合适　任何一项运动都要讲究科学性,要选择缓慢的锻炼形式。平常不运动的老年人,应从低强度、低冲击的运动开始。一般要求是重量肌力训练和有氧运动交叉进行,每周一、三、五重量训练,二、四、六有氧运动。重量肌力训练10~15分钟,有氧运动,即中等强度的慢跑、快走、跳绳、游泳、自行车等运动20~40分钟。禁忌负重、屏气、快速、争抗和激烈竞赛运动。

4. 老年人运动要循序渐进,持之以恒　运动时间30~60分钟即可。通常在运动时,微微汗出即可,运动后不感到疲惫,仍然能较好地保持食欲与睡眠习惯,对于运动仍然有良好的兴趣,这种状态为最佳。但是,如果在运动过程中出现头晕不适,甚至心悸、心绞痛时,应减少运动量或停止运动,不能勉强。老年人运动一定要注意安全。

5. 老年人冬季锻炼注意受寒感冒　室内锻炼空气要流通,温度适宜,清洁干燥,切忌关闭门窗。运动后加强营养。最好结伴锻炼,既能解除寂寞,又能相互督促、勉励和照料,以防意外。

六、日常安全与防护

随着增龄人体各组织器官和脏器的功能逐渐降低,常影响老年人的安全,因此,了解影响老年人安全的危险因素,预先做好预防措施,可防止发生很多的意外。

（一）影响老年人安全的危险因素

1. **生理因素** 老年人由于各器官生理功能退行性变化,表现出感觉迟钝、反应迟钝、行动迟缓、平衡能力下降,使发生意外事故的概率大大增加。

2. **病理因素** 老年人患病的特点是多病共存、病情复杂、病情严重、病程较长、恢复缓慢、并发症多,如:帕金森病、高血压、冠心病、脑卒中、痴呆、糖尿病等,易发生意外损伤,加重了老年患者安全的危险因素。

3. **环境因素** 老年人常有视力模糊,四肢活动协调性差,记忆力、理解力下降,对新环境的适应性差。尤其是老年患者对住院环境不熟悉,如病室照明不足,病床高度不适,地面不平、潮湿太滑,走廊、厕所、浴室防护设施不到位等,都是老年患者摔倒的常见原因。

4. **心理因素** 当今社会老年人易出现离退休综合征、高楼住宅综合征和空巢现象,使得老年人与外界接触机会很少,导致孤独、焦虑、压抑等负性情绪,若处理不好,很可能发生自杀、自伤等意外情况。

5. **药物因素** 老年人因药物的肝代谢和肾排泄减慢,使药物的半衰期延长、血药浓度升高;老年人因靶器官或细胞对药物敏感性增强,使他们对药物的反应比年轻人强烈;老年人因退行性变化,常使其理解能力下降,记忆力减退,诸多因素常使老年人发生漏服药、服错药、少服药或多服药等现象。

6. **感染因素** 老年人胸腺退化、T 细胞数量和功能减退、白细胞吞噬能力减弱;加上老年人呼吸道组织结构退行性变、呼吸道防御屏障功能衰退,易发生多种感染。

7. **管理因素** 医院管理制度不健全、技术培训不严格、人力安排不充足、防备措施不得力、护理操作不规范、医护人员责任心不强,都可成为影响医疗护理安全的组织管理因素。

（二）老年人的安全护理措施

1. **护理评估** 老年人常见的安全问题是跌倒、走失、坠床、骨折、压疮、烫伤、误吸、易噎、易呛、窒息、吸入性肺炎、体位性低血压等。

（1）病史询问

1）了解本次发生安全问题的原因、时间、地点、程度、发生经过、伴随症状,目睹者或在场人的描述。

2）了解老人的既往史、用药史、自理能力、活动能力、意识状况和营养状况等。

（2）身体评估:根据病史询问的内容,有重点的进行身体检查。一般对老年人的身体评估侧重点是生命体征、智力、视力、听力、皮肤黏膜、头颈部、肺部、心脏、肌肉骨骼、步态、神经和心理状态等。

（3）安全评估:找出存在的不安全因素,建立不良事件风险评估制度。如设置安全风险评估量表,根据存在的不安全因素和评估的分值,对存在的安全隐患制定有针对性的护理防范措施。

2. 环境安全

(1) 整改不利环境:保持病房环境安全、整洁、舒适,通风良好,照明充足;随时处理湿滑地面,病床高度合适、配有床栏、床脚稳定;走廊通畅,设有扶手,厕所、浴室应使用防滑地砖,配有坐式便器;床头安装呼叫器。

(2) 选择辅助用具:为患者选择合适的着装、眼镜、助听器、拐杖等;患者有事能随时与医护人员联系等。

(3) 标识安全警示:设置醒目标识。使用警示标识能提示患者注意某个安全环节,明确告知患者应注意的问题,同时也能提醒医护人员对存在安全隐患的老年患者随时做好安全防护措施。

3. 饮食安全

(1) 老年人进食时间要充裕,体位要合适,宜取座位或半卧位。卧位进食时,头部稍抬高,面向侧面,使其利于手能自由活动;对待面瘫老人喂食时,头偏向健侧,可减少食物外流或口腔内残留;进食后右侧卧位使食物易从胃向十二指肠通过。

(2) 老年人饮水量可根据老年人的生活习惯、就寝时间及实际夜尿情况考虑,一般每天饮水总量为 2 000 ml 左右,清晨及午睡后饮 1 杯温开水对老人健康十分有益,但不可大口饮水。

(3) 老年人吞咽动作不够灵活,进食或服药常易噎在咽喉部或吸入气管而引起窒息。因此,老年人要少吃干硬、黏滞食品,并少食多餐,食物烹调应为糊状,进食时细嚼慢咽,不可大口吞咽。

(4) 老年人吃饭时少说话,吞服药片时要多喝几口温开水,防止噎食及呛咳。

4. 用药安全

(1) 老年人用药原则

1) 少用药,勿滥用药:老年人应尽量少用药;必须用药时,应遵医嘱使用,做到因人而异、个体化给药;根据具体情况随时调整药物剂量、间隔时间,尽量减少用药品种,用药剂量宜从小剂量开始服用,宜小不宜大;告知家属和老人对药品的用法、用量、禁忌、不良反应等进行全面了解,以便其发挥最大的疗效。

2) 注意联合用药:老年人患的病种多,往往同时服用多种药物,应特别注意药物的配伍禁忌。如中药与西药不要重复使用,避免拮抗;兴奋药与抑制药、酸性药与碱性药不能同时服用等。

3) 注意观察药物不良反应:因为老年人用药的品种多,用药后的不良反应相应就大,所以老年人服药的品种宜少不宜多。老年人对药物的代谢和排泄能力降低,易造成药物在体内蓄积而出现中毒反应;加上老年人药物不良反应的对抗能力减退,且表现也较重,有时还可能产生成瘾性和耐药性,所以老年人用药必须加倍慎重,用药疗程宜短不宜长。老年人由于记忆力下降,对医嘱执行不严格,常会吃错药、用错剂量和服药时间不固定,使药效降低、毒性反应增强,故一旦出现皮疹、麻疹、低热、哮喘等症状,应及时就医。

(2) 常用药物的注意事项

1) 降压药物:老年人在服用降压药时须注意:①剂量要小,开始是成人药量的1/2,若效果不理想再行调整。②服药次数宜少,一般每天 1 次。③降压要适度,一般以收缩压下降 10～30 mmHg、舒张压下降 10～20 mmHg 为宜,防止因降压过低、过快而引起心、脑、肾的缺血。④同时监测 24 小时动态血压,以确定最佳的用药剂量和服药时间。一般而言,降压药最佳的服用时间为每天 7:00 点、15:00 点和 19:00 点;睡前不宜服用降压药,以免诱发脑卒中。⑤尽量避免使用对老年人神经系统有抑制作用的降压药,如利舍平、甲基多巴、可乐定等;易发生体位性低血压药物,如胍乙啶等;具有抑制心肌收缩和影响心脏传导系统的降压药,如普萘洛尔、维拉帕米等。⑥用药要因人而异,尽量做到个体化。⑦在更换药物时,不要突然撤换,要逐步减量,直到停药换用更为有效的药物。⑧治疗方案一旦确立,要说服患者坚持终身服药,持之以恒。

2)抗生素:老年人在服用抗生素时应注意:①不要滥用或过用抗生素,最好做细菌培养加药物敏感试验,选择最敏感的抗生素,对症下药。②严格掌握剂量和疗程,以免引发肠道菌群失调等问题。③视病情合理选择给药方法,首选口服,其次肌肉注射,再次静脉点滴。

3)胰岛素:老年人在应用胰岛素时的注意事项:①观察低血糖反应:老年人由于代谢率低、肝功能衰退、神经反应等比较迟缓,容易发生低血糖反应,因此,应注意监测自身血糖及血压、尿糖等的变化(图 8-22),及时调整胰岛素的用量,以免发生低血糖,尤其小心夜间低血糖。②观察餐后血糖变化:部分老年糖尿病患者,其空腹血糖正常,但餐后血糖升高,而餐后血糖升高会增高心血管并发症发生的危险性。③尽早使用胰岛素:有些老年人必须用胰岛素才能控制血糖,如能尽早使用胰岛素,不仅能较早控制血糖,也能尽早防治高血糖对 B 细胞的危害,从而减少或延缓并发症的发生。④掌握胰岛素剂量:胰岛素剂量不可过大,尤其是要防止老人视力不好或注射器刻度不清而搞错剂量。可使用胰岛素笔式注射器(图 8-23)。

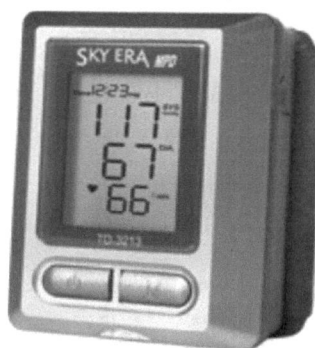

图 8-22 测定仪

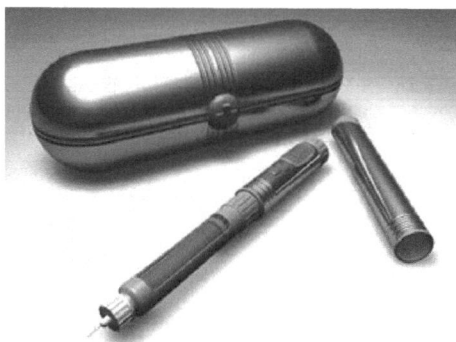

图 8-23 胰岛素笔式注射器

4)解热镇痛类药:老年人由于对解热镇痛类药的作用比较敏感,在服用时宜采用小剂量,剂量太大会造成大量出汗,甚至虚脱;总剂量过大还会发生酸中毒。常用的解热镇痛药能引起恶心、呕吐、食欲不振等,严重的甚至会造成消化道出血,故不宜空腹服用。患有胃或十二指肠溃疡病的人应不用或少用。老年人在病因未查明之前,切忌滥用,否则治标不治本。用药期间应注意监测。

5)镇静催眠药:老年人感觉迟钝、智力反应减低,应用镇静催眠药会比年轻人更易发生不良反应。故对老年人来说不宜常规应用,宜采用小剂量,且最好几种镇静催眠药交替服用;长期服用镇静催眠药的老年人不宜突然停药,以免出现失眠、兴奋、抑郁等问题。睡前服过安眠药的老年人,醒后应短时睁眼静卧,对四周环境或灯光有一适应过程后,再改变体位,以防体位性低血压。

5. 皮肤安全

（1）保持老年人皮肤清洁：每天用温水擦洗皮肤，每周擦澡 1 ~ 2 次。增进皮肤血液循环。夏天出汗多，要随时用热水擦洗，及时更换衣裤。尽量少用粉剂外涂。

（2）注意防止皮肤烫伤或冻伤：老年人使用热水袋、冰袋和洗澡时要注意水温调节，严格掌握温度和时间，以免烫伤和冻伤；老年患者的房间禁止使用电热毯、电炉、燃具、取暖器等，以防触电及烧伤等。

（3）卧床老人要防止压疮发生：长期卧床老人要定时协助更换体位、按摩受压部位。侧卧时在股骨大转子下垫一海绵垫，在两腿之间垫一软枕，在小腿下放置软垫，可使足跟悬空，以免受压。

（4）对于大小便失禁的老年人，应在会阴部垫软卫生纸或旧棉布，每次排便后均要用软纸擦净，并用温水清洗会阴及肛门处。老人若有腹泻，在必要时可用紫草油外涂，防止肛门四周皮肤红肿破溃。

6. 活动安全

（1）对活动不便的老年人，服饰不可过大或瘦小，应便于穿脱。以布鞋为好，因其轻便、利于行走，并且要加强观察和护理力度，要有专人陪伴。

（2）老年人应避免过快地变动体位和长时间站立。老年人在活动时，由卧位→座位→站位→行走等体位改变时，动作要缓慢，每一动作后可暂停片刻，防止眩晕和不稳定；醒后不宜立即起床，可先在床上活动片刻。

（3）老年人外出时，尽量避开拥挤时段，避免上、下公交车拥挤，同时一定要严格遵守交通规则。在行走时，速度也不宜过快，迈步前一定要先站稳。

（4）老年人洗浴时，时间不宜过长（一般不超过 20 分钟），温度不宜过高（一般水温以 35 ~ 40℃为宜），提倡坐式淋浴（图 8-24,8-25）。

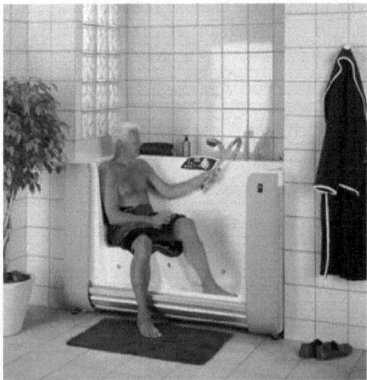

图 8-24　多功能坐式水疗浴缸

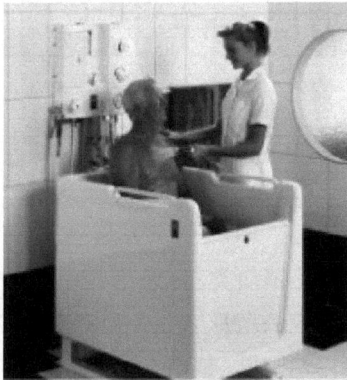

图 8-25　坐式淋浴箱

7. 管理安全

（1）做好院内感染管理：加强医院院内感染的控制，建立医院内感染控制三级管理网,制定严格的预防院内感染的管理制度。强化各级医务人员对医院内感染的认识和预防意识。加强日常院内感染的监控和督查。

（2）完善各项管理规章制度、操作规范。坚决制止无章可循、有章不循现象。

（3）合理配置人力资源：在工作安排中对护理人员进行强弱搭配，避免因人力不足或经验缺乏而影响到正常护理工作的质量。

（4）药品保管、存放,要定位、定量,标签清楚,保存环境符合规范要求。内服药、外用药分开放置,标识明显。

8. **注重宣教**　宣教内容包括入院宣教、环境宣教、安全宣教、药物宣教、疾病宣教、锻炼宣教等。宣教方式以提问、漫画、讲故事的方式,有针对性地给予宣教和指导。强调反复、多次宣教,并告知老人随身携带自制的小卡片,上面写上姓名、就诊医院、病区、家庭地址、联系电话等内容,以免走失。

同步练习题

一、A1 型单项选择题

1. 成功老龄化定义不包括下列哪项(　　　)
   A. 没有疾病及疾病相关的残疾　　　　B. 没有疾病但有疾病危险因素
   C. 积极参与社会生活,与他人关系良好　　D. 保持良好的生理与心理认知功能
   E. 能持续参与生产活动

2. 老年人衰老变化的基础是(　　　)
   A. 细胞数量减少　　　　　　　　　　B. 基础代谢速度减慢
   C. 细胞功能减退　　　　　　　　　　D. 脏器储备能力下降
   E. 认知功能减退

3. 下列哪项不符合老年人机体内环境稳定机制减退的表现(　　　)
   A. 血糖升高　　　　　　　　　　　　B. 体温降低
   C. 代谢性碱中毒　　　　　　　　　　D. 易发生跌倒
   E. 基础代谢率下降

4. 老年男性前列腺增生的下尿路症状,除外(　　　)
   A. 尿线变细　　　　　　　　　　　　B. 排尿无力
   C. 排尿不尽　　　　　　　　　　　　D. 夜尿减少
   E. 排尿时中断

5. 老年人短记忆明显衰退的主要原因是(　　　)
   A. 神经传导速度较快　　　　　　　　B. 感觉器官功能衰退
   C. 脑血管狭窄而闭塞　　　　　　　　D. 外周神经的老化
   E. 注意力过分集中

6. 心脏老化的心电图改变(　　　)
   A. P 波振幅增高　　　　　　　　　　B. P-R 间期轻度缩短
   C. QRS 电轴右偏　　　　　　　　　　D. V4 ~ V6 导联 ST 段抬高
   E. Q-T 间期延长

7. 老年人食管下括约肌萎缩,关闭不全,易造成胃内容物反流,而发生(　　　)
   A. 反流性食管炎　　　　　　　　　　B. 食管贲门失弛缓症
   C. 食管良性狭窄　　　　　　　　　　D. 食管憩室

E. 食管息肉

8. 老年人最容易发生的胃病是(　　)

A. 萎缩性胃炎　　　　　　　　　　B. 胃溃疡

C. 浅表性胃炎　　　　　　　　　　D. 胃下垂

E. 十二指肠溃疡

9. 影响老年人食欲的因素(　　)

A. 胃肠运动加速　　　　　　　　　B. 胃排空加快

C. 胃肠道供血增加　　　　　　　　D. 味蕾萎缩

E. 甲状旁腺素分泌增加

10. 健康的老年人每天的食盐量不应超过(　　)

A. 2 g　　　　　　　　　　　　　　B. 4 g

C. 6 g　　　　　　　　　　　　　　D. 8 g

E. 10 g

11. 老年人的胸廓常呈(　　)

A. 扁平胸　　　　　　　　　　　　B. 漏斗胸

C. 桶状胸　　　　　　　　　　　　D. 鸡胸

E. 串珠胸

12. 下列哪项不属于老年期内分泌代谢的特点(　　)

A. 糖代谢功能下降　　　　　　　　B. 脂肪代谢异常

C. 性激素水平下降　　　　　　　　D. 基础代谢率降低

E. 蛋白质合成代谢增加

13. 老年免疫衰退的最重要特征是(　　)

A. NK 细胞功能下降　　　　　　　B. 中性粒细胞功能下降

C. 巨噬细胞功能下降　　　　　　　D. 胸腺老龄性退化

E. 脾脏、淋巴结、扁桃体功能减退

14. 老年常见病一般不包括(　　)

A. 肺结核　　　　　　　　　　　　B. 高血压

C. 冠心病　　　　　　　　　　　　D. 脑梗死

E. 骨质疏松症

15. 老年疾病的特点(　　)

A. 发病方式统一　　　　　　　　　B. 多种疾病同时并存

C. 临床表现典型　　　　　　　　　D. 不易发生并发症

E. 病程进展较慢

16. 老年护理保健的对象是(　　)

A. 全体老年人　　　　　　　　　　B. 全体老年患者

C. 老年痴呆症　　　　　　　　　　D. 老年男性患者

E. 老年妇女

17. 老年护理的主要形态是(　　)

A. 老年保健院　　　　　　　　　　B. 老年托儿所

C. 老年福利院
D. 老年病医院

E. 居家保健护理

18. 老年人糖类(碳水化合物)供给能量应占总热能的( )

A. 65% ~75%
B. 55% ~65%

C. 45% ~55%
D. 35% ~45%。

E. 20% ~30%

19. 能增加老年人食欲的维生素是( )

A. A 族维生素
B. C 族维生素

C. E 族维生素
D. B 族维生素

E. D 族维生素

20. 下列哪项是老年人睡眠的一种生理现象( )

A. 睡眠多而深
B. 入睡早而快

C. 睡眠少而浅
D. 几乎彻夜不眠

E. 睡眠少而深

21. 便秘者有害毒素持续刺激肠黏膜,易导致( )

A. 肠出血
B. 肠穿孔

C. 肠梗阻
D. 大肠癌

E. 肠粘连

22. 老年人发生大便失禁的主要机制是( )

A. 中枢神经系统调节障碍
B. 肛管直肠环病变

C. 肛直肠部的感觉反射增强
D. 老年人反应迟钝

E. 肛门内、外括约肌的张力下降

23. 引起老年男性排尿困难的主要原因是( )

A. 前列腺良性增生、肥大
B. 膀胱颈梗阻

C. 晚期糖尿病的并发症
D. 神经性膀胱

E. 膀胱逼尿肌功能障碍

24. 一般老年人运动后最宜心率为( )

A. 心率(次/分) = 200 – 年龄
B. 心率(次/分) = 190 – 年龄

C. 心率(次/分) = 180 – 年龄
D. 心率(次/分) = 170 – 年龄

E. 心率(次/分) = 150 – 年龄

25. 最适合老年人健身的球类运动项目是( )

A. 篮球
B. 健身球

C. 排球
D. 乒乓球

E. 足球

26. 老年人患病的特点,除外下列哪项( )

A. 多病共存
B. 病程较长

C. 恢复较快
D. 病情复杂

E. 并发症多

27. 老年人用药原则不包括( )

A. 尽量少用药   B. 用药疗程不宜长

C. 个体化给药   D. 观察药物不良反应

E. 须单一用药

28. 老年人在服用降压药时的正确注意事项(   )

     A. 每次剂量要大   B. 坚持终身服药

     C. 服药次数宜多   D. 最好临睡前服用

     E. 降至常压以下

29. 老年人应用胰岛素时最常出现的不良反应是(   )

     A. 低血糖反应   B. 荨麻疹样皮疹

     C. 注射部位瘙痒   D. 过敏性休克

     E. 皮下脂肪萎缩

30. 老年人活动安全的措施为(   )

     A. 要长时间站立锻炼   B. 醒后应即刻起床

     C. 活动时动作要快速   D. 必须要有专人陪伴

     E. 洗浴时间不宜过长

二、A2 型单项选择题

31. 某老年女性,76 岁,教师。平时因上课忙很少体育锻炼,体形较胖,爱吃甜食。本次体格检查发现血清胆固醇增高,无高血压、冠心病、糖尿病等。宜选用下列哪类饮食(   )

     A. 高热量、高蛋白、高脂肪   B. 高蛋白、高维生素、低脂肪

     C. 低热量、高蛋白、高脂肪   D. 高热量、高蛋白、低脂肪

     E. 低热量、低蛋白、高脂肪

32. 一老年患者患 2 型糖尿病 21 年。前几个月测尿糖(+ +),空腹血糖 12.9 mmol/L,经用降血糖药物后血糖基本降至正常范围。最近她与媳妇发生争吵后情绪特别激动,经常失眠。此时最佳的护理措施是(   )

     A. 调整适宜的睡眠环境   B. 采用合理的睡眠姿势

     C. 保证适当的活动或运动   D. 保持老人的情绪稳定

     E. 养成良好的生活规律

33. 有一位老人某日到社区保健中心询问:经常便秘,怎样养成定时排便的习惯? 通过病史了解平素身体健康,否认有心脑血管及其他疾病。正确的回答如下(   )

     A. 按时蹲厕所,培养便意感   B. 合理饮食,增加饮水

     C. 体育锻炼,腹部按摩   D. 尽量避免滥用泻药

     E. 调整心态,情绪开朗

34. 患者,男性,77 岁。长期咳嗽、咳痰 30 余年,因气促加重、下肢水肿、肝肿大、颈静脉怒张,诊断为慢性肺源性心脏病,通过治疗病情好转出院。近几天常常睡不好觉,想服安眠药。你的正确回答是(   )

     A. 可以服用   B. 请看医生

     C. 禁忌使用   D. 少量服用

     E. 一般不用

35. 患者,女性,69 岁。35 年前有高血压病史,3 年前因脑血栓形成住院治疗。目前活动很不

方便,但医生认为必须要进行康复训练。对这位活动不便的老年患者,其活动安全的护理措施,不妥的是(　　)

A. 活动时穿布鞋 　　　　　　　　　B. 外出尽量避开拥挤时段

C. 要有专人陪伴 　　　　　　　　　D. 提倡站式淋浴或盆浴

E. 醒后床上活动片刻

三、A3 型单项选择题

(36~37 共用题干)

患者,女性,74 岁。年轻时因怕热、多汗、情绪激动,且经常腹泻、心悸,甲状腺肿大,两手颤抖,眼球突出,诊断为甲状腺功能亢进。经治疗初步好转。最近夜间失眠严重,心率增快,来院检查。

36. 根据患者心率增快首选的辅助检查项目是(　　)

A. 基础代谢率 　　　　　　　　　B. 甲状腺^{131}I 摄取率

C. 血清 FT3、FT4 　　　　　　　　D. 促甲状腺激素

E. 心电图

37. 请列出该患者目前最突出的护理诊断(　　)

A. 睡眠型态紊乱 　　　　　　　　　B. 自我形象紊乱

C. 气体交换受损 　　　　　　　　　D. 体温过高

E. 焦虑

(38~39 共用题干)

某老年女性,76 岁。自述青壮年时身体非常健康,步入更年期后腰背痛明显,弯腰、咳嗽、大便用力时加重。有一天蹲下持重物时,突然感到腰无法挺立,疼痛剧烈,来院急症。

38. 估计这位老人发生了什么情况(　　)

A. 跌倒 　　　　　　　　　　　　B. 骨折

C. 气胸 　　　　　　　　　　　　D. 休克

E. 坠床

39. 应做哪项检查可以确诊(　　)

A. 心电图 　　　　　　　　　　　B. X 线摄片

C. 超声波 　　　　　　　　　　　D. 肌电图

E. 血管造影

四、A4 型单项选择题

(40~43 共用题干)

某老年女性,81 岁。自 38 岁开始发生尿路感染,期间曾发作过几次,2 年前尿液自尿道不自主地流出,最近越来越严重。

40. 估计该患者发生了(　　)

A. 尿潴留 　　　　　　　　　　　B. 紧迫性尿失禁

C. 尿道癌 　　　　　　　　　　　D. 压力性尿失禁

E. 尿道炎

41. 发生此种情况的主要原因是(　　)

A. 肾盂肾炎 　　　　　　　　　　B. 肾小球肾炎

C. 前列腺增生　　　　　　　　　　　D. 肾病综合征

E. 慢性肾衰竭

42. 观察这位老年患者在其身体许可时,可做下列哪项训练以利于排尿(　　　)

A. 腰骶部肌肉训练　　　　　　　　　B. 盘骨底肌肉训练

C. 股骨头肌肉训练　　　　　　　　　D. 髋部肌肉训练

E. 抬腿肌肉训练

43. 对该患者采取的对症护理措施中,下列哪项不妥(　　　)

A. 养成良好排尿习惯　　　　　　　　B. 每天摄取足够水分

C. 适当参加各种锻炼活动　　　　　　D. 严密观察病情变化

E. 常规进行导尿

五、多项选择题

44. 老年人体内无机盐成分变化主要表现为(　　　)

A. 低钾　　　　　　　　　　　　　　B. 低镁

C. 低氯　　　　　　　　　　　　　　D. 低钠

E. 低钙

45. 关于老年斑的叙述,正确的是(　　　)

A. 多见于颜面、前臂　　　　　　　　B. 多见于大腿内侧

C. 皮肤上稍隆起黑棕色色素斑　　　　D. 形成与糖代谢功能下降有关

E. 形成与饱和脂肪酸被体内氧化有关

46. 老年人的心理特点常表现为(　　　)

A. 孤独寂寞型　　　　　　　　　　　B. 依赖型

C. 忧虑恐惧型　　　　　　　　　　　D. 固执型

E. 悲观失望型

47. 影响老年人心理状态的因素有(　　　)

A. 器官功能衰退　　　　　　　　　　B. 社会地位改变

C. 长期疾病缠绕　　　　　　　　　　D. 家庭结构改变

E. 死亡临近

48. 老年人骨组织矿物质减少容易发生的疾病有(　　　)

A. 骨质疏松症　　　　　　　　　　　B. 强直性脊柱炎

C. 软骨病　　　　　　　　　　　　　D. 类风湿关节炎

E. 骨折

49. 高龄老年人心脑血管事件发生的重要危险因素是(　　　)

A. 收缩压升高　　　　　　　　　　　B. 舒张压下降

C. 脉压增大　　　　　　　　　　　　D. 体位性低血压

E. 动脉粥样硬化

50. 有关老年人呼吸系统老化的描述,正确的是(　　　)

A. 肺组织萎缩、体积变小　　　　　　B. 肺泡数量减少,呼吸面积减少

C. 胸廓左右径和前后径几乎相等　　　D. 肺硬度增加,肺泡的回缩力减弱

E. 易发生吸气性呼吸困难

51. 老年感染性疾病的特点一般不易出现（   ）

    A. 抽搐与惊厥   B. 持续性高热

    C. 意识障碍   D. 并发症和后遗症

    E. 多脏器功能衰竭

52. 下列哪些食物中含膳食纤维较多（   ）

    A. 薯类   B. 豆类

    C. 蔬菜   D. 果类

    E. 谷类

53. 老年人常采用的睡眠姿势是（   ）

    A. 右侧卧位   B. 仰卧位

    C. 左侧卧位   D. 俯卧位

    E. 端坐卧位

54. 老年人排便的特点是容易出现（   ）

    A. 腹痛   B. 大便失禁

    C. 便秘   D. 里急后重

    E. 腹泻

55. 老年人排尿困难的主要表现是（   ）

    A. 排尿不畅   B. 尿线变粗

    C. 排尿延迟   D. 排尿射程短

    E. 排尿费力

56. 长期适当运动锻炼的目的是（   ）

    A. 增加新陈代谢过程   B. 改善肺功能

    C. 延缓细胞的老化过程   D. 增强胃肠蠕动

    E. 改善心肌血流量

57. 老年人常用的健身方式有（   ）

    A. 跳舞   B. 打篮球

    C. 散步   D. 爬楼梯

    E. 游泳

58. 老年人运动后的最佳状态为（   ）

    A. 微微的出汗   B. 保持原来食欲

    C. 不感到疲惫   D. 较好睡眠习惯

    E. 对运动无兴趣

59. 老年人常见的安全问题有（   ）

    A. 跌倒、骨折   B. 吸入性肺炎

    C. 压疮、烫伤   D. 走失、坠床

    E. 误吸、窒息

60. 老年人环境安全的护理措施是（   ）

    A. 环境安全,整洁舒适   B. 通风良好,避光刺激

    C. 设置醒目的警示标志   D. 病床宜高,配有床栏

E. 睡眠时将约束带扎紧

61. 老年人用药原则( )

A. 因人而异给药
B. 注意药物的配伍禁忌
C. 注意联合用药
D. 一旦出现反应及时就医
E. 观察药物不良反应

62. 为防止老年人皮肤烫伤,其正确的护理措施是( )

A. 为保暖可使用电热毯
B. 严格掌握热水袋温度
C. 防烫伤直接可用冰袋
D. 每日多次用冷水擦浴
E. 洗澡时要注意水温调节

63. 药品保管、存放的要求( )

A. 要定位、定量
B. 内外用药分开放置
C. 药品标签清楚
D. 保存环境符合规范要求
E. 药品冷冻保存

64. 关于老年人应用降糖药物的描述,正确的是( )

A. 注射胰岛素必须与饮食配合好,不可剧烈运动
B. 与β受体阻滞剂合用,可使低血糖发生的危险性降低
C. 由于肝、肾功能减退,容易发生低血糖
D. 胰岛素反复注射部位的皮下组织可出现红肿、硬结、脂肪萎缩
E. 老年糖尿病患者应随身携带糖果

参考答案:

1. B 2. A 3. C 4. D 5. B 6. E 7. A 8. A 9. D 10. C
11. C 12. E 13. D 14. A 15. B 16. A 17. E 18. B 19. D 20. C
21. D 22. E 23. A 24. D 25. B 26. C 27. E 28. B 29. A 30. E
31. B 32. D 33. A 34. B 35. D 36. E 37. A 38. B 39. B 40. B
41. A 42. B 43. E
44. ABE   45. ACE   46. ABCDE   47. ABCDE   48. ACE
49. ABC   50. ABCD   51. AB   52. ABCDE   53. AB
54. BC   55. ACDE   56. ABCDE   57. ACE   58. ABCD
59. ABCDE 60. AC   61. ABCDE   62. BE   63. ABCD
64. ACDE

(陈淑英)

参 考 文 献

1. 胡亚美,江载芳主编.诸福棠实用儿科学(上册).第 7 版.北京:人民卫生出版社,2002.
   117～119

2. 崔焱.儿科护理学.第 4 版.北京:人民卫生出版社,2008.17～49

3. 刘湘云,陈荣华主编.儿童保健学.第 3 版.南京:江苏科学技术出版社,2007.252～264

4. 石淑华.儿童保健学.第 2 版.北京:人民卫生出版社,2006

5. 古桂雄,戴耀华主编.儿童保健学.第 2 版.北京:清华大学出版社,2011

6. 徐润华,徐桂荣主编.现代儿科护理学.北京:人民军医出版社,2003.8～36

7. 黎海芪.儿童保健学.第 2 版.北京:人民卫生出版社,2009

8. 沈晓明,王卫平主编.儿科学.第 7 版.北京:人民卫生出版社,2008

9. 何国平,喻坚.学校卫生与健康.实用护理学.北京:人民卫生出版社,2001.11:515～536

10. 张静芬,周绮主编.儿科护理学.北京:科学出版社,2010

11. 范玲主编.儿科护理学.第 2 版.北京:人民卫生出版社,2006

12. 王卫平主编.儿科学.上海:复旦大学出版社,2004

13. 薛辛东主编.儿科学.北京:人民卫生出版社,2002

14. 崔焱主编.儿科护理学.第 4 版.北京:人民卫生出版社,2006

15. 沈晓明,王卫平主编.儿科学.第 7 版.北京:人民卫生出版社,2008

16. 王立新.青春期儿童的生理变化和保健指导.中国医药指南,2009,7(22):121～122

17. 林崇德,李庆安.青少年期身心发展特点.北京师范大学学报(社会科学版),2005,1:48
    ～56

18. 支小平,罗蕾莉.在师范学生中加强青春期健康教育.教育与职业,2011,6;80～81

19. 黄树生,梁凯婷.对建立青少年青春期健康教育工程的一些思考.现代预防医学,2007,34
    (15):2936

20. 郑云郎.青少年的营养与健康.中国健康教育,2003,19(8):607～608

图书在版编目(CIP)数据

生命发展保健/陈淑英,许方蕾,叶萌主编.—上海:复旦大学出版社,2012.1(2025.8 重印)
(复旦卓越·医学职业教育 护理专业系列创新教材)
ISBN 978-7-309-08613-3

Ⅰ.生… Ⅱ.①陈…②许…③叶…… Ⅲ.保健-医学院校-教材 Ⅳ.R161

中国版本图书馆 CIP 数据核字(2011)第 243218 号

生命发展保健

陈淑英 许方蕾 叶 萌 主编
责任编辑/肖 英

复旦大学出版社有限公司出版发行
上海市国权路 579 号 邮编:200433
网址:fupnet@ fudanpress.com http://www.fudanpress.com
门市零售:86-21-65102580   团体订购:86-21-65104505
出版部电话:86-21-65642845
苏州市古得堡数码印刷有限公司

开本 787 毫米×1092 毫米 1/16 印张 14.25 字数 329 千字
2025 年 8 月第 1 版第 3 次印刷

ISBN 978-7-309-08613-3/R·1238
定价:38.00 元